Skill Up on
Cancer Chemotherapy
and Biotherapy Nursing:
Learning from National Cancer Center Japan

国立がん研究センターに学ぶ
がん薬物療法看護スキルアップ

編集
国立がん研究センター看護部
Division of Nursing, National Cancer Center Japan

責任編集
森　文子
Ayako Mori

内山由美子
Yumiko Uchiyama

南江堂

〈編　集〉
　　国立がん研究センター看護部

〈責任編集〉
　森　　文子　　　　国立がん研究センター中央病院看護部　副看護部長　がん看護専門看護師
　内山由美子　　　　国立がん研究センター東病院看護部　副看護部長　がん化学療法看護認定看護師

〈執　筆〉（執筆順）
　山本　　昇　　　　国立がん研究センター中央病院先端医療科　科長
　齋藤　義正　　　　国立がん研究センター中央病院薬剤部　がん専門薬剤師
　中濱　洋子　　　　国立がん研究センター中央病院臨床研究コーディネーター室　室長
　齋川　淳美　　　　国立がん研究センター中央病院看護部　がん化学療法看護認定看護師
　千葉　育子　　　　国立がん研究センター東病院看護部　がん化学療法看護認定看護師
　村瀬麻樹子　　　　国立がん研究センター中央病院看護部　副看護師長　地域看護専門看護師
　上杉　英生　　　　国立がん研究センター東病院看護部　看護師長　がん看護専門看護師
　朝鍋美保子　　　　国立がん研究センター中央病院看護部　看護師長　がん化学療法看護認定看護師
　三浦　仁美　　　　国立がん研究センター中央病院看護部　副看護師長　がん化学療法看護認定看護師
　市川　智里　　　　国立がん研究センター東病院看護部　看護師長　がん看護専門看護師
　中村　倫史　　　　国立がん研究センター中央病院看護部　がん化学療法看護認定看護師
　近藤　美紀　　　　国立がん研究センター東病院看護部　看護師長　がん化学療法看護認定看護師
　藤井　恵美　　　　国立がん研究センター中央病院看護部　看護師長　がん化学療法看護認定看護師
　竹村　兼成　　　　国立がん研究センター中央病院造血幹細胞移植科
　金　　成元　　　　国立がん研究センター中央病院造血幹細胞移植科　医長
　内藤　智之　　　　国立がん研究センター東病院呼吸器内科
　宇田川　響　　　　国立がん研究センター東病院呼吸器内科
　後藤　悌　　　　　国立がん研究センター中央病院呼吸器内科
　末吉真由美　　　　国立がん研究センター東病院看護部　副看護師長　がん化学療法看護認定看護師
　伊藤　直美　　　　国立がん研究センター東病院看護部　副看護師長　がん化学療法看護認定看護師
　飯田　郁実　　　　国立がん研究センター中央病院看護部　がん看護専門看護師
　源　　典子　　　　国立がん研究センター東病院看護部　乳がん看護認定看護師
　鈴木　牧子　　　　国立がん研究センター中央病院看護部　看護師長　乳がん看護認定看護師
　上原　智子　　　　国立がん研究センター中央病院看護部　がん化学療法看護認定看護師
　小貫恵理佳　　　　国立がん研究センター中央病院看護部　がん看護専門看護師
　森山千代子　　　　国立がん研究センター東病院看護部　副看護師長　がん化学療法看護認定看護師

鈴木　恭子	国立がん研究センター中央病院看護部　看護師長　摂食・嚥下障害看護認定看護師
内山由美子	国立がん研究センター東病院看護部　副看護部長　がん化学療法看護認定看護師
小林　直子	国立がん研究センター東病院看護部　がん看護専門看護師
稲村　直子	国立がん研究センター中央病院看護部　副看護師長　がん看護専門看護師
森　　文子	国立がん研究センター中央病院看護部　副看護部長　がん看護専門看護師
塚越真由美	国立がん研究センターがん対策情報センター　研修専門職　がん看護専門看護師
岩爪　美穂	国立がん研究センター東病院看護部　がん看護専門看護師
栗原　陽子	国立がん研究センター東病院看護部　がん化学療法看護認定看護師
上野　順也	国立がん研究センター東病院骨軟部腫瘍・リハビリテーション科　理学療法士
牧原　玲子	国立がん研究センター中央病院薬剤部　がん専門薬剤師
垣本　看子	国立がん研究センター中央病院看護部　がん看護専門看護師/乳がん看護認定看護師

はじめに

　近年のがん薬物療法は，従来の細胞傷害性抗がん薬に加え，分子標的治療薬，ホルモン製剤，免疫作用薬などが導入され，飛躍的に進歩している．その目的も薬物療法単独で治癒を目指すだけでなく，手術前後の補助療法，症状緩和および延命など様々である．多くの看護師は，治療が安全に遂行できるよう，次々と導入される新規薬剤やレジメンの理解に力を注いでいる．また患者は，入退院の繰り返しや，外来通院など治療が長期にわたることが多く，治療効果に期待する一方で，不確実な将来に対する不安を抱えている場合も少なくない．看護師は対象に応じて適切にアセスメントし，起こりうる副作用対策を講じつつ，患者が心身ともにできるだけ苦痛なく治療を継続し，より質の高い日常を送れるようにするために，どのようなサポートが必要なのかを日々模索している．

　そこで国立がん研究センターでは，このようながん薬物療法の進歩・変化にも看護師が柔軟に対応し，スキルアップできる書籍が必要と考え，中央病院・東病院の両看護部で本書を企画編集することとした．執筆は両病院のがん薬物療法を専門とする医師，薬剤師，専門看護師，認定看護師が担当し，エビデンスに基づく実践的でわかりやすい内容となるよう構成した．

　がん薬物療法を総体的に捉えるためには，第一に看護の基盤となる専門的な知識を習得する必要がある．そこで医師・薬剤師の先生方には，がん薬物療法の基本的な考え方や治療の特徴，合併症・臓器障害の理解，全身管理のあり方などについて図表をもとに詳しく述べていただいた．次に，がん看護専門看護師やがん化学療法看護認定看護師等が，治療を行う上で最も重要となる患者のアセスメント，安全な投与管理の実際，副作用対策とケアについて詳述した．さらに患者の意思決定支援や家族を含む社会的・心理的サポート，外来・在宅で治療を継続する患者のケアへと続く多角的な視点でまとめている．このように本書では，がん薬物療法の治療・看護が系統的に網羅されている．がん薬物療法看護の更なるスキルアップを目指す看護師だけでなく，はじめてがん薬物療法に携わる看護師にとっても知識と技術の確実性を高め，自信を持った看護実践につながる実用書として十分活用してもらえるものと確信している．

　両病院の総合力をもって完成させた本書が，看護師の実践力を高める一助となり，がん薬物療法を受ける患者のケアの充実につながることを願っている．

2018年1月

国立がん研究センター
中央病院看護部長　**那須和子**
東病院看護部長　**淺沼智恵**

目 次

I がん薬物療法の基礎知識

1. がん薬物療法の基本的な考え方 ……………………………………山本 昇………1
2. がん薬物療法の特徴と全身管理 ……………………………………山本 昇………8
3. がん薬物療法に用いる薬剤 …………………………………………齋藤 義正………16
4. がん薬物療法の効果判定，評価指標，毒性の判定 …………………中濱 洋子………27

II がん薬物療法を受ける患者のアセスメント

1. 全身状態のアセスメント ……………………………………………齋川 淳美………35
2. 患者の理解と認識のアセスメント …………………………………千葉 育子………39
3. 社会背景のアセスメント ……………………………………………上杉 英生………43

III がん薬物療法のレジメンと投与管理

1. レジメンの理解とアセスメント ……………………………………朝鍋 美保子………47
2. 投与管理の実際 ………………………………………………………三浦 仁美………57
3. がん薬物療法の安全な取り扱い ……………………………………市川 智里………62

IV がん薬物療法において注意を要する合併症・臓器障害

1. 過敏症/アナフィラキシー ……………………………………………中村 倫史………71
2. インフュージョン・リアクション …………………………………市川 智里………77
3. 腫瘍崩壊症候群 ………………………………………………………近藤 美紀………81
4. 発熱性好中球減少症（FN） …………………………………………藤井 恵美………85
5. 播種性血管内凝固症候群（DIC） ……………………………………竹村 兼成，金 成元………92
6. 抗利尿ホルモン不適合症候群（SIADH） ……………………………内藤 智之，宇田川 響………96
7. 高血糖 …………………………………………………………………内藤 智之，宇田川 響………99
8. 間質性肺炎 ……………………………………………………………後藤 悌………103

V　がん薬物療法の副作用対策とケア

1. 血管外漏出（EV） ……………………………………… 末吉 真由美 …… 107
2. 悪心・嘔吐 …………………………………………… 伊藤 直美 …… 114
3. 骨髄抑制 ……………………………………………… 飯田 郁実 …… 119
4. 脱毛 …………………………………………………… 源 典子 …… 125
5. 神経毒性 ……………………………………………… 上原 智子 …… 130
6. 皮膚障害 ……………………………………………… 小貫 恵理佳 …… 138
7. 倦怠感 ………………………………………………… 千葉 育子 …… 147
8. 口内炎 ………………………………………………… 森山 千代子 …… 151
9. 便秘 …………………………………………………… 末吉 真由美 …… 158
10. 下痢 ………………………………………………… 末吉 真由美 …… 162
11. 味覚障害 …………………………………………… 内山 由美子 …… 168
12. 晩期障害 …………………………………………… 近藤 美紀 …… 174

VI　がん薬物療法を受ける患者・家族へのサポート

1. 意思決定支援 ………………………………………… 小林 直子 …… 183
2. 患者の力を引き出す様々な支援 …………………… 稲村 直子 …… 192
3. チーム医療 …………………………………………… 上杉 英生 …… 197
4. がんサバイバーシップ ……………………………… 森 文子 …… 203
5. アドヒアランス・セルフケア支援 ………………… 塚越 真由美 …… 211
6. 社会的サポート ……………………………………… 村瀬 麻樹子 …… 216
7. 心理的サポート ……………………………………… 岩爪 美穂 …… 221

VII　在宅でがん薬物療法を受ける患者のケア

1. 外来化学療法の今 ……………………………… 栗原 陽子, 伊藤 直美 …… 227
2. 経口抗がん薬の服薬管理
    ①薬剤師による服薬管理・指導の実際 ……………… 牧原 玲子 …… 238
    ②服薬アドヒアランスのための患者教育と看護師の役割 …… 垣本 看子 …… 244

Column

高齢者	村瀬 麻樹子	42
アピアランスケア	鈴木 牧子	129
栄養サポート	鈴木 恭子	157
抗がん薬による認知機能障害（ケモブレイン）	上杉 英生	181
臨床試験と意思決定支援	内山 由美子	190
AYA世代	森 文子	210
希少がん	森 文子	225
がん薬物療法中のリハビリテーション	上野 順也	237

索引 …………………………………………………………………………………251

がん薬物療法の基礎知識

1. がん薬物療法の基本的な考え方

A 薬剤開発の流れ

細胞傷害性抗がん薬
分子標的治療薬
免疫チェックポイント阻害薬

ドライバー遺伝子

冒頭に示す図（図1）は，日本で承認されている主な抗がん薬である．2000年以前は細胞傷害性抗がん薬（以下，抗がん剤）がほとんどであったが，2000年以降，分子標的治療薬の開発・臨床導入が主流となり，2010年以降は，これに加えて免疫作用薬（免疫チェックポイント阻害薬）の導入が始まった．また，薬剤開発のスタイルも大きく変化，従来は膨大な化合物のなかから，効果が見い出されたものを臨床試験で評価・開発していたが（図2）[1]，分子生物学的研究の飛躍的な進歩により，一部のがん腫ではドライバー遺伝子と呼ばれる特異的な遺伝子異常が発見・同定され，それに対する特異的な分子標的治療薬の開発も製薬企業同士の競争のなかで進められ，開発スピードも高速化している（図3）．さらに最近では免疫作

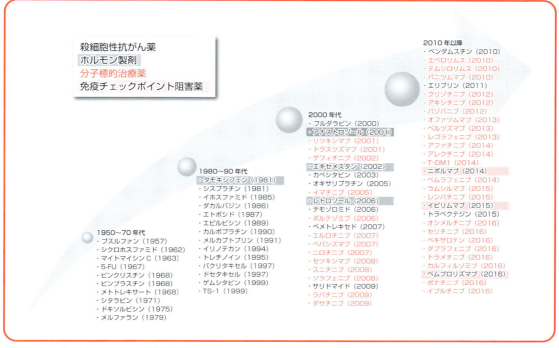

図1　主な抗がん薬開発の歴史（日本）
（updated, 25th/DEC/2016 を参考に著者作成）

Ⅰ．がん薬物療法の基礎知識

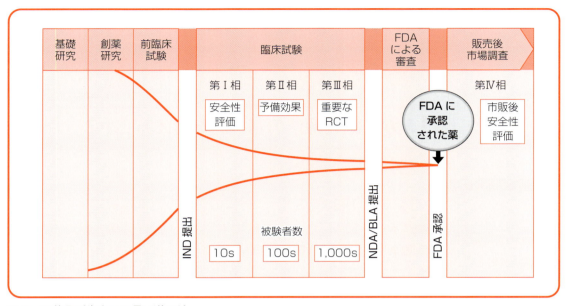

図2　医薬品誕生までの長い道のり
5,000〜10,000の候補品からひとつの治療薬が誕生する．
BLA：生物製剤承認申請，FDA：米国食品医薬品局，IND：治験評価申請，NDA：新薬承認申請．
(Bates SE et al. Clin Cancer Res 2015; 21: 4527-4535 [1) を参考に著者作成)

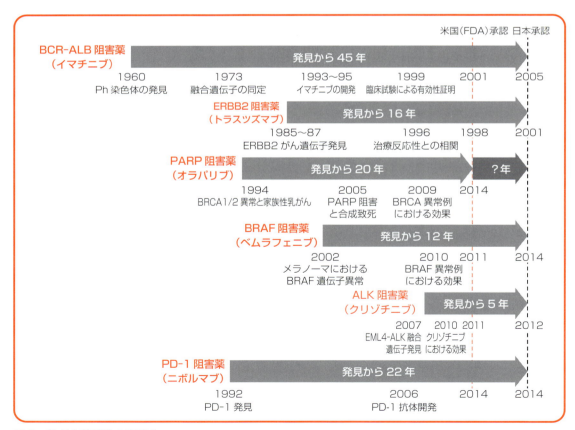

図3　抗がん薬開発の高速化

用薬の開発が増加，薬剤開発は個別化・高速化・多様化・グローバル化の傾向が顕著になってきた[2]．

薬剤開発スタイルの変化により，日本特有のドラッグラグも着実に克服され，がん薬物療法における選択肢は飛躍的に拡大，多くのがん腫で患者の予後延長が得られている．しかしながら，高い効果の反面，副作用対策，薬価など多くの課題が残されている．

B がん薬物療法とは

普遍的定義は存在しないが，抗がん薬，分子標的治療薬，ホルモン製剤，免疫作用薬などを用いた治療の総称である．近年は分子標的治療薬，免疫療法薬の臨床導入が進み，治療の個別化も加わり，がん薬物療法は多様化の傾向が著しい．

C がん薬物療法に用いられる薬剤

1 細胞傷害性抗がん薬（cytotoxic drug）

アルキル化薬
白金製剤
代謝拮抗薬
トポイソメラーゼ阻害薬
微小血管作用薬
抗がん性抗生物質

いわゆる抗がん薬であり，殺細胞作用を有する．膨大な化合物のランダムスクリーニングによって発見・創薬された薬剤が多い．がん細胞と正常細胞の選択性に乏しく，正常細胞への影響は副作用として患者へ跳ね返ってくる．

アルキル化薬，白金製剤，代謝拮抗薬，トポイソメラーゼ阻害薬，微小管作用薬，抗がん性抗生物質などがあげられる．分子標的治療薬の台頭により細胞傷害性抗がん薬の使用機会はわずかながら減ってきているが，今なお，ほとんどのがん腫に対する標準的治療のなかに組み入れられている．

2 分子標的治療薬

イマチニブ

molecular targeted drug，target base drug などと呼ばれる．慢性骨髄性白血病（CML）に対するイマチニブの成功をきっかけに，2000年以降，薬剤開発の中心存在である．分子標的治療薬は，当初，副作用も軽微で，効果も増殖抑制（いわゆる cytostatic）が主体と考えられていたが，最近の有効薬をみると，劇的な腫瘍縮小が得られる一方で，消化器毒性，肝毒性，皮膚毒性，肺毒性など多彩な副作用がみられ，頻度・内容も cytotoxic drug とは大きく異なっている（表1）．

3 ホルモン製剤

抗エストロゲン薬
アロマターゼ阻害薬
LH-RH アゴニスト

前立腺がん，乳がん，子宮内膜がんなど，がん細胞の増殖にホルモンが関与しているがん腫を対象に創薬・開発された薬剤．薬剤のターゲットは，ホルモンのカスケード・受容体で，分子標的治療薬のひとつと見なすこともできる．抗エストロゲン薬（タモキシフェン），アロマターゼ阻害薬，LH-RH アゴニストなどが代表的である．

I. がん薬物療法の基礎知識

表1 細胞傷害性抗がん薬と分子標的治療薬

	細胞傷害性抗がん薬	分子標的治療薬
作用標的	従来の抗がん薬	分子標的治療薬
作用機序	核酸，DNA，蛋白合成	がん細胞に特異的な分子・遺伝子
生体への影響	多くは cytotoxic	cytotoxic，cytostatic いずれかあるいは両方
効果発現までの期間	正常細胞への障害が強い	標的分子以外は少ない（とされる）
至適投与量	様々	標的分子による
治療効果のエンドポイント	最大耐用量に近い	最大耐用量と必ずしも一致しない
治療対象	腫瘍縮小	腫瘍縮小，PFS 延長，QOL 改善，サロゲートマーカーによる評価
耐性化の問題	病理組織（発生母地）別	分子機序別

❹ インターフェロン，インターロイキン-2

腎がん，悪性黒色腫で用いられるが，分子標的治療薬および免疫作用薬の臨床導入によりその使用頻度は減少している．インターフェロンはプロアポトーシス蛋白質を誘導，細胞増殖抑制や細胞死を引き起こし，インターロイキン-2 は種々のサイトカイン分泌の促進，細胞傷害作用を増強する．

❺ DDS（drug delivery system）製剤

ドラッグデリバリーシステム（DDS）は，創薬技術を利用して体内の薬物分布を量的・空間的・時間的にコントロールする手法である．薬物作用の分離，効果増強，副作用軽減，経済性改善などが期待されるが，がん薬物療法においては，副作用軽減よりも効果増強が優先される傾向にある．drug delivery には active targeting と passive targeting の2つの手法が存在する．active targeting は，分子間の特異的結合を利用して targeting を図るもので，モノクローナル抗体や各種受容体に対するリガンドを利用する．トラスツズマブ-DM1（T-DM1）が代表的薬剤であるが，現在，この領域の薬剤開発競争は熾烈を極めている．passive targeting は，腫瘍細胞における血管新生増生とそれに見合うリンパ系システムの未増生，腫瘍局所の血管透過性亢進など，正常血管では血管外に漏出しにくい高分子物質も，腫瘍血管では漏出しやすいというという概念に基づいており，nab-パクリタキセル，リポソーマル・ドキソルビシンなどがある．

- active targeting
- passive targeting
- トラスツズマブ-DM1
- nab-パクリタキセル
- リポソーマル・ドキソルビシン

❻ 免疫作用薬（免疫チェックポイント阻害薬）

免疫作用の中心的役割を担う T 細胞には，アクセル役とブレーキ役の受容体が複数存在し，なかでも PD-1 は，代表的なブレーキ役の受容体である（図4）．多くのがん細胞は PD-L1 を発現，T 細胞からの攻撃（T 細胞はがん細胞と異物として認識）に対して，PD-1 と作用することにより，T 細胞からの攻撃を回避する（免疫寛容）．免疫チェックポイント阻害薬は，この PD-1/L1 経路に作用し，ブレー

- PD-1

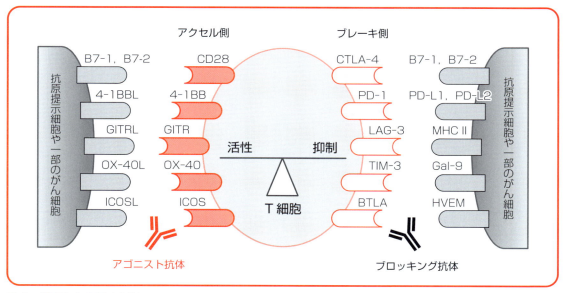

図4 腫瘍と免疫系の制御

を解除することでT細胞の作用を抗腫瘍効果として期待するものである．PD-1，PD-L1，CTLA-4に対する抗体製剤が上市されているが，ほかの受容体に対する薬剤開発も積極的に進められている．

D がん薬物療法の適応

図1に示すごとく，がん薬物療法の選択肢は数・種類ともに飛躍的に増加しているが，一部のがん腫を除き，抗がん薬のみでがんを完全に治癒せしめることは不可能である．副作用も不可避であるばかりでなく，少ない（通常は1〜2％）ながらも致命的な副作用も起こりうる．細胞傷害性抗がん薬の狭い治療域（図5），分子標的治療薬・免疫作用薬の特徴的な副作用について，発現頻度・時期について熟知しておく必要がある．がん薬物療法の適応を考える際，疾患側の要因と，患者側の要因に分けて考える必要がある．

疾患側の要因は，当該がん腫に対するがん薬物療法の効果であり，これにより治療適応および目標（治癒，延命，腫瘍縮小，症状緩和，QOL改善など）が決まってくる（表2）[3]．

患者側の要因としては，①PS（performance status）が良好であること，②治療に適切な臓器機能（骨髄，肝，心，腎，肺機能など）を有していること，③インフォームド・コンセントが得られていることがあげられる．

- **PSが良好であること**：PS 0〜2が治療の対象となることが多い．PS 3は当該がん腫に対するがん薬物療法の効果によって適応は変わり，PS 4の場合，治療

Ⅰ. がん薬物療法の基礎知識

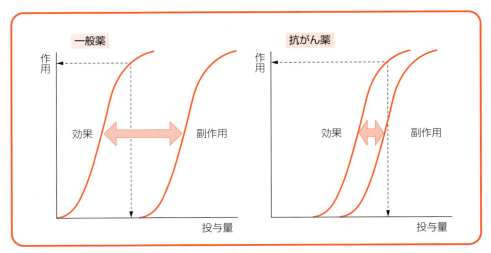

図5　細胞傷害性抗がん薬と一般薬の治療域の違い
　一般的に細胞傷害性抗がん薬は，投与量を増やすほど効果も上がるとされている．しかし，効果と副作用が接近しており，安全域が狭い．一般薬では，効果と副作用が離れており，細胞傷害性抗がん薬に比べて安全域が広い．
（須藤一起．がん薬物療法の基本概念．がん診療レジデントマニュアル，第7版，国立がん研究センター内科レジデント（編），医学書院，東京，2016: p.23 [3]）を参考に著者作成）

表2　各種悪性腫瘍に対するがん薬物療法の有効性

A群：治癒が期待できる	B群：症状緩和や延命の効果が十分に期待できる	C群：延命効果・症状緩和が期待できる
急性骨髄性白血病 急性リンパ性白血病 ホジキンリンパ腫 非ホジキンリンパ腫（中・高悪性度） 胚細胞腫瘍 絨毛がん	乳がん 卵巣がん 小細胞肺がん 大腸がん 多発性骨髄腫 慢性骨髄性白血病 慢性リンパ性白血病 非ホジキンリンパ腫（低悪性度） 非小細胞肺がん 胃がん 膀胱がん 悪性黒色腫	骨肉腫 軟部組織腫瘍 頭頸部がん 食道がん 子宮がん 腎がん 肝がん 胆道がん 膵がん 脳腫瘍 甲状腺がん 前立腺がん

B群は薬物療法による治癒は難しいが，予後の延長が認められ，かつ50%以上の奏効率が期待できるがん腫が含まれている．薬物療法の効果がそれ以下のがん腫はC群に含まれているが，同じがん腫でもサブタイプにより薬物療法の有効性は異なる．

（須藤一起．がん薬物療法の基本概念．がん診療レジデントマニュアル，第7版，国立がん研究センター内科レジデント（編），医学書院，東京，2016: p.24 [3]）より許諾を得て転載）

適応となることは，極めてまれである．

臓器機能評価
- **適切な臓器機能**：副作用が不可避であるがん薬物療法においては，治療前の臓器機能評価は極めて重要である．不十分な臓器機能は，そのまま副作用増強へ直結し，患者へ不利益をもたらすこととなる．また，栄養状態（低アルブ

栄養状態
ミン血症）や体重減少の有無についても確認が必要である．両者とも明確な治療基準は定められていないが，副作用増強はもとより，治療適応に直結する

場合も少なくない．

高齢者

- **年齢**：治療の適応を考えるうえで重要な要因のひとつである．高齢者では副作用が増強する傾向にあるが，年齢よりも臓器機能や PS が重要な判断材料となることが多く，厳密に何歳までという基準は存在しない．海外の臨床試験では年齢の上限が設定されていないことが多く，その結果をもって「高齢者も同等に治療可能」と解釈されがちであるが，そもそも，臨床試験に登録できるだけの全身状態を有した高齢者が対象になっているため，実地医療での判断においては注意が必要である．日本の臨床試験では 70～75 歳以上を高齢者と設定していることが多い．また，同じ治療でも年齢によって治療目標（例：治癒→延命→症状緩和/QOL 重視→→治療希望なし）が変わりうる．
- **インフォームド・コンセント**：詳細は成書に譲るが，下記の内容をわかりやすく説明する必要がある．
  - 病名・病状
  - がん薬物療法の目的・方法
  - 期待される利益
  - 予測されるリスク・コスト
  - 代替治療や治療を受けなかった場合に想定されること

E 適応と限界の判断の重要性

　不確実な効果，不可避な副作用を考えると，がん薬物療法においては，適応と限界の判断が重要である．治療の現場で「適応」が議論されることが多いが，同時に「限界」の見極めも不可欠であり，この限界の見極めは，エビデンスよりもむしろの経験に依存する部分もある．われわれ医療従事者は，この 2 つの要素をいかなる局面でも忘れてはならない．

文献

1) Bates SE et al. Advancing clinical trials to streamline drug development. Clin Cancer Res 2015; **21**: 4527-4535
2) Postel-Vinay S et al. Challenges of phase 1 clinical trials evaluating immune checkpoint-targeted antibodies. Ann Oncol 2016; **27**: 214-224
3) 国立がん研究センター内科レジデント（編）．がん診療レジデントマニュアル，第 7 版，医学書院，東京，2016

I. がん薬物療法の基礎知識

2. がん薬物療法の特徴と全身管理

A 最近のがん薬物療法の特徴

　分子生物学的研究，創薬技術の劇的な進歩により，がん薬物療法の選択肢は大幅に増加，日本固有（アジア諸国にも同様の問題は存在）のドラッグラグも克服されつつある．最近のがん薬物療法の特徴を以下に列挙する．

- 個別化治療が進み，一部のがん腫においては，劇的な腫瘍縮小が得られる．
- 免疫作用薬の臨床導入が進み，標準治療の重要な選択肢になるとともに，これまで想定されなかった長期生存が得られることがある．
- 細胞傷害性抗がん薬による薬物療法の必要性は変わらず，これまで同様に，副作用対策は重要課題である．
- 薬価が無視できない問題になっている．

❶ 個別化治療の深化

バイオマーカー

ドライバー遺伝子

　遺伝子レベルにまで及んだ分子生物学的研究の進歩は，種々のがんにおけるバイオマーカーの発見をもたらした．一部のバイオマーカーはドライバー遺伝子と呼ばれ，当該がん腫の増殖・転移のみならず，その発生にまで関与する．代表的なものとして慢性骨髄性白血病（CML）における BCR-ABL 遺伝子，ALK 肺がんにおける EML4-ALK 遺伝子などがある（表1）．ドライバー遺伝子に対する薬剤（分子標的治療薬）は高い有効性を発揮，標準的治療のひとつに位置づけられるものが多い．

❷ 免疫作用薬の臨床導入

免疫チェックポイント阻害薬

　これまで免疫療法は，そのコンセプトは理にかなってはいるが，実際の効果については客観的なデータが乏しく，信頼性に欠けるものであった．しかしながら，抗 PD-1 抗体，抗 CTLA-4 抗体に代表される免疫チェックポイント阻害薬の開発が急速に進み，2014 年のニボルマブ導入以降，複数のがん腫において免疫チェックポイント阻害薬が標準治療に位置づけられるとともに，従来のがん薬物療法ではみられなかった長期生存が得られている[1]．

❸ 細胞傷害性抗がん薬による薬物療法（cytotoxic chemotherapy）

cytotonic chemotherapy

　分子標的治療薬や免疫作用薬の臨床導入にもかかわらず，cytotoxic chemotherapy の重要性は依然として変わっていない．cytotoxic chemotherapy の最大の問題は，副作用が不可避であり，多くの場合，治療効果は副作用よりもあとのタイミングでみられること，治療効果が得られるかどうかは事前に予測ができないこと，である．このため，副作用対策は極めて重要である．

表1　バイオマーカーと関連する薬剤（FDA）

バイオマーカー	関連する薬剤
ALK	アレクチニブ，セリチニブ，クリゾチニブ
BCR-ABL1	blinatumomab，ボスチニブ，ブスルファン，イマチニブ，ニロチニブ，omacetaxine
BCR-ABL1; T315I mutation	ダサチニブ，ポナチニブ
BRAF	cobimetinib，ダブラフェニブ，ニボルマブ，pembrolizumab，トラメチニブ，ベムラフェニブ
BRCA1，BRCA2	olaparib，rucaparib
CD274（PD-L1）	atezolizumab，pembrolizumab
CYB5R1，CYB5R2，CYB5R3，CYB5R4	ラスブリカーゼ
CYP1A2，CYP2D6	rucaparib
del（17p）	イブルチニブ，venetoclax
DPYD	カペシタビン，フルオロウラシル
EGFR	アファチニブ，セツキシマブ，エルロチニブ，ゲフィチニブ，オシメルチニブ，パニツムマブ
ERBB2（HER2）	エベロリムス，フルベストラント，パルボシクリブ，ペルツズマブ，トラスツズマブ，トラスツズマブ エムタンシン，ラパチニブ
ESR1	エベロリムス，パルボシクリブ
ESR1，PGR	アナストロゾール，エキセメスタン，フルベストラント，ラパチニブ，レトロゾール，ペルツズマブ
Prothrombin, Factor V Leiden	タモキシフェン
FIP1L1-PDGFRA	イマチニブ
G6PD	ダブラフェニブ，ラスブリカーゼ
HLA-B*57:01	パゾパニブ
HLA-DQA1*02:01，HLA-DRB1*07:01	ラパチニブ
HRAS，KRAS，NRAS（RAS）	セツキシマブ，ダブラフェニブ，パニツムマブ
IL2RA（CD25 antigen）	denileukin diftitox
KIT	イマチニブ
MS4A1（CD20 antigen）	obinutuzumab，リツキシマブ
MYCN	dinutuximab
NRAS	ベムラフェニブ
PDGFRA	olaratumab
PDGFRB	イマチニブ
PML-RARA	三酸化ヒ素，トレチノイン
RET	cabozantinib
ROS1	クリゾチニブ
TPMT	シスプラチン，メルカプトプリン，thioguanine
UGT1A1	belinostat，イリノテカン，ニロチニブ，パゾパニブ

※薬効に直接関連するバイオマーカーばかりではないことに注意
(https://www.fda.gov/drugs/scienceresearch/researchareas/pharmacogenetics/ucm083378.htm)
[最終アクセス 2017 年 12 月 7 日]

I. がん薬物療法の基礎知識

❹ 薬価が無視できない問題になっている

薬剤開発費用の高騰

　分子標的治療薬の登場以降，薬価についての議論が増えてきたが，免疫作用薬の登場によって，さらに盛況を呈している．薬剤開発費用の高騰（1薬剤あたり300億〜500億円ともいわれている）が影響していると考えられるが，患者負担を超えて，日本の保健医療制度も震撼させうる重大な問題となっている．

B がん薬物療法の全身管理

　がん薬物療法の全身管理は治療前から始まっていると考えられ，治療前・治療中・治療後に分けられる（図1）．

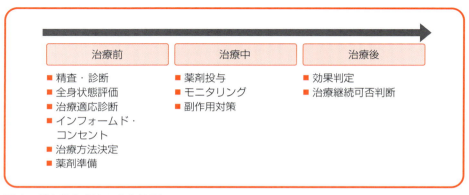

図1　がん薬物療法の全身管理

❶ 治療前

投与量設定

　前項で述べた「適応判断」に加えて，投与量設定も重要である．投与量設定のポイントは，①エビデンスに基づいた投与量設定，②full doseでの投与，である．両者は密接に関係しているが，医療従事者が副作用を恐れるあまり根拠のない減量を行うことは，結果的に患者に何ら利益をもたらさない．言い換えれば，副作用への対処ができない（または自信がない）局面では，がん薬物療法は行ってはならない．

臓器機能障害
高齢化

　しかしながら，がん患者の多くは種々の臓器機能障害（肝・腎など）を合併していることが多く，高齢化傾向も加わり，杓子定規にfull doseでの投与が難しい場合や，エビデンスが存在するにもかかわらず，欧米での推奨用量が踏襲できない場合も存在する．このような場合には，日本での臨床試験結果，推奨用量などを参考にする．

a. 腎機能障害時の投与量設定

　高血圧，糖尿病，年齢などの要因により，がん患者は一定の腎機能障害を合併

> ■ CBDCA 投与量(mg/body)＝target AUC(mg/mL×分)×〔GFR*(mL/分)＋25〕
> - *：GFR の代用として Ccr が用いられる
> - Ccr：クレアチニン・クリアランス
>
> ■ 参考：クレアチニン・クリアランスの算出方法
> - Cockcroft and Gault 法：
>   - Ccr(男性，mL/分)＝(140－年齢)×体重(kg)/血清クレアチニン(mg/dL)×72
>   - Ccr(女性，mL/分)＝0.85×Ccr(男性 mL/分)
> - 蓄尿法
>   - Ccr(mL/分)＝尿中クレアチニン(mg/dL)×尿量(mL)/血清クレアチニン(mg/dL)×時間(分)

図2　カルボプラチン投与量設定時の Calvert の式

Calvert の式

していることが多く，特に腎排泄型の抗がん薬では投与量修正が必要になることがある．しかしながら，カルボプラチン(図2)[2] を除き，実地医療で行われている投与量修正は経験的なものが多く，あくまで目安と考えるべきである．

b. 肝機能障害時の投与量設定

抗がん薬のほとんどは肝代謝を受けるため，中等度以上の肝機能障害時には副作用増強の懸念があり，投与量修正が必要になる．しかしながら，これまでに提唱された投与量修正は腎機能障害時と同様に経験的なものに過ぎない．

c. 高齢者に対する投与量設定

海外の臨床試験の多くは，年齢の上限が未設定であるため，臨床試験に登録された患者は，非高齢者と同様の治療を受けている．前項で述べたとおり「適格条件・除外条件が設定された臨床試験に登録できた患者」と考えるべきであり，実地医療で目の当たりにする患者とは異なることが多い．年齢と同様に PS，臓器機能評価も重要であり，前述の肝・腎機能障害の程度によって投与量を設定していく必要も出てくる．日本では一部のがん腫において高齢者を対象にした臨床試験の実績もあるため，そこで使用された投与量を参考にできる場合もある[3]．

❷ 治療中

治療中の最重要課題は副作用対策である．細胞傷害性抗がん薬，分子標的治療薬，免疫作用薬おのおのに特徴的な副作用があるばかりでなく，併用化学療法時にはその程度・頻度も変わりうるため，事前に把握しておく必要がある．

a. 副作用の評価

CTCAE

客観的な副作用評価を行ううえでは，一定の評価基準が必要である．臨床試験では，米国国立がん研究所(National Cancer Institute：NCI)によって策定されたCTCAE(Common Terminology Criteria for Adverse Events)が標準的評価基準として汎用されている[4]．また，副作用に限定されず，有害事象全般の評価がこの

I. がん薬物療法の基礎知識

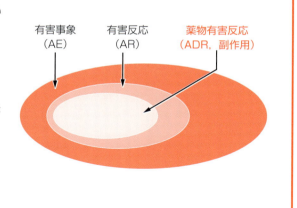

- **有害事象（adverse event：AE）**
  - 医薬品を投与された患者に生じた好ましくない医療上のすべての事象
  - 臨床検査値の異常，症状，病気など
  - 当該医薬品の因果関係は問わない

- **有害反応（adverse reaction：AR）**
  - 有害事象（AE）のうち当該医薬品，放射線治療，手術療法などのすべての治療法との因果関係が否定できないもの

- **薬物有害反応（adverse drug reaction：ADR）**
  - 有害事象（AE）のうち当該医薬品との因果関係が否定できないもの
  - いわゆる「副作用」

図3　有害事象と副作用

CTCAE に基づいている（図3）．一部の臨床試験では，EORTC QLQ-C30 による QOL 評価が行われたり[5]，患者自身による有害事象・治療満足度評価に patient reported outcome が用いられることがあるが，いずれも CTCAE による評価に比べて客観性に劣る部分があり，結果の解釈には注意が必要である．

b. 細胞傷害性抗がん薬

細胞傷害性抗がん薬の副作用の概要・発現時期については，その長年にわたる使用経験・臨床試験結果などもあり，すでに広く認識されている（図4）．おのおのの副作用対策については他項に譲る．

c. 分子標的治療薬

本来はがん細胞に特異的な標的分子への作用を目指して開発されたものであるが，実際には副作用が存在する（表2）．標的分子の一部が正常細胞にも発現している場合や，薬剤の特性上，標的分子以外への作用（off-target 効果）によって副作用が発現することがある．また，投与初期よりもむしろ後期になって顕著になってくる副作用（皮膚・粘膜・爪の障害など）もあり，全治療期間における管理が必要である．

d. 免疫作用薬（免疫チェックポイント阻害薬）

免疫作用薬（免疫チェックポイント阻害薬）による副作用は，いわゆる T 細胞の暴走である．免疫チェックポイント阻害薬によってブレーキが解除された（免疫寛容からの解除）T 細胞が，がん細胞と同様に正常細胞を攻撃すると，結果的に副作用へ発展する（図5）．臨床導入後，副作用発現時期もようやく明らかになってきたが，対症療法と免疫調整薬（ステロイド，免疫抑制薬）が基本となる．

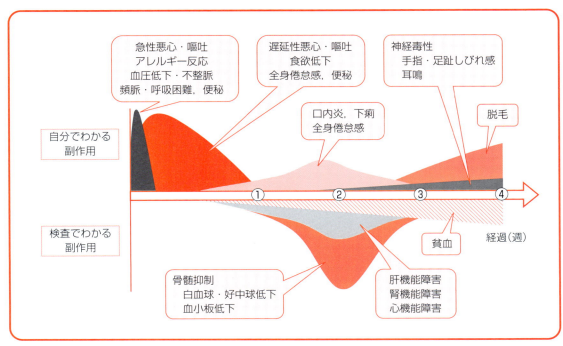

図4 細胞傷害性抗がん薬による副作用発現時期の目安

表2 分子標的治療薬の副作用

臓器	副作用の内容
全身	倦怠感, 疲労, 発熱
呼吸器	間質性肺炎, 鼻出血
消化器	悪心, 嘔吐, 下痢, 消化不良, 食欲低下, 味覚障害, 口内炎, 肝機能異常
心血管	QT延長, 徐脈, 心機能低下, 高血圧, 動脈静脈血栓症, 浮腫
内分泌	甲状腺機能低下, 高血糖, 体重減少
泌尿器	蛋白尿, クレアチニン上昇, 電解質異常（低ナトリウム, 高マグネシウム, 低マグネシウム, 高リン, 低リン）
神経	白質脳症, 末梢神経障害, 視覚変化
皮膚, 四肢	皮疹, 爪周囲炎, 皮膚乾燥, 脱毛, 手足症候群, 関節痛
骨髄	白血球減少, 好中球減少, リンパ球減少, 貧血, 血小板減少
免疫系	易感染性

❸ 治療後

がん薬物療法治療開始後は，効果判定，副作用評価とそれに引き続く投与継続可否判断が必要となる．

a. 効果判定

RECIST

治療効果判定のほとんどは画像診断（CTまたはMRIなど）によって行われる．臨床試験の場合はRECIST効果判定基準に則って進められるが，実地医療でも参考にしていることが多い[6]．詳細は他項に譲るが，画像診断で確認可能なすべての

Ⅰ. がん薬物療法の基礎知識

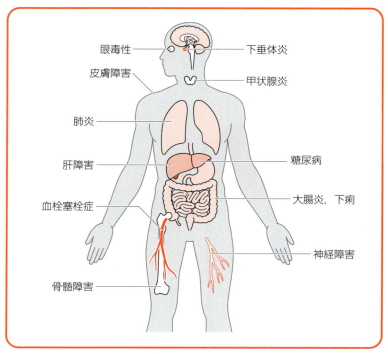

図5　免疫チェックポイント阻害薬の副作用（免疫関連有害事象）

標的病変
非標的病変

病変を測定可能病変と測定不能病変に二分，さらに測定可能病変を標的病変（target lesion）と非標的病変（non-target lesion）に分類することから始まる．最近の臨床試験（特に免疫療法）では，PD（progressive disease）＝治療中止とは限らず，各試験によって取り扱いが定められていることが多い．

b．投与継続可否判断

治療継続の可否判断は，治療効果，副作用，患者意向などを総合して判断する必要がある．多くの患者は，当該疾患が致命的（命にかかわる）であるがゆえに，自ら治療を断念するケースは少ないと考えられる．このため，忍容不能に近い副作用に堪え忍んでいるケースも潜在的に存在すると予測される．医療従事者は，患者意向を大切にするとともに，治療効果および副作用の評価を客観的かつフラットに実施，治療継続可否判断へ反映させていく必要がある．

がん薬物療法の特徴と，治療前，治療中，治療後のおのおのの局面において留意すべき全身管理について概説した．薬物療法は急速に深化しているものの，冷静かつフラットな適応と限界の判断が重要である．

文献

1) Schadendorf D et al. Pooled analysis of long-term survival data from Phase II and Phase III trials of ipilimumab in unresectable or metastatic melanoma. J Clin Oncol 2015; **33**: 1889-1894
2) Calvert AH et al. Carboplatin dosage: prospective evaluation of a simple formula based on renal function. J Clin Oncol 1989; **7**: 1748-1756
3) Okamoto H et al. Randomised phase III trial of carboplatin plus etoposide vs split doses of cisplatin plus etoposide in elderly or poor-risk patients with extensive disease small-cell lung cancer: JCOG 9702. Br J Cancer 2007; **97**: 162-169
4) Common Terminology Criteria for Adverse Events (CTCAE) Version 4.0　http://evs.nci.nih.gov/ftp1/CTCAE/CTCAE_4.03_2010-06-14_QuickReference_8.5x11.pdf［最終アクセス2017年11月14日］
5) EORTC QLQ-C30　http://groups.eortc.be/qol/eortc-qlq-c30［最終アクセス2017年11月14日］
6) Eisenhauer EA et al. New response evaluation criteria in solid tumours: revised RECIST guideline (version 1.1). Eur J Cancer 2009; **45**: 228-247

I. がん薬物療法の基礎知識

3. がん薬物療法に用いる薬剤

生体に投与された医薬品は，経口薬は消化管から吸収され，注射薬は直接血管系を血流に乗って全身に運ばれ，様々な組織に移行したのち細胞内に取り込まれ，その一部が作用発現部位に到達し薬効を発揮する．しかし，多くの医薬品は肝臓で代謝されるかあるいは胆汁中または尿中に排泄されて，体内から消失する．このような医薬品の薬物動態の各過程は，吸収（absorption），分布（distribution），代謝（metabolism），排泄（excretion）と呼ばれるため，薬物動態は各過程の頭文字をとって ADME と呼ばれる．

がん薬物療法に携わる医療従事者は，抗がん薬の ADME を通じ，投与された抗がん薬の相互作用による薬効の減弱や毒性の増強，腎障害あるいは肝障害時の投与量設計，遺伝的な相違による効果あるいは副作用の変動，曝露対策などに役立てることができる．抗がん薬は，作用機序や由来などによって「細胞傷害性抗がん薬（表1）」と「分子標的治療薬」に大別することができ，このなかにホルモン

吸収
分布
代謝
排泄
ADME

細胞傷害性抗がん薬

表1 細胞傷害性抗がん薬

種類	名称	剤形	主な排泄経路	種類	名称	剤形	主な排泄経路
アルキル化薬	シクロホスファミド	内/注	尿	アルカロイド系薬剤	ビンクリスチン	注	尿, 糞
	イホスファミド	注	尿		ビンブラスチン	注	尿, 糞
	メルファラン	内/注	尿, 糞		ビンデシン	注	尿, 糞
	ブスルファン	内/注	尿		ビノレルビン	注	尿, 糞
	ダカルバジン	注	尿		ドセタキセル	注	糞
	ニムスチン	注	尿		カバジタキセル	注	糞
	ラニムスチン	注	尿		パクリタキセル	注	糞
	ベンダムスチン	注	糞		エリブリン	注	糞
	テモゾロミド	内/注	尿	抗がん性抗生物質	ドキソルビシン	注	尿, 糞
	ストレプトゾシン	注	尿		エピルビシン	注	尿, 糞
	トラベクテジン	注	糞		ピラルビシン	注	糞
代謝拮抗薬	メトトレキサート	内/注	尿		ダウノルビシン	注	尿, 糞
	ペメトレキセド	注	尿		イダルビシン	注	尿
	メルカプトプリン	内	尿		アクラルビシン	注	尿, 糞
	ヒドロキシカルバミド	内	尿		アムルビシン	注	尿, 糞
	シタラビン	内*/注	尿		マイトマイシン C	注	尿
	ゲムシタビン	注	尿		アクチノマイシン D	注	糞
	フルダラビン	内/注	尿		ブレオマイシン	注	尿
	クロファラビン	注	尿		ペプロマイシン	注	尿
	ネララビン	注	尿	トポイソメラーゼ阻害薬	エトポシド	内/注	尿, 糞
	フルオロウラシル	内/注	尿, 呼気		イリノテカン	注	尿, 糞
	テガフール	内/注	尿		ノギテカン	注	尿
	ドキシフルリジン	内	尿	白金製剤	シスプラチン	注	尿
	カペシタビン	内	尿		カルボプラチン	注	尿
	トリフルリジン	内	糞		ネダプラチン	注	尿
					オキサリプラチン	注	尿

療法も含まれる．作用機序ごとに代表的な薬物を取り上げ，個々の薬物の特徴やADMEについて解説する．

A アルキル化薬

アルキル化薬は，DNAに直接作用し，DNA鎖内で架橋を形成することでDNA複製を阻害する．細胞が分裂する過程を細胞周期（図1）と呼び，アルキル化薬は細胞周期のどの時期にも作用するため細胞周期非特異（依存）的であることが特徴である．

細胞周期

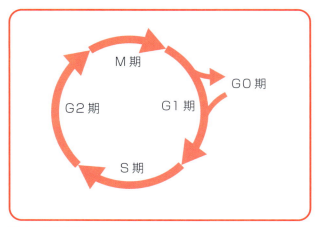

図1　細胞周期
　G1期：DNA合成準備期間，S期：DNA合成期，G2期：細胞分裂準備期間，M期：細胞分裂期，G0期：細胞分裂を起こさない静止期

❶ イホスファミド（ifosfamide：IFO）

IFOは主に肝代謝酵素CYP3A4で代謝され，活性代謝物4-ヒドロキシイホスファミド，イホスファミドマスタードに変換され，これらが抗腫瘍効果を発揮する．一部，CYP2B6によって代謝され，代謝産物であるクロロアセトアルデヒドを生成することによって尿細管障害やIFO脳症を引き起こすと考えられている．投与されたIFOの約80〜90％が尿中に排泄される．尿中に排泄された代謝産物であるアクロレインは尿路上皮細胞を直接的に傷害し，出血性膀胱炎を引き起こす．

尿細管障害
IFO脳症
出血性膀胱炎

❷ シクロホスファミド（cyclophosphamide：CPA）

CPAは主に肝代謝酵素CYP2B6，CYP2C9およびCYP3A4により代謝され，活性代謝物4-ヒドロキシシクロホスファミドやホスホラミドマスタードに変換され，これらが抗腫瘍効果を発揮する．投与されたCPAの約80％は不活性化された代謝物として尿中に排泄される．尿中に排泄された代謝産物であるアクロレインは尿路上皮細胞を直接的に傷害し，出血性膀胱炎を引き起こす．

❸ テモゾロミド（temozolomide：TMZ）

TMZ は非酵素的に加水分解され，MTIC（イミダゾール-4-カルボキシアミド）に変換される．MTIC は速やかに AIC とメチルジアゾニウムイオンに分解され，メチルジアゾニウムイオンが活性代謝物として作用する．TMZ の吸収率は約 100% であり，原疾患の進行による嚥下困難や悪心・嘔吐による内服困難な場合には，等量で点滴静注製剤に切り替えることができる．投与された TMZ およびその代謝物は主に尿中排泄される．

B 白金製剤

白金製剤は，DNA と結合し，架橋を形成することで DNA 複製を阻害する．S 期により高い効果を示すだけでなく，細胞周期非依存的な効果を有する．

❶ シスプラチン（cisplatin：CDDP）

CDDP は非酵素的に複数の代謝物に変換され，それらの 90% 以上は尿中に排泄される．CDDP は腎毒性を発現しやすく，用量規定因子になっているため CDDP 投与前に腎機能を評価することが重要である．投与後 5 日目までの累積排泄率は約 55% にとどまり，長期間にわたり尿中に排泄される．

❷ カルボプラチン（carboplatin：CBDCA）

腎毒性
聴器毒性
催吐作用

CBDCA は，CDDP と比較すると安定で，腎毒性，聴器毒性，神経毒性，催吐作用が少ない．CBDCA は細胞内で活性化され，DNA と結合し，架橋を形成することで DNA 複製を阻害する．投与後 24 時間までの間に投与された CBDCA の 57～82% は尿中に排泄される．

❸ オキサリプラチン（oxaliplatin：L-OHP）

神経毒性
末梢神経障害

L-OHP は構造的な特徴から CDDP や CBDCA と交差耐性がない．L-OHP による神経毒性（末梢神経障害）は，治療継続することで起こる．遅発性末梢神経障害だけでなく，投与直後から数日以内にみられる急性末梢神経障害がある．投与後 24 時間までの間に投与された L-OHP の約 25～43% は尿中に排泄される．また，投与後 5 日間までの尿中排泄率および糞中排泄率は，それぞれ全白金量の約 50% および約 2% である．

C 抗がん性抗生物質

❶ ダウノルビシン（daunorubicin：DNR）

DNR は，放線菌 *Streptmyces peucetius* から産生されたアントラサイクリン系抗

アントラサイクリン系抗がん薬

がん薬で，白血病に効果を示す．DNRは肝臓で代謝され，活性代謝物ダウノルビシノールに変換される．活性代謝物とは，投与された薬物が体内で代謝を受け，化学構造が変化することによって生成した薬効や毒性を示す化合物である．投与されたDNRの尿中排泄率および糞中排泄率は，それぞれ約14〜23％および約40％である．

❷ ドキソルビシン（doxorubicin：DXR）

心毒性

DXRは，各種悪性腫瘍に対して幅広い抗腫瘍スペクトラムを有するのが特徴である．アドリアマイシン（adriamycin：ADR）ともいう．DXRによる主な毒性は骨髄抑制と心毒性である．特に心毒性には用量依存性があり，生涯にわたる累積投与量は500 mg/m^{2}以下とする必要がある．DXRは，肝臓やその他の組織でアルドケト還元酵素によって活性代謝物ドキソルビシノールに変換される．投与後7日間までの尿中排泄率および糞中排泄率は，それぞれ22.7％および14〜45％である．

❸ ブレオマイシン（bleomycin：BLM）

BLMによる副作用として間質性肺炎や肺線維症があり，用量依存的に発現頻度の増加がみられる．累積投与量は300 mg以下とし，腫瘍の消失を目的に使用する．ただし，胚細胞性腫瘍に対する標準的併用療法（BEP療法）では上限が360 mg以下となっている．BLMはほとんど代謝を受けることなく尿中に排泄される．

D 代謝拮抗薬

代謝拮抗薬は，DNAやRNAの合成に必要な前駆体として取り込まれることでDNA合成を阻害する．また，DNAやRNAの合成に必要な酵素を阻害する．その効果は細胞周期依存的で，S期に特異的に作用する．代謝拮抗薬は，構造や作用部位によってピリミジン拮抗薬，プリン拮抗薬，葉酸拮抗薬に分類できる．

❶ フルオロウラシル（5-fluorouracil：5-FU）

5-FUはピリミジン系代謝拮抗薬である．5-FUの消失半減期は約9〜14分で，主な排泄経路は尿中と呼吸中である．骨髄抑制や下痢は，持続静注よりも急速静注で発現しやすく，手足皮膚反応は急速静注よりも持続静注で発現しやすいなど投与方法の違いによって発現しやすい副作用が異なることが知られている．

❷ カペシタビン（capecitabine：CAP）

CAPは，段階的に5-FUに変換されるため，骨髄や消化管での副作用を軽減し，腫瘍組織内において5-FU濃度を選択的に高めることを目的にデザインされた薬剤である．CAPは投与後24時間までに投与量の69〜80％に相当する量が尿中に排泄される．

❸ テガフール，ギメラシル，オテラシル（S-1）

配合剤

S-1 は 5-FU のプロドラッグであるテガフール（FT）に，5-FU の分解酵素である DPD を阻害するギメラシル（CDHP）と消化管に分布する代謝酵素を阻害するオテラシル（Oxo）を配合した製剤である．前者は血中 5-FU 濃度を上げて抗腫瘍効果を高め，後者は付随して増大する消化管毒性を軽減することを目的としている．5-FU など他のフッ化ピリミジン系抗がん薬を併用するとギメラシルによって代謝が阻害され，併用早期に重篤な血液障害や消化管障害が発現する可能性があるため，S-1 中止後 7 日間は併用を避ける必要がある．FT，CDHP，Oxo の主な排泄経路は尿中であるため，腎機能低下時には CDHP の排泄が低下することで 5-FU の血中濃度が上昇し，骨髄抑制などの副作用が増強される可能性がある．

❹ メトトレキサート（methotrexate：MTX）

血中 MTX 濃度

ロイコボリン

尿中 pH

MTX は核酸合成に必要な活性葉酸を産生させる dihydrofolate reductase（DHFR）の働きやチミジル酸合成およびプリン合成系を阻害して，細胞増殖を抑制する．中用量以上の MTX を投与する際，中毒が確実に起きないようにするために $10\,mg/m^2$ のロイコボリンを 6 時間ごとに投与し，血中 MTX 濃度が $0.1\,\mu mol/L$ になるまで継続する．投与開始後 24 時間，48 時間，および 72 時間における血中 MTX 濃度は，それぞれ，$10\,\mu mol/L$，$1\,\mu mol/L$，および $0.1\,\mu mol/L$ 以上のときに重篤な副作用が発現する危険性が高い．MTX による最も一般的な有害作用は，骨髄抑制，口腔および消化管粘膜障害，急性肝障害である．MTX は主に尿中に排泄され，尿が酸性に傾くと MTX 結晶が尿細管に沈着し，腎障害を引き起こすため尿中 pH は 7.0 以上に維持する．中用量以上の MTX を投与する際，腎機能と血中濃度のモニタリングが重要である．また，MTX の血中から尿中に排泄するのを抑制する非ステロイド抗炎症薬（NSAIDs），ペニシリン，プロベネシドなどの併用は避ける必要がある．

❺ ペメトレキセド（pemetrexed：PEM）

葉酸

ビタミン B_{12}

葉酸代謝拮抗薬である PEM は，複数の葉酸代謝酵素を同時に阻害することで抗腫瘍効果を発揮する．PEM による重篤な副作用を軽減するため，葉酸およびビタミン B_{12} を併用する必要がある．投与された PEM は，投与後 72 時間までに約 75% が未変化体として尿中に排泄される．イブプロフェンなどの NSAIDs と併用した場合，PEM の血中濃度が上昇し，副作用が増強する可能性があるため注意が必要である．

❻ ゲムシタビン（gemcitabine：GEM）

ピリミジン系代謝拮抗薬である GEM は，構造的にはシタラビンと類似しているが，各種悪性腫瘍に対して幅広い抗腫瘍スペクトラムを有する点で異なってい

る．GEM は細胞内に取り込まれ直接的および間接的に DNA 合成を阻害する．GEM の半減期には性差（男性＜女性）がみられるが，いずれも 1 時間以内と速やかであり臨床的な意義に乏しい．主な排泄経路は尿中で，92〜98% が排泄される．

E トポイソメラーゼ阻害薬

トポイソメラーゼI
トポイソメラーゼII

DNA トポイソメラーゼは，DNA 複製時にねじれや構造上の歪みを是正する働きをする酵素で，DNA 二重らせんの一方を切断するトポシソメラーゼ I と両者を切断するトポイソメラーゼ II に分類できる．DNA トポイソメラーゼ阻害薬は，これらの酵素を阻害するため DNA は切断した状態で細胞分裂が停止し，アポトーシスが誘導される．

❶ イリノテカン（irinotecan：CPT-11）

SN-38

UGT1A1 遺伝子多型

コリン作動性下剤

トポイソメラーゼ I の阻害薬である CPT-11 は，活性代謝物（SN-38）に変換され，CPT-11 よりも高い抗腫瘍効果を発揮する．SN-38 は肝臓で UDP-グルクロン酸転移酵素（UGT1A1）によりグルクロン酸抱合体（SN-38G）となり，主に胆汁中に排泄される．UGT1A1 には UGT1A1*6，UGT1A1*28 などの遺伝子多型が存在し，これらの遺伝子多型を持たない場合と比較してホモ接合体，複合ヘテロ接合体を持つ場合に SN-38G の産生能力が低下することで重篤な副作用発現の可能性が高まる（表2）．CPT-11 投与直後に発現するコリン作動性の下痢は一過性で，アトロピンなどの副交感神経遮断薬の投与により緩和する．一方，投与後 24 時間以降に発現する SN-38 による腸管粘膜障害に基づく下痢は持続することがある．投与された CPT-11 の尿中および糞中の排泄率は，それぞれ 11〜20% および 57〜70% である．

表2　UGT1A1*6 と UGT1A1*28 の遺伝子多型

遺伝子型		UGT1A1*28		
		− / −	− /*28（ヘテロ接合体）	*28/*28（ホモ接合体）
UGT1A1*6	− / −			UGT1A1*28 ホモ接合体（UGT1A1*28/*28）
	− /*6（ヘテロ接合体）		複合ヘテロ接合体（UGT1A1*6/*28）	
	*6/*6（ホモ接合体）	UGT1A1*6 ホモ接合体（UGT1A1*6/*6）		

UGT1A1*6 ホモ接合体，UGT1A1*28 ホモ接合体，もしくは複合ヘテロ接合体として持つ患者では，グルクロン酸抱合能（代謝能力）が低下する．

❷ エトポシド（etoposide：VP-16）

VP-16 はトポイソメラーゼ II 阻害薬である．投与された VP-16 は CYP3A4 によって代謝され，その多くが尿中に排泄され，糞中排泄率は 2〜16% にとどまる．

Ⅰ. がん薬物療法の基礎知識

F 微小管作用抗がん薬

ビンカアルカロイド
タキサン

微小管作用抗がん薬には，ビンカアルカロイド系とタキサン系に分類できる．微小管は管状の蛋白質繊維で，そのサブユニットであるチューブリンが重合や脱重合を繰り返すことによって伸長や短縮する（図2）．前者はチューブリン結合により重合を阻害し（伸長を阻害），後者は微小管結合により安定化させる（短縮を阻害）．神経の軸索は，ほかの神経細胞や筋肉に信号を伝達する役割を果たし，軸索のなかにある微小管は軸索の発育や物質の輸送に関連している．微小管を標的にする抗がん薬は，その副作用として神経細胞の軸索の働きを障害することによってしびれなどの末梢神経障害の副作用を引き起こす．

末梢神経障害

CYP3A4

微小管作用抗がん薬は，その代謝にCYP3A4が関与する医薬品が多く，CYP3A4阻害作用を有するアゾール系抗真菌薬（フルコナゾール，ボリコナゾール）などを併用する場合には副作用を増強する可能性があり，注意が必要である．

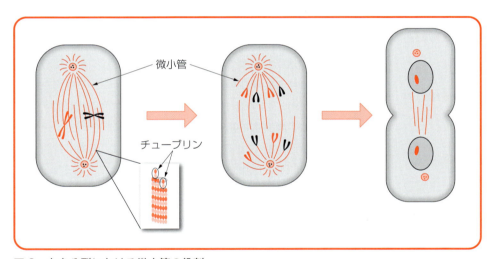

図2　有糸分裂における微小管の役割

❶ ビンクリスチン（vincristine：VCR）

ビンカアルカロイド系抗がん薬であるVCRは，紡錘体を形成している微小管のチューブリンに結合することにより，細胞周期を分裂中期で停止させる．VCRの用量制限因子は神経毒性で，用量依存的に重篤な障害が起こることがある．投与されたVCRは，72時間以内に糞中に約69％，尿中には約12％が排泄される．

❷ ビノレルビン（vinorelbine：VNR）

ビンカアルカロイド系抗がん薬であるNVRの用量制限因子は神経毒性である．

投与されたVNRの尿中排泄率および糞中排泄率は，それぞれ，約34〜58％および約21％であった．

❸ ドセタキセル（docetaxel：DTX）

タキサン系抗がん薬であるDTXは，チューブリンの重合を促進し，安定な微小管を形成するとともに脱重合を抑制することで細胞の有糸分裂を抑制する．DTXの用量制限因子は骨髄抑制である．投与されたDTXの尿中排泄は5〜7％で，糞中排泄は75％以上であった．

❹ パクリタキセル（paclitaxel：PTX）

PTXはタキサン系抗がん薬であるパクリタキセルの用量制限因子は好中球減少である．投与されたPTXは胆汁を経由して大半が糞中に排泄されるため，尿中排泄（未変化体）は投与量の6〜12％であった．

G ホルモン療法

ホルモン依存性のがんは，ホルモンの働きによって増殖する性質を有する．ホルモン療法は，性ホルモンの働きを抑制することによって，腫瘍の増殖や転移浸潤を阻害することを目指した治療として確立している．乳がん，前立腺がん，子宮体がんがその選択肢となる．

H 分子標的治療薬

分子標的治療薬は，がん細胞が持つ特定の遺伝子や蛋白を標的として作用する薬剤の総称で，化学的特性によって「低分子医薬品（表3）」と「抗体医薬品（表4）」に大別することができる．分子標的治療薬の開発と同時に，特定の医薬品の効果を予測するための検査に用いるコンパニオン診断薬が開発されている．分子標的治療薬とコンパニオン診断薬を組み合わせることで個別化医療を実現することができる．

❶ 低分子医薬品

分子標的治療薬としての低分子医薬品は，キナーゼなどのがん細胞内のシグナル伝達分子を阻害するため（接尾の-nibは阻害薬の意），標的分子を有するがん細胞に対して選択的に抗腫瘍効果を発揮することが期待できる．その一方で，標的分子以外にも作用することがあるため，たとえばEGFR阻害薬による皮疹や間質性肺炎など予期せぬ副作用が発現することがあるため注意が必要である．製剤的には，胃内pHが上昇することで溶解度が低下するものや食事の影響を受けるものがあり，医薬品ごとに服薬方法や服薬時の注意点を確認する必要がある．

I. がん薬物療法の基礎知識

表3 低分子性分子標的治療薬

名称	商品名	適応	食事の影響	食品との相互作用
イマチニブ	グリベック	慢性骨髄性白血病，消化管間質性腫瘍，など		グレープフルーツ
ダサチニブ	スプリセル	慢性骨髄性白血病，Ph陽性急性リンパ性白血病		グレープフルーツ
ニロチニブ	タシグナ	慢性骨髄性白血病，Ph陽性急性リンパ性白血病	食前1時間および食後2時間は避ける	グレープフルーツ
ボスチニブ	ボシュリフ	慢性骨髄性白血病	食後	グレープフルーツ
ポナチニブ	アイクルシグ	慢性骨髄性白血病，Ph陽性急性リンパ性白血病		グレープフルーツ
イブルチニブ	イムブルビカ	慢性リンパ性白血病，マントル細胞リンパ腫		グレープフルーツ
ゲフィチニブ	イレッサ	非小細胞肺がん	食後	グレープフルーツ
エルロチニブ	タルセバ	非小細胞肺がん，膵がん	食前1時間および食後2時間は避ける	グレープフルーツ
アファチニブ	ジオトリフ	非小細胞肺がん	空腹時	
オシメルチニブ	タグリッソ	非小細胞肺がん		
ソラフェニブ	ネクサバール	腎細胞がん，肝細胞がん，甲状腺がん	食前1時間および食後2時間は避ける	
スニチニブ	スーテント	消化管間質腫瘍，腎細胞がん，膵神経内分泌腫瘍		グレープフルーツ
ラパチニブ	タイケルブ	乳がん	食事前後1時間以内は避ける	グレープフルーツ
パゾパニブ	ヴォトリエント	腎細胞がん，軟部腫瘍	食前1時間および食後2時間は避ける	グレープフルーツ
バンデタニブ	カプレルサ	甲状腺髄様がん		
レンバチニブ	レンビマ	甲状腺がん		
ベムラフェニブ	ゼルボラフ	悪性黒色腫	食前1時間および食後2時間は避ける	
ダブラフェニブ	タフィンラー	悪性黒色腫	食前1時間および食後2時間は避ける	
トラメチニブ	メキニスト	悪性黒色腫	食前1時間および食後2時間は避ける	
クリゾチニブ	ザーコリ	非小細胞肺がん		
セリチニブ	ジカディア	非小細胞肺がん	食事前後2時間以内は避ける	
アレクチニブ	アレセンサ	非小細胞肺がん		
ルキソリチニブ	ジャカビ	骨髄線維症		
アキシチニブ	インライタ	腎細胞がん		グレープフルーツ
レゴラフェニブ	スチバーガ	大腸がん，消化管間質腫瘍	食後	

❷ 抗体医薬品

抗体医薬品としてのモノクローナル抗体には，マウス抗体，キメラ抗体，ヒト化抗体，完全ヒト抗体がある（図3）．マウス抗体は生体内では異物と認識され，アレルギーなどの免疫反応を引き起こしたり中和抗体の産生によって効果が減弱する

3. がん薬物療法に用いる薬剤

表4 モノクローナル抗体医薬品

種類	名称	商品名	標的	適応
マウス抗体	イブリツモマブ チウキセタン	ゼヴァリン イットリウム	CD20	低悪性度B細胞性非ホジキンリンパ腫，など
		ゼヴァリン インジウム	CD20	低悪性度B細胞性非ホジキンリンパ腫，など
キメラ抗体	リツキシマブ	リツキサン	CD20	B細胞性非ホジキンリンパ腫，など
	セツキシマブ	アービタックス	EGFR	結腸・直腸がん，頭頸部がん
	ブレンツキシマブ ベドチン	アドセトリス	CD30	ホジキンリンパ腫，未分化大細胞リンパ腫
ヒト化抗体	トラスツズマブ	ハーセプチン	HER2	乳がん，胃がん
	ベバシズマブ	アバスチン	VEGF	結腸・直腸がん，非小細胞肺がん，卵巣がん，など
	ゲムツズマブ オゾガマイシン	マイロターグ	CD33	急性骨髄性白血病
	モガムリズマブ	ポテリジオ	CCR4	成人T細胞白血病リンパ腫
	ペルツズマブ	パージェタ	HER2	乳がん
	トラスツズマブ エムタンシン	カドサイラ	HER2	乳がん
	アレムツズマブ	マブキャンパス	CD52	慢性リンパ性白血病
	ペムブロリズマブ	キイトルーダ	PD-1	悪性黒色腫，非小細胞肺がん
ヒト抗体	パニツムマブ	ベクティビックス	EGFR	結腸・直腸がん
	オファツムマブ	アーゼラ	CD20	慢性リンパ性白血病
	ニボルマブ	オプジーボ	PD-1	悪性黒色腫，非小細胞肺がん，腎細胞がん，など
	ラムシルマブ	サイラムザ	VEGF	胃がん，結腸・直腸がん，非小細胞肺がん
	イピリムマブ	ヤーボイ	CTLA4	悪性黒色腫

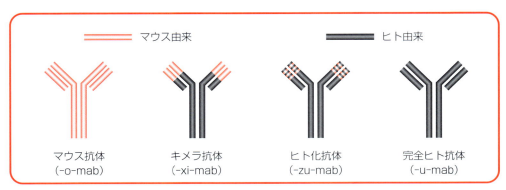

図3 モノクローナル抗体の種類

可能性がある．抗体医薬品は，WHOによって定められた国際一般名に基づいて命名され，接頭辞（任意），抗体の標的（-t(u)-：腫瘍，-c(i)-：心血管系，-l(i)-：免疫，

など），抗体の起源（-o-：マウス，-xi-：キメラ，-zu-：ヒト化，-u-：ヒト，など），接尾辞（-mab）から構成される[1]．そのため類似した名称は多いが，医薬品の名称からその特徴を把握することができる．

免疫チェックポイント阻害薬

　がん細胞はがん免疫にかかわるT細胞による攻撃を逃れる仕組みを持っているが，免疫チェックポイント阻害薬はがん細胞がT細胞による攻撃などを回避できないようにすることができる．がん抗原特異的なT細胞の活性化やがん細胞に対する細胞傷害活性を増強することで持続的な抗腫瘍効果を発揮する．免疫チェックポイント阻害薬は，新しい免疫療法であるが，劇症1型糖尿病などこれまでの抗がん薬にはない副作用が発現することもあり注意が必要である．

文献
1) World Health Organization. Programmes (International Nonproprietary Names), 2016 http://www.who.int/medicines/services/inn/BioReview2016.pdf?ua=1［最終アクセス 2017年11月14日］

［参考文献］
a) 各種医薬品の添付文書およびインタビューフォーム

4. がん薬物療法の効果判定，評価指標，毒性の判定

A がん薬物療法における評価指標

がん薬物療法は治療による「リスク」と「ベネフィット」の評価によって優劣が決定されることから，その正しい評価は患者個々の適切な治療法の選択や継続に大きくかかわる．本項では，ベネフィットとなる有効性とリスクとなりうる安全性における世界共通の評価指標・共通判定規準の要点について述べる．

B 有効性の評価指標（腫瘍縮小効果判定規準）

1 RECIST（Response Evaluation Criteria in Solid Tumours）ガイドライン

RECISTとは，成人および小児のがんの臨床試験において使用する，固形がんの測定の標準的な方法と，腫瘍のサイズの変化の客観的評価の定義について記述したものである[1]．あくまでも臨床試験の奏効割合のデータを相互に比較するためにつくられたものであり，個々の患者の治療継続の是非の決定に用いるものではない[2]．個々の患者の治療継続の是非は，画像診断による腫瘍径のみで決めるものではなく，全身状態や症状の変化，各種血液検査値などの臨床的総合判断によるものである[1]．

2 RECISTガイドラインの歴史

1981年に世界保健機構（WHO）は腫瘍縮小効果が主な評価項目である臨床試験での使用を目的とした腫瘍縮小効果判定規準をはじめて発表した．その後，1990年代半ばにWHO規準の見直しが図られ，2000年に新ガイドラインRECIST version 1.0（固形がんにおける効果判定規準）が公表され，2009年に現在のRECIST version 1.1に改訂された．本項では，RECIST（version 1.1）の要点を述べる．

3 RECIST（version 1.1）の測定する腫瘍の定義

a．測定する腫瘍の選択

CTなどの画像から，すべての病変を「測定可能病変」か「測定不能病変」かに分類する．「測定可能病変」のなかから，評価に用いる「標的病変」と「非標的病変」を選択する（図1）．

b．評価の方法

①病変の測定法：すべての測定値はメートル法．

②ベースライン：治療開始前で可能な限り治療開始に近い時期に行い，早くと

Ⅰ. がん薬物療法の基礎知識

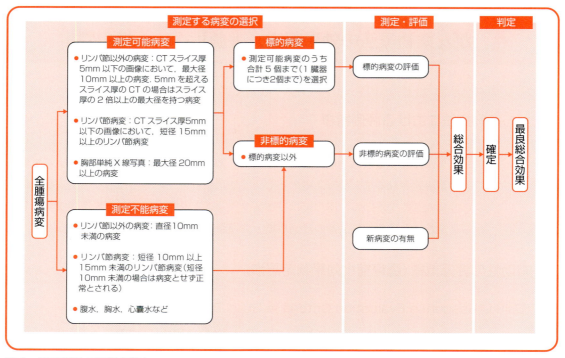

図1　RECISTの評価の流れ
（固形がんの治療効果判定のための新ガイドライン（RECISTガイドライン）改訂版 version 1.1—日本語訳 JCOG版 ver.1.0〔http://www.jcog.jp/doctor/tool/RECISTv11J_20100810.pdf〕[1]を参考に著者作成）

も治療開始前4週間内に実施する.

③観察期間：ベースラインおよび観察期間を通じて，同一評価法かつ同一技術を用いて，常に，画像診断に基づく評価を行う.

c. 効果の判定

判定規準　①判定規準：腫瘍縮小の効果を客観的に判定するために，規準の定義を定めている（表1）.

効果判定　②総合効果：総合効果とは，各時点で，「標的病変の効果」と「非標的病変の効果」に「新病変の有無」を加えた3つの組み合わせにより，表2（効果判定）に従って判定したものである.

③最良総合評価：最良総合評価とは，全治療経過の各時点を通して最もよいひとつの「総合効果」とし，臨床試験の奏効割合の算出に用いる．臨床試験で確定（confirmation）を要する場合は，判定された効果が測定誤差による結果でないことを保証するために，部分奏効と完全奏効の場合には2回連続で確認しなければならない（表3）.

❹ その他の評価指標

たとえば，悪性リンパ腫などでは，Cheson criteria[3]など疾患や臨床試験によっ

表1　判定に使用する規準の定義

	標的病変
CR（Complete Response：完全奏効）	リンパ節以外の標的病変がすべて消失し，すべてのリンパ節の標的病変が短径10mm未満となった場合
PR（Partial Response：部分奏効）	標的病変の径和がベースラインの径和に比べて30％以上減少した場合
PD（Progressive Disease：進行）	標的病変の径和が経過中の最小の径和に比べて20％以上増大している場合かつ絶対値が5mm以上増大している場合
SD（Stable Disease：安定）	PRやPDに相当する腫瘍縮小や増大がない場合
	非標的病変
CR	リンパ節以外のすべての非標的病変が消失し，リンパ節病変が10mm未満で腫瘍マーカーが施設基準値上限以下である場合
Non-CR/Non-PD	1つ以上の非標的病変の残存かつ/または腫瘍マーカーが施設基準値上限を超えている場合
PD	非標的病変が明らかな増大を示した場合
	新病変
標的病変，非標的病変とは別の新たな病変が「あり」か「なし」かをみる	

（固形がんの治療効果判定のための新ガイドライン（RECISTガイドライン）改訂版 version 1.1―日本語訳JCOG版 ver.1.0 [http://www.jcog.jp/doctor/tool/RECISTv11J_20100810.pdf][1) を参考に著者作成）

表2　効果判定

標的病変がある場合			
標的病変	非標的病変	新病変	総合効果
CR	CR	なし	CR
CR	Non-CR/Non-PD	なし	PR
CR	評価なし	なし	PR
PR	Non-PD or 評価の欠損	なし	PR
SD	Non-PD or 評価の欠損	なし	SD
評価の欠損	Non-PD	なし	評価不能
PD	問わない	あり or なし	PD
問わない	PD	あり or なし	PD
問わない	問わない	あり	PD
標的病変がない場合			
	CR	なし	CR
	Non-CR/Non-PD	なし	Non-CR/Non-PD
	評価なしがある	なし	評価不能
	明らかな増悪	あり or なし	PD
	問わない	あり	PD

（固形がんの治療効果判定のための新ガイドライン（RECISTガイドライン）改訂版 version 1.1―日本語訳JCOG版 ver.1.0 [http://www.jcog.jp/doctor/tool/RECISTv11J_20100810.pdf][1) を参考に著者作成）

て定められている．

5 今後検討される新しい評価方法

免疫チェックポイント阻害薬の普及に伴い，免疫チェックポイント阻害薬の腫瘍縮小効果判定方法の検討が行われている．「irRC」[4] や「irRECIST」[5] などが考案

表3 RECISTの例

	ベースライン		時点1	時点2	時点3	時点4
標的病変	肝転移	80mm	85mm	35mm	30mm	70mm
	腹部リンパ節転移	20mm	20mm	15mm	15mm	20mm
	径和	100mm	105mm	50mm	45mm	90mm
	評価		SD	PR	PR	PD
非標的病変	腹水		不変	不変	不変	不変
	評価		Non-CR/Non-PD	Non-CR/Non-PD	Non-CR/Non-PD	Non-CR/Non-PD
新病変			なし	なし	なし	あり
総合効果			SD	PR	PR	PD
最良総合効果					PR確定	

されたが課題も多く，2017年に「iRECIST」[6]が発表され，今後，これらが実用可能かの評価がされていく．

❻ 看護師の留意点

対象患者に適応される目的を十分留意することが重要である．臨床試験に参加している患者の場合は，実施計画書の規定に基づいたRECIST評価が行われることから基本的な概要の理解を行う必要がある．個々の治療に関する場合は，画像診断だけでなく全身状態や症状の変化などの総合的判断となるため，看護師は患者の治療経過に伴う症状の変化などを適切に観察し報告・記録することで，適切な有効性評価につながる．

C 安全性の評価（有害事象判定規準）

がん薬物療法を安全に実施するためには，有害事象評価が必須である．その評価により，支持療法や治療の減量や休薬を適切に行うことができ，QOLを得るためにも重要である．

❶ 有害事象（adverse event：AE）

有害事象とは，治療や処置に際して観察される，あらゆる好ましくない意図しない徴候（臨床検査値の異常も含む），症状，疾患であり，治療や処置との因果関係は問わない．すなわち因果関係があると判断されるものと，因果関係ありと判断されないもの両者を含む[7]．

❷ CTCAE（Common Terminology Criteria for Adverse Events）とは

CTCAEとは，有害事象（AE）の評価や報告に用いることができる記述的用語集である．特定の医学的事象を一意的に表すように定義された用語であり，医学的

な記録や報告および科学的な分析に使用される[7]．また，各AEについて重症度のスケール（Grade）を示している[7]．臨床試験において用いられているが，実臨床においても客観的指標として参考に用いられていることが多い[8]．これはRECISTと異なり，判定基準そのものであり個々の有害事象判定にそのまま用いられる．

❸ CTCAEの歴史

NCI（National Cancer Institute 米国国立がん研究所）は，1982年に有害事象で構成された最初の毒性判定基準 NCI-CTC（Common Toxicity Criteria）を公表した．その後，標準化を目的に1998年にNCI-CTC version 2.0 の改訂版が公表され，2003年に CTCAE version 3.0（Common Terminology Criteria for Adverse Events）が公表された．さらに2009年，MedDRA（Medical Dictionary for Regulatory Activities）という国際医薬品用語集に対応した CTCAE version 4.0 が公表された．本項では，CTCAE version 4.0 の要点を述べる．

❹ 標準化の意義

AEを集計することで，どのようなどの程度の毒性がどのくらいの頻度で出たのか，臨床試験や薬剤間で比べることができる．また，個々の症例の検討をする際の言語を共通化することができ，AEと治療や手技との関連性（因果関係）を考察することができる．

❺ CTCAE version 4.0

a．構成

「26の解剖や生理学に基づく臓器，器官に基づいたカテゴリー」，「790の有害事象」，「重症度を意味した5段階のグレード」から構成される（図2）．

b．グレード評価の注意点

①nearest match の原則：観察された有害事象が複数のGradeの定義に該当するような場合には，総合的に判断して最も近いGradeに分類する，というものである．たとえば，「Grade 3：輸液を要する」と定義されている場合，輸液を一度でも行ってしまったらGrade 3とするのではなく，輸液が処置として本当に必要な状態であったかどうかと前後のGradeの表記を鑑みて，総合的に判断して最も近いGradeに分類するが原則である[4]．

②Gradeは調整しない：Grade 2のAEがGrade 3に変化した場合，1段階の変動だからと評価をGrade 1とするのではなく，評価はそのままの「Grade 3」となる．

❻ 看護師の留意点

患者に最も身近な看護師は，AEの発見や悪化の予防に大きく貢献することができる．

Ⅰ. がん薬物療法の基礎知識

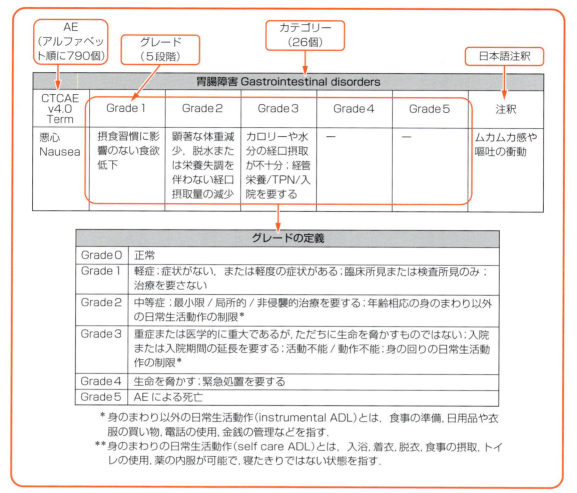

図2　CTCAE version 4.0 の構造
（日本臨床腫瘍研究グループ：有害事象共通用語規準 v4.0 日本語訳 JCOG 版（略称：CTCAE v4.0-JCOG）[CTCAE v4.03/MedDRA v12.0（日本語表記：MedDRA/J v20.1）対応-2017 年 9 月 12 日] http://www.jcog.jp [7] を参考に著者作成）

a. 患者，家族への教育

　予測される AE に関する情報は，患者やその家族に十分説明し正しく理解できるよう指導することで，AE の悪化や重篤化を予防することができる．

b. 適切な観察・報告・記録

　看護師の適切な観察と報告によって，AE による治療休薬や減量などがタイムリーに実施できることができる．また，医学的判断を伴う Grade 判断は医師が行うものである．看護師が治療前の情報も含めた自他覚所見を適切に観察し記録することで，治療や手技における AE の因果関係や重症度の適切な評価につながる．

文献

1) 固形がんの治療効果判定のための新ガイドライン（RECIST ガイドライン）改訂版 version 1.1—日本語訳 JCOG 版　http://www.jcog.jp/doctor/tool/RECISTv11J_20100810.pdf ［最終アクセス 2017 年 11 月 14 日］
2) 日本臨床腫瘍学会（編）．新臨床腫瘍学，第 2 版，南江堂，東京，2009: p.152-157
3) Cheson BD et al. Recommendations for Initial Evaluation, Staging, and Response Assessment of Hodgkin and Non-Hodgkin Lymphoma: The Lugano Classification. J Clin Oncol 2014; **32**: 3059-3067
4) Wolchok JD et al. Guidelines for the evaluation of immune therapy activity in solid tumors: immune-related response criteria. Clin Cancer Res 2009; **15**: 7412-7420
5) Bohnsack O et al. Adaptaion of the immune related response criteria: irRECIST. Ann Oncol 2014; **25** (Suppl 4): 361-372
6) Lesley Seymour. iRECIST: guidelines for response criteria for use in trials testing immunotherapeutics. Lancet Oncol 2017; **18**: e143-e152
7) 日本臨床腫瘍研究グループ：有害事象共通用語規準 v4.0 日本語訳 JCOG 版（略称：CTCAE v4.0-JCOG）［CTCAE v4.03/MedDRA v12.0（日本語表記：MedDRA/J v20.1）対応-2017 年 9 月 12 日］http://www.jcog.jp ［最終アクセス 2017 年 12 月 18 日］
8) 国立がん研究センター内科レジデント（編）．がん診療レジデントマニュアル，第 7 版，医学書院，東京，2016: p.31-33

II がん薬物療法を受ける患者のアセスメント

1. 全身状態のアセスメント

A 全身状態

performance status (PS)

　全身状態が良好であることが、がん薬物療法適応の条件となる。通常は performance status（PS）2以下である患者が、がん薬物療法の適応となる（表1）。PS 3以上のPS不良例では、予後が不良であったり、有害事象が強く出現したりする可能性が高いため、適応となることは少ない。しかし、がん薬物療法によって治癒や症状の改善が期待できる血液疾患や胚細胞腫瘍などの高感受性の腫瘍においては、PS不良例に対しても投与されることもある。患者ごとに異なるがん薬物療法の目的を理解したうえで、看護師は患者の身近な存在として日常生活状況について正確な情報を得て、治療が安全に実施できるかをアセスメントすることが重要である。また、通院治療も増えてきている現在、自宅で患者と生活をともにしている家族などから患者の生活で気になる点を情報収集することも必要である。

表1　ECOG（Eastern Cooperative Oncology Group）のPS

PS	患者の状態
0	まったく問題なく活動できる。発病前と同じ日常生活が制限なく行える
1	肉体的に激しい活動は制限されるが、歩行可能で、軽作業や座っての作業は行うことができる。例：軽い家事、事務作業
2	歩行可能で自分の身のまわりのことはすべて可能だが作業はできない。日中の50%以上はベッド外で過ごす
3	限られた自分の身のまわりのことしかできない。日中の50%以上をベッドか椅子で過ごす
4	まったく動けない。自分の身のまわりのことはまったくできない。完全にベッドか椅子で過ごす

B 年齢

　高齢であっても、臓器機能やPSが良好であれば、がん薬物療法の適応になりうる。しかし、加齢に伴い筋肉組織が減り脂肪組織が増加している場合、脂溶性が高い薬物を投与すると、薬物が増加した脂肪組織に移行することで半減期が延長し、副作用が強く出現する。また、加齢により体内の水分量が減少することによ

り，水溶性が高い薬物を投与すると，薬物の血中濃度が上昇して同様に副作用が強く出現する可能性がある．このように，潜在的な加齢に伴う変化により，副作用が強く出現する可能性があるため，注意が必要である．

C バイタルサイン

　　バイタルサインは，その時々の患者の状態を知ることができる身近な指標である．治療前に測定し，その時点での患者の状態ががん薬物療法実施可能かアセスメントすることができる．また，使用する抗がん薬によって，起こりやすい副作用症状や副作用症状が出現するタイミング（投与開始からの時間や累積投与量など）がわかっているものもある．使用する薬剤の特徴，過去の治療歴や患者のがん以外の疾患なども考慮したうえで，測定する項目やタイミングを計画することが必要である．

D 検査データ

　　がん薬物療法を行っても身体の機能が維持できる状態であるか，副作用の影響はどのようになるかを予測するために検査データは重要となる．検査データを把握し，リスクのある副作用をアセスメントして看護を行うことで，異常の早期発見につなげやすくなる．また，レジメンによって「治療開始基準」や「減量基準」などがあるので，確認することが必要である．

❶ 血球数

　　骨髄抑制が，抗がん薬の種類や患者の状態により程度の差はあるが，多くの場合で出現する．生命の危険を伴う重篤な副作用となることもあり，用量制限毒性が「骨髄抑制」とされているものも多い．投与前そして継続的な白血球数，血小板数，ヘモグロビン値の確認は重要である．

❷ 電解質

　　用いる抗がん薬や，嘔吐や下痢による脱水などの影響で変動することがある．そのため，治療前より電解質（Na，K，Cl，Ca）を確認する必要がある．

❸ 腎機能・肝機能

　　腎機能・肝機能は，抗がん薬の代謝や排泄に影響する機能である．抗がん薬は，毒性が重篤なうえに治療域（安全域）が狭いため，代謝や排泄が遅れると，副作用が強く出現したり，長期間回復しない状態が続いたりする可能性がある．薬剤はそれぞれの代謝・排泄経路が明らかになっている．そのため，患者の肝機能・腎機能，そして使用する薬剤の代謝・排泄経路を把握し，リスクをアセスメントす

1. 全身状態のアセスメント

る必要がある．腎機能はクレアチニンクリアランス（Ccr），クレアチニン（Cr），血中尿素窒素（BUN），肝機能は AST/ALT，総ビルビリン数（T-Bill）などを確認する．また，患者が使用している薬剤やサプリメントなどを確認し，腎機能や肝機能に影響を与える薬剤であれば，薬剤変更や内服中止を検討することも必要である．

④ 心機能

アントラサイクリン系抗がん薬

累積投与量

　重度の心機能障害がある場合は，がん薬物療法の適応の是非が検討される場合もある．アントラサイクリン系抗がん薬では蓄積性・不可逆性の心毒性が起きるので，累積投与量の把握も必要である．また，シクロホスファミドやパクリタキセル，分子標的治療薬ではトラスツズマブなどの心毒性も知られている．治療中のモニタリングについても検討していく必要がある．

⑤ 栄養状態

アルブミン

　がん患者では，がんそのものにより消化管通過障害・代謝異常が出現していることや，治療に伴う副作用により栄養状態が低下していることも多い．血液中の薬物は血漿蛋白質（主にアルブミン）と結合した結合型か，結合していない遊離型のいずれかで存在し，遊離型薬物が作用を及ぼす．栄養状態が悪い患者にがん薬物療法を行うと，蛋白質と結合できない遊離型薬物が増え，副作用が強く出現する．また，がん薬物療法では治療によって破壊された細胞修復のために多くのエネルギーが必要である．栄養状態が良好ではない患者に対しては，原因を検討したうえで，食事内容の変更や栄養補助食品の使用，あるいは経口以外の経路からの栄養補給方法も検討しておく必要がある．

E 過去の治療歴や出現している副作用

　過去に治療歴がある場合，どの抗がん薬がどれだけ投与されたのか，その際に出現した副作用症状とその対処を把握しておく必要がある．「悪心」「食欲不振」「口内炎」など過去に強く出現した副作用は，同様に出現する可能性が高い．また，胸部への放射線治療によって心毒性や肺毒性などのリスクが増す可能性があるため，がん薬物療法以外の治療歴にも注意が必要である．

　過去の治療歴や副作用の出現状況，対処方法とその有効性などを知ることで，事前に薬剤や物品の準備や環境調整などを行うことができる．これらの情報は，セルフケア支援に重要な情報となる．また，現在の治療において生じたことや，どのような対処をしたかという情報は，今後の治療において重要な情報となることから，正確に記録に残す必要がある．

F がん以外の合併症など

合併症を持ちながら，がん薬物療法を行う患者も多い．間質性肺炎・肺線維症，肝炎，糖尿病，アレルギー疾患などの有無を確認する必要がある．その種類と程度によっては，治療が困難となる場合もある．

免疫チェックポイント阻害薬

また，近年適応となるがん腫が拡大されている免疫チェックポイント阻害薬投与に伴う有害事象は，多彩なかたちで出現（皮膚，消化管，肝臓，内分泌器のほか，腎臓や神経，筋，眼などにも生じる）し，その発現時期を予測することも難しく，ときに適切な対応や対処の遅れが致命的になることがある．有害事象出現時には，従来の細胞傷害性化学療法に対する対症療法とは異なり，ステロイドなどの免疫抑制薬で対処する．抗 PD-1 抗体であるニボルマブにおいては，間質性肺疾患により死亡にいたった症例も報告されており，添付文書において，自己免疫性疾患や間質性肺疾患の既往がある患者には，慎重に投与することと明記されている．

ニボルマブ

また，免疫チェックポイント阻害薬の有害事象のなかには，他剤との併用により有害事象が増加するものがある．例をあげると，皮膚障害は，他剤（BRAF 阻害薬ベムラフェニブなど）との併用療法や逐次治療の場合において，より高頻度に出現する傾向がある．肺障害は，抗 PD-1 抗体であるニボルマブと，抗 CTLA-4 抗体であるイピリムマブの併用時に出現が増加することが示されている．そのため，免疫チェックポイント阻害薬においても，治療歴や併用薬剤の確認は重要である．

文献

1) 飯野京子ほか．がん化学療法看護の視点と治療を理解するポイント—副作用の理解．オンコロジーナースのためのがん化学療法ハンドブック 改訂版，飯野京子（編），医薬ジャーナル社，大阪，2013: p.18-19．
2) 近藤美紀．がん化学療法概論 II—がん化学療法に影響する要因．がん化学療法看護スキルアップテキスト，丸口ミサヱほか（編），南江堂，東京，2009: p.30-32．
3) 須藤一起．がん薬物療法の基本概念．がん診療レジデントマニュアル，第 7 版，国立がん研究センター内科レジデント（編），医学書院，東京，2016: p.22-33．
4) 南　博信．抗悪性腫瘍薬の臨床薬理学—総論．抗悪性腫瘍薬コンサルトブック，南　博信（編），南江堂，東京，2010: p.25-30．
5) 本山清美．治療開始前のアセスメント．がん化学療法ケアガイド 改訂版，濱口恵子，本山清美（編），中山書店，東京，2012: p.70-76．
6) 森　文子．投与前のナーシング—患者アセスメント．JJN スペシャル No.85：安全・確実・安楽ながん化学療法ナーシングマニュアル，飯野京子，森　文子（編），医学書院，東京，2009: p.102-109．
7) 吉岡充弘．薬理学の基礎知識．≪系統看護学講座 専門基礎分野≫疾病のなりたちと回復の促進 [3] 薬理学，第 13 版，医学書院，東京，2014: p.30, p.41-43．
8) 日本臨床腫瘍学会（編）．がん免疫療法ガイドライン，金原出版，東京，2016: p.22-63．
9) 小野薬品工業株式会社．オプジーボ®点滴静注 医薬品添付文書［2016 年 9 月改定（第 16 版）］．

2. 患者の理解と認識のアセスメント

　がん薬物療法の治療の場の中心は外来である．また，入院治療の場合でも，入院期間は短縮化しているため，治療後の副作用の多くは，病院ではなく患者の生活の場である自宅で経験することが多く，患者には，副作用に対して自ら主体的に対処していくことが求められる．したがって，治療を開始する前に，患者が自分の状況や予測されるリスクを判断し，主体的で効果的な対処行動がとれるようにオリエンテーションを進めることが重要である．

A 健康信念モデルを活用したがん薬物療法を受ける患者のアセスメント

オリエンテーション

健康信念モデル

　このようなオリエンテーションを効果的に行うためには，患者が起こりうる副作用についてどのように捉えているか，「理解と認識のアセスメント」が必要になる．そのようなアセスメントを行うための視点を得ることができる理論のひとつに健康信念モデル（図1）がある．このモデルは開発以降，健康行動における理論的枠組みとして最も広く使われてきたモデルのひとつで，患者が必要な健康行動をとるようになるための認識に着目し，その過程を説明したものである[1,2]．その過程のなかには，患者が必要な健康行動をとるための条件が2つあり，1つ目の条件は，患者が対象となる疾患や症状を患うことに対して「危機感」を持つことで，

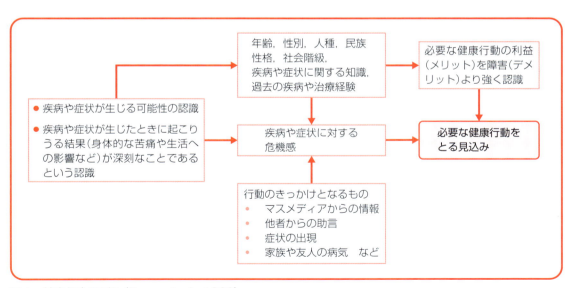

図1　健康信念モデル（Rosenstock, 1966）
　（Janz NK, Becker MH. The health belief model: a decade later. Health Educ Q 1984; 11 (1): 1-47 [2] および，Karen Glanz, Barbara K. Rimer, Frances Marcus Lewis（編）．健康行動と健康教育—理論，研究，実践，曽根智史ほか（訳），医学書院，東京，2006 [1] を参考に著者作成）

II. がん薬物療法を受ける患者のアセスメント

2つ目の条件は，必要とされる行動をとることで得られる「メリット（利益）」を，「デメリット（障害）」よりも強く感じることであるとされている[3]．

この「危機感」とは，患者が自分自身に疾病や症状が生じる可能性を感じることと，その疾病や症状を患ったときに起こりうる結果（身体苦痛や生活への影響など）が重大または深刻であると感じたときに生じる．そして，「メリット（利益）」とは，患者が必要な健康行動をとれば，疾病や症状が生じることを防ぎ，疾病や症状を患ったときに起こりうる結果（身体苦痛や生活への影響など）を軽減することができるということを意味する．また，「デメリット（障害）」とは，経済・社会負担や心理的な抵抗など，患者が必要な健康行動をとることを難しいと感じることを指す．

この理論を，がん薬物療法を行う患者に置き換えて考えると，患者が自分自身に副作用が生じる可能性を感じ，その副作用により身体的苦痛や生活障害などが起こると考え（危機感を持つ），もし必要な対処行動をとれば，その副作用が生じることや悪化することを防ぐことができ（メリット（利益）），手間がかかるなどのなんらかのデメリット（障害）があったとしても，その対処行動は行うに値すると感じたときに，患者は必要な対処行動をとると説明できる．したがって，がん薬物療法を行う患者においては，表1のような視点で患者の理解や認識をアセスメントする必要がある．

表1　患者の理解と認識のアセスメントのポイント
- 自分自身に副作用が生じることを理解しているか．
- 自分自身に起こりうる副作用やその具体的な症状を理解しているか．
- 副作用症状が生じたり悪化することで，その症状で苦しんだり，生活に支障をもたらしてしまう可能性があることを認識しているか．
- 副作用への対処行動を適切に行えば，副作用が生じることや悪化することが予防でき，副作用によって生じる苦痛や生活障害を軽減できるというような認識を持っているか．
- 副作用への対処行動を行うことが難しいと感じていないか．および，難しいと感じる理由．

B　がん薬物療法を受ける患者へのオリエンテーションの進め方

実際にオリエンテーションを行う際には，表2のような内容を盛り込むとよい．しかし，これらの内容を患者に伝える際には，過剰な不安を与えないように注意し，患者の表情や言動に配慮しながら行う必要がある．そこで，オリエンテーションに含む内容においては，事前に実施したアセスメントをもとに，その患者に合わせて調整していくことが重要である．

また，患者に副作用への対処行動をとることを難しく感じさせるような障害があれば，可能な限りその障害を取り除く必要がある．たとえば，その患者における社会経済的な問題が原因で，その対処行動をとることを難しくさせているので

表2 オリエンテーションのポイント
○起こりうる副作用とその具体的な症状．
○がん薬物療法を行うことにより，なぜ副作用が生じるのか．
○具体的にどのような対処行動（知識と技術の両方を含む）が必要なのか．
○対処行動が適切にとれなければ，どうなってしまうのか（ネガティブな成り行き）
○対処行動をとれば，ネガティブな成り行きを回避することにつながること．

あれば，社会資源を提供する方法がある．そして，治療が開始されたら，患者が対処行動を日常生活に組み入れて行うことができるかどうか，また患者の認識がどのように変化しているかを，継続して確認していく必要がある．

文献
1) Karen Glanz, Barbara K. Rimer, Frances Marcus Lewis（編）．健康行動と健康教育―理論，研究，実践．曽根智史ほか（訳）．医学書院，東京，2006
2) Janz NK, Becker MH. The health belief model: a decade later. Health Educ Q 1984; **11** (1): 1-47
3) セルフマネジメントのための対象理解―健康信念モデル．ナーシング・グラフィカ成人看護学④セルフマネジメント，安酸史子ほか（編），第2版，メディカ出版，大阪，2013: p.30-32

［参考文献］
a) 桑原ゆみ．行動変容，行動強化に関する理論―保健信念モデル．看護実践に活かす中範囲理論，野川道子（編著），メヂカルフレンド社，東京，2010: p.249-264

Ⅱ．がん薬物療法を受ける患者のアセスメント

> **Column** 高齢者
>
> 　日本における65歳以上の人口比率（高齢化率）は，2015年時点で26.7％と4人に1人が65歳以上の高齢者となっている[1]．
> 　いわゆる団塊世代が75歳以上の後期高齢者となり，介護・医療など社会保障費の増大が懸念されている「2025年問題」は，近い将来の問題として，様々な取り組みが始まっている．
> 　一方で，私たちが持つ高齢者のイメージと社会保障などを考えるうえで利用される高齢者の年齢にギャップが出てきているのではないだろうか．
> 　ひと昔前に持っていた高齢者のイメージと，たとえば現在の65歳はどうだろうか．退職後再雇用で仕事を続ける人，趣味を満喫し活動的に過ごす人など様々な生活スタイルで，これまでの一般的なイメージとは異なる高齢者が増えてきていると感じる．健康寿命という言葉もそれに合わせ広がってきており，単に長生きするのではなく，健康で自律的な生活が送れるよう生活習慣や運動などを心がける高齢者も増えてきている．その結果として，身体機能の低下が比較的少ない高齢者が増え，高齢者の社会参加が増える，といった好循環が生まれているのだと思う．
> 　がん治療の分野では，低侵襲治療や有害事象の少ない薬物療法の開発，副作用対策の向上などにより，高齢者の身体機能の向上によるだけでなく，身体的機能低下が認められてきている高齢者でも適応可能な治療が増えてきている．
> 　高齢者に限らず，がん治療の適応を考える際，まずperformance status（PS）による評価が行われる．身体機能が低下しているなかでのがん治療は，かえって苦痛を伴うだけの治療となりうるためである．高齢がん患者のがん治療を考える場合，このPSによる評価に加え，認知機能・社会的役割・他家族員からの情報なども検討材料として含めることが大切である．
> 　加齢による認知機能の低下は誰しも避けられないものであるが，外来などでの短時間での会話のなかでは潜在的な認知機能の低下を確実に把握することは困難である．意図的に把握するための調査票やテストの活用，他家族員から情報を集め，総合的に評価することが求められる．社会的役割には，単に仕事に就いているか，家族のなかで役割があるのか，といったことだけでなく，患者の生活や通院などにおいて他家族員からどのような支援を受けているか，など受動的な役割についても理解する必要がある．高齢者が意思決定をする際，「他家族員に迷惑をかけてはいけない，かけたくない」などといった理由で希望する治療を選択しない可能性もあり，適切な意思決定・治療方針決定において地域医療・介護サービスの活用などで解決可能な問題もあるからである．
> 　また，高齢者が過去経験してきた「医師にお任せ」医療により，医療者の提案をそのまま受け入れる高齢者も少なくない．当事者である患者が望む生活とがん治療を実現できるよう，看護者は患者の全体像・社会的背景を踏まえ，医師・他職種・患者家族と協働して意思決定と生活を支援していくことが望まれる．
>
> **文献**
> 1) 内閣府．平成28年版高齢社会白書（概要版）第1章高齢化の状況（第1節）
> http://www8.cao.go.jp/kourei/whitepaper/w-2016/html/gaiyou/s1_1.html［最終アクセス2017年11月14日］

3. 社会背景のアセスメント

A がん薬物療法を受ける患者の生活支援のためのアセスメント

　　　　がん薬物療法を受ける患者は外来通院または入退院を繰り返しながらの長期間の治療経過となる．そのため，患者の社会背景からも治療継続できる状況であるかをアセスメントし（表1）[1]，患者が一人の生活者として病気や治療と折り合いをつけながら生活を送るための方策について患者とともに考えることが必要である．

表1　がん薬物療法を受ける患者の生活支援のためのアセスメントのポイントとケアの視点

アセスメントのポイント	○がんや治療についての説明内容と理解・受け止め ○今までの生活状況 ○がん薬物療法の影響による体力・ADLの低下 ○セルフケア能力 ○有害事象に対する対処の仕方とその効果 ○サポート資源 ○がん薬物療法が心理・社会面・生活面に及ぼす影響 ○意思決定に影響を与える要因
ケアのポイント	○必要なセルフケア内容とスキル習得を促すケア ○効果的な患者・家族支援 ○有害事象の出現時期を予測し，生活影響を考慮した患者教育 ○治療を受けながら日常生活を営む意欲を維持するための支援 ○治療を受けながら日常生活を営むための心理ケア ○治療を受けながら日常生活を営むためのケア ○活用できる社会資源・制度へつなげるケア ○経済問題に関する社会資源の紹介 ○挙児希望者への支援 ○将来起こりうる支障と対応への情報提供

（日本がん看護学会教育・研究活動委員会コアカリキュラムワーキンググループ（編）．がん看護コアカリキュラム日本版―手術・薬物療法・放射線療法・緩和ケア，医学書院，東京，2017: p.202-206 [1] を参考に著者作成）

B がん患者の社会的問題と支援の重要性

　　　　がん治療に伴い生じる社会的問題（表2）に対し，医療機関での積極的な支援は重要である．社会的問題は身体的・精神的苦痛に連鎖されるといわれており，問題が重層化した場合，治療の中断につながることもある．そのためがん治療の安全な継続と完遂のためには身体面・精神面の安定と，社会面の安定が必要であり，医療機関における包括的な視点でのアセスメントが必要である．また，制度活用において社会資源の利用は原則自己申請制であり，患者自身が状況にあった社会資源を同定し適切な窓口へ申請しなければならない（表3）．患者・家族および支援者の背景を把握し，社会的問題の有無についてアセスメントすることが重要である[2,3]．

Ⅱ．がん薬物療法を受ける患者のアセスメント

表2　がん患者の社会的問題

項目	データなど
若年層がん患者の増加	○就労可能年齢（20〜64歳）のがん罹患患者：全体の32.4% ○特に女性は40〜60歳代の罹患率が増加 ○18歳未満の子どもを持つがん患者：24.7%
仕事と治療の両立困難	○仕事を持ちながら通院している患者：約32.5万人 ○がん罹患後に退職する患者：約30% ○日本は，がん治療を受けながら働き続けられる環境だと思うか？：そう思わない（65.7%） ○離職要因：身体的要因・誤解・指示的でない職場環境・産業医不在など
医療費負担の増大	○分子標的治療薬のなかには，ひと月の薬剤費が20万〜30万円（本人3割負担）を超えるものもある ○患者から経済的問題を理由に治療継続を断念・処方延期の申し出を受けた経験のある医師：11.8%
1人暮らし・夫婦のみ・高齢者世帯の増加	○単身もしくは夫婦のみの世帯：852万（2005年）から1,286万（2030年）に増加 ○認知症を有する高齢者：189万人（2005年）から800万人（2030年）に増加 ○2030年には，1.8人の現役世代が1人の高齢者を支える構造へ

（坂本はと恵．がん看護 2016; 21: 691 [2]）より引用）

表3　経済的負担を軽減する社会資源

問題のタイプ	制度名	申請窓口	対象者・申請時期
医療費用負担軽減	高額療養費制度	健康保険組合	【対象】医療保険による1ヵ月の医療費自己負担額が基準額を超えた場合 【交付内容】一定額を超えた分が償還払いされる 【備考】状況により，限度額適用認定証・多数該当・院外処方合算申請なども申請可能
	高額医療・介護合算制度	各市町村介護保険窓口	【申請時期】毎年8月から1年間の医療保障と介護保険の自己負担額の合計が，基準額を超えた場合 【交付内容】基準額を超えた分が償還払いされる
	身体障害者手帳	各市町村障害福祉担当	【対象】人工肛門・人工膀胱を永久的に造設した場合 【申請時期】障害が固定したと判断されたとき 【交付内容】ストマ装具の購入費補助は，実際にかかる費用の9割を支給（所得に応じて自己負担限度額あり）
所得保障	傷病手当	初回申請は会社退職後は社会保険事務所	【申請時期】連続する3日間を含み4日以上出勤困難であった場合 【交付内容】1日あたり，標準報酬日額の2/3に相当する額　支給期間は最長1年6ヵ月
	障害年金	年金事務所	【申請時期】初診時から1年6ヵ月経過後．人工肛門造設の場合は，装着日から6ヵ月後 【交付内容】身体状況および加入年金により，支給額が決定
生活保障	生活保護	各市町村福祉事務所	【対象】他の制度を利用しても，生活費が生活保護法で規定する最低生活費に満たない場合

（坂本はと恵．がん看護 2016; 21: 693 [2]）より引用）

さらに社会的問題を見極めるポイントは，
① 身体的側面：治療の見通し・予定されている治療期間・治療に伴う身体機能の変化とそれに対するセルフケア能力の有無
② 精神的側面：抑うつや不眠・認知症の有無
③ 社会的側面：経済面・仕事・家族の介護負担などの問題の有無，それに対する解決策を知っているか否かの確認，および利用手順に関する遂行能力

であり，患者からの主訴が社会的問題であっても，社会的側面からのみの評価を行うのではなく，医学的アプローチをよりどころにすることである[2]．

C がん薬物療法を受ける患者を支える家族のアセスメント

がん薬物療法を受ける患者にとって病気，治療とその有害事象を抱えつつ生活を営むうえでは家族（または支援者）の援助は必要不可欠となる．がん患者はその家族のなかで担っている役割は様々である．患者は家族が行える処置方法や，日常生活上の工夫をしながら生活の質を維持する必要が生じるため，家族の介護力と生活状況をアセスメント（表4）[4]することや，家族システムの特徴である三次元のアセスメント（表5）を実施することで家族の特徴を理解し病気と生活のバランスを考慮した援助が可能となる[5,6]．

家族アセスメント

表4 家族アセスメントの項目

家族の構造と機能	○家族の年齢，性別，同居の有無，関係性など（家族図を描くことが望ましい） ○キーパーソンは誰か（意思決定，日常のケア，通院／入院時の援助） ○キーパーソンを支える体制はあるか，誰が担っているか（家族内での役割分担） ○過度に負荷がかかっている家族員はいるか ○患者とのコミュニケーション，家族間のコミュニケーションはどのようなものか ○意思決定はどのようにされているか
患者のがん罹患による影響	○家族は病状をどのように捉えているか，病状を受け止められてられていない家族はいるか ○家族の抱えるつらさ（無力感，自責の念，予期悲嘆など）はどのようなことか ○患者の罹患により変わったことはどのようなことか ・がん罹患以前の患者の状態（健康状態，自立度，社会的役割），家族との関係 ・がん治療や療養に伴う家族の役割分担や生活のリズムへの影響
家族内に起こるこれまでの試練の歴史	○家族内に起こるこれまでの喪失の歴史（死別体験，離婚，失職など） ○過去の試練や問題に対して，これまでどのような対処法（コーピング）をとってきたか ○家族員の精神科受診歴（不安神経症，パニック障害やうつ病などの既往の有無） ○家族内に既存の問題があるか（家庭内暴力，アルコール依存など）
家族のサポート体制	○サポート体制・資源（人的，経済的，情報面など）の活用歴 ○希望，心のよりどころ，現在の目標，サポートへの期待

（栗原幸江．がん看護 2016; 21: 286 [4]より引用）

Ⅱ．がん薬物療法を受ける患者のアセスメント

表5　家族システムの特徴

一次元：病気の心理社会的な特徴		①発症の経過（突然，緩慢） ②経過の見通し（進行性，一定，再発） ③障がいの予測（障がいなし，軽度，中度，重度） ④顛末の予測（致命的，突然死のリスク，寿命に関連しない）
二次元：病気の進行段階		①初期の危機段階 ②中期〜長期的な療養段階 ③死が近づく最終段階
三次元：家族システムの主要な変数		①家族ライフサイクルの段階 ②家族間のコミュニケーションの特徴 ③家族の凝集性（絆の強さ）の適応性など

（Rolland JS. Cancer 2005; 104 (11 Suppl): 2584-2595 [5] および，児玉久仁子．がん看護 2016; 21: 678-682 [6] を参考に著者作成）

文献

1) 日本がん看護学会教育・研究活動委員会コアカリキュラムワーキンググループ（編）．がん看護コアカリキュラム日本版—手術・薬物療法・放射線療法・緩和ケア，医学書院，東京，2017
2) 坂本はと恵．がんサバイバーへの支援—今できるサポート/ケアとは—がんサバイバーの社会的問題と支援．がん看護 2016; 21: 690-694
3) 坂本はと恵．がん患者の活用することができる社会資源—経済的問題への対応．がん看護 2015; 20: 223-227
4) 栗原幸江．老いを理解し，実践に活かす　高齢がん患者トータルケア—2025年問題を見据えて—．がん看護 2016; 21: 286
5) Rolland JS. Cancer and the family: an integrative model. Cancer 2005; **104** (11 Suppl): 2584-2595
6) 児玉久仁子．がんサバイバーへの支援—今できるサポート/ケアとは—がんサバイバーと家族システム—がんサバイバーのたどる病の軌跡と家族システムとの関連．がん看護 2016; **21**: 678-682

III がん薬物療法のレジメンと投与管理

1. レジメンの理解とアセスメント

A がん薬物療法におけるレジメンとは

レジメン

レジメンとは，がん薬物療法において使用する抗がん薬・輸液・支持療法薬（制吐薬など）の組み合わせや薬剤の投与量，投与スケジュールなどに関する時系列的な治療計画のことである．

がん薬物療法におけるレジメンは，治療の安全性と最大限の治療効果を臨床試験で検証し，そのデータをもとに作成されている．レジメンの作成に関しては，主に医師・薬剤師が担当するが，レジメンの申請段階における審査に関しては，投与を実践する看護師の視点も必要である．

看護師が，レジメンを審査する視点について以下に示す．

①薬剤の投与順および投与経路が，経験の浅い看護師にも容易に理解できるように設定されているか．複雑化する併用ルートの整理が可能かどうか．

　例）制吐薬は，側管からの投与ではなくメインルートに組み込むことで複雑化するルートを整理することができる．

②投与速度に注意を要する場合，その記載がレジメン上にあるか．

　例）投与速度を30分ごとに上げる（表1）．

　例）抗がん薬24時間持続投与の流量設定が微量の場合は，その明示はされているか．〇〜〇mL/hr流量調節可など

表1 リツキシマブレジメン例
診療科：血液内科＞悪性リンパ腫
レジメン名称：Rituximab-rapid（初回）

RP	がん	薬品名	標準値	単位	上限値	単位	手技	投与ルート	点滴時間・速度	コメント	Day 1
1	〇	リツキサン注（100，500mg）	375	mg/m²	412.5	mg/c	点滴静注	末梢ルートメイン1	50mL/hr	30分ごと50mL/hrずつup	10:00
		生理食塩液注1L	10倍に希釈調製	mL						400mL/hrまでup	
2		生理食塩液注50mL	50	mL			点滴静注	末梢ルートメイン1	15分	ルート流し用（全開）	14:30

③治療計画に，内服抗がん薬および支持療法薬が含まれる場合，その内服タイミングは，レジメンから理解できるよう提示されているか．

Ⅲ．がん薬物療法のレジメンと投与管理

例）アプレピタント内服が必要な場合，どのタイミングで内服するかレジメンに組み込む（表2）．

表2　シスプラチンレジメン例

診療科：呼吸器内科　　インターバル 21日
レジメン名称：CDDP+PEM

RP	がん	薬品名	標準値	単位	上限値	単位	手技	投与ルート	点滴時間・速度	コメント	Day 1
1		ソルデム1注500mL	500	mL			点滴静注	末梢ルートメイン1	1時間	開始時にイメンド（アプレピタント）服用	9:00
		硫酸Mg補正液1mEq/mL 20mL	8	mL							
		KCL注20mEq/20mLキット「テルモ」	10	mL							
2		デキサメタゾン注6.6mg/2mL	9.9	mg			点滴静注	末梢ルートメイン1	15分		10:00
		アロキシ点滴静注バッグ0.75mg/50mL	0.75	mg							
3		生理食塩液注100mL	100	mL			点滴静注	末梢ルートメイン1	10分		10:15
	○	アリムタ注射用（100，500mg）	500	mg/m²	550	mg/m²					
4		マンニットール注20% 300mL	300	mL			点滴静注	末梢ルートメイン1	45分		10:25
5		生理食塩液注250mL	250	mL			点滴静注	末梢ルートメイン1	1時間		11:10
	○	シスプラチン注（10，25，50mg）	75	mg/m²	82.5	mg/m²					
6		ソルデム1注500mL	500	mL			点滴静注	末梢ルートメイン1	1時間		12:10
		KCL注20mEq/20mLキット「テルモ」	10	mL							

所要時間：4時間10分

④使用する輸液ルートに注意が必要な場合，その記載がレジメン上にあるか．
　例）輸液フィルターを使用するもしくは使用不可であること（表3）．
⑤抗がん薬の曝露の視点から，メインルート用輸液，プライミングおよびフラッシュのための輸液が必要かどうか．自施設で採用している閉鎖式薬物移送システム（closed system drug transfer device：CSTD）の種類に合わせ検討が必要である．
⑥医療安全の視点から，ほかのレジメンとの統一性はどうか．
　例）抗がん薬および支持療法薬の溶解液の種類と量，投与時間，投与順序などの統一が図れているか．

1. レジメンの理解とアセスメント

表3 セツキシマブ PTX レジメン例

診療科：頭頸部腫瘍科
レジメン名称：w-PTX＋セツキシマブ（継続）

RP	がん	薬品名	標準値	単位	上限値	単位	手技	投与ルート	点滴時間・速度	コメント	Day 1
1		ラニチジン注 50mg/2mL	50	mg			点滴静注	末梢ルート メイン1	15分		0:00
		デキサメタゾン注 6.6mg/2mL	6.6	mg							
		生理食塩液注 50mL	50	mL							
2		ネオレスタール注 10mg/1mL	10	mg			点滴静注	末梢ルート メイン1	15分		0:15
		生理食塩液注 50mL	50	mL							
3	○	アービタックス注射液 100mg/20mL	250	mg/m²	275	mg/m²	点滴静注	末梢ルート メイン1	1時間	インラインフィルター不可	0:30
		生理食塩液注 250mL	250	mL							
4		生理食塩液注 50mL	50	mL			点滴静注	末梢ルート メイン1	15分	生食終了後インラインフィルターのルートでパクリタキセル投与全開	1:30
5	○	パクリタキセル注（30mg, 100mg）	80	mg/m²	88	mg/m²	点滴静注	末梢ルート メイン1	1時間	インラインフィルター使用	1:45
		5％ブドウ糖注 250mL	250	mL							
6		生理食塩液注 50mL	50	mL			点滴静注	末梢ルート メイン1	15分	全開	2:45

所要時間：3時間

⑦患者の QOL および安全が考慮されているか．
  例）24時間のハイドレーションが必要か．日中で投与を完了することが可能か．高齢者の場合は，夜間の持続点滴は，頻回の排泄に伴う転倒および睡眠時間の減少につながるおそれがある．

上記に示した看護師の視点は，治療の安全性と有効性を最優先にしたうえでの審査なので，看護師単独ではなく常に薬剤師および医師との検討が必要とされる．

B レジメンの理解および考え方

次に，看護師がレジメンを理解する視点および考え方について以下に示す．

❶ 治療の目的を理解する

看護師は，対象とする患者が何の目的でこのレジメンの薬物療法を受けるのかを理解する必要がある．がん薬物療法には，治癒・手術前の腫瘍量減少・再発予

Ⅲ．がん薬物療法のレジメンと投与管理

治療目的

再発予防の術後補助化学療法

防・症状緩和および延命などの目的があり，看護師は目的に沿った治療の遂行と看護を実践する役割を担っている．同じレジメンでも，治療目的が異なる場合があるので，注意を要する．

　たとえば，FOLFOX療法は大腸がんなどを対象として使用されるレジメンであるが，再発予防の術後補助化学療法として受ける場合と，進行再発患者が症状緩和および延命目的で受ける場合がある．このケースでは，同じがん腫であっても，治療目的は異なり，治療全体のスケジュールも異なる．再発予防目的の場合は投与期間があらかじめ約6ヵ月と決まっているが，症状緩和および延命目的の場合は，効果がある限り継続する治療となる．患者の思いも治療目的および治療計画によって異なり，「あと何回だから頑張ろう」と思っている患者への支援と，「この治療はいつまで続くのか，この治療が効かなくなったらどうしよう．生きている限り治療を続けなければならないのか」と思っている患者への支援は大きく異なる．看護師が治療目的を理解するということは，患者の思いや願いに沿った支援を実践するために必要不可欠なことであるということを十分に理解しておくことが重要である．

❷ 治療全体のスケジュールを理解する

a．患者の思いに沿った治療の実現のために

　がん薬物療法は，患者の人生（生活）のある一部分であり，治療スケジュールに人生（生活）を合わせることもあれば，その逆の場合もありうる．よって，治療を受ける前から治療全体のスケジュールを理解し，患者にその情報を提供しておく必要がある．

　たとえば，「子供の結婚式にはウィッグを付けずに出席したい」という患者の思いがあった場合，治療開始前に治療全体のスケジュールと脱毛の出現程度および出現時期の情報を提供しておかないと患者の思いに沿うことは難しくなる．また，補助化学療法のように治療期間の目安がつけられる治療の場合は，あらかじめ予測される治療期間を患者へ伝えることによって，仕事の調整やライフイベントの調整ができ，患者の思いに沿った支援が可能となる．治療を優先すべきか，ライフイベントを優先すべきかは，患者の選択によるものであるが，患者が正しい情報のもと，後悔のない選択ができるよう支援するために，看護師自身が治療全体のスケジュールを理解しておくことは大変重要である．

b．安全かつ確実に投与管理を実践するために

　看護師は，がん薬物療法の投与実施者であるため，安全かつ確実に患者に投与する責任を担っている．がん薬物療法の計画，薬剤のオーダーは医師の責任のもとに行うが，その医師の指示に基づき投与を実施するのは看護師である．よって，看護師もレジメン全体のスケジュールを理解し，医師の指示に間違いはないか確認できる知識が必要である．1サイクルのなかで何日目にどの抗がん薬が投与されるのか，何日間投与されるのか，投与されるべき制吐薬および輸液などがもれ

❸ がん薬物療法の全体の治療戦略を理解する

　抗がん薬の発展に伴い，がん薬物療法の選択肢は増えている現状がある．つまり，いくつかのレジメンを使用し，がん薬物療法を受けながら生存する期間は延長してきているということを意味している．今目の前の患者が受けているがん薬物療法は，ファーストライン（はじめて受けるひとつ目のレジメン）なのか，もしくはもう複数のレジメンを使用し，残された最後のレジメンなのか，がん薬物療法全体のなかの位置づけによって，支援の方向性も変化してくる．よりファーストラインに近いレジメンの場合は，そのレジメンの多くは治療効果への期待も高く，患者の全身状態も比較的保たれていることが多いため，いかに有害事象をマネジメントし現在の生活を維持しながら治療を続けるかということに支援の主眼が置かれることが多い．しかし，エンドラインのレジメンに近づくにつれ，治療効果への期待は少なくなり，患者の全身状態も悪化傾向にあることが多いため，その治療を受けるべきかどうかという視点や，残されている時間をどのように過ごしたいと患者本人および家族が考えているかということに主眼が置かれるようになる．看護師は，現在行われているレジメンのみにとらわれることなくこれまでの治療と今後の治療経過を念頭に置き，患者にとっての治療（レジメン）の位置づけをより意識しながら必要とされる支援を考え提供してくことが重要な役割となる．

ファーストライン

エンドライン

❹ がん治療全体のなかでの薬物療法の位置づけを理解する

集学的治療

　がん治療におけるがん薬物療法は，薬物療法単独で治療効果を期待するものもあれば，手術療法や放射線療法と組み合わせることによっての効果を期待する集学的治療もある．対象患者のレジメンを理解するときは，薬物療法のレジメンだけではなく，予定されているがん治療全体のなかの薬物療法であるということを意識し，理解に努める必要がある．

　たとえば，術後補助化学療法のあとに放射線療法が予定されている場合，薬物療法を受けている期間も次に予定されている放射線療法に対する不安や疑問があるため，放射線療法に関する情報提供もする必要がある．また，薬物療法中に患者抱えていた問題を，放射線療法を担当する医療者と連携し支援していく視点も必要となる．

C レジメンに使用する薬剤のアセスメントと投与管理

　先にも述べたように，看護師は，がん薬物療法の投与実施者であるため，安全確実に患者に投与する責任を担っている．また，患者がより安楽にがん薬物療法

Ⅲ. がん薬物療法のレジメンと投与管理

を受けるために，看護師は，レジメンに使用する薬剤の特徴をアセスメントし，有害事象を最小限に抑えるよう支援していく役割を担っている．

レジメンをアセスメントする流れについて以下に示す．

❶ レジメン（治療）の目的・目標を理解する

患者ががん薬物療法を受ける目的を理解する．がん薬物療法を受ける目的は，治癒を期待するもの，症状緩和を期待するもの，延命を期待するもの，治療効果があまり期待できないものなどがある．同じがん腫であっても，病期などによってがん薬物療法を受ける目的は異なることがあるため注意を要する．

❷ レジメンに使用される薬剤の特徴を理解する

看護師が理解しておくべき薬剤の特徴とは，「薬剤の毒性に関する特徴」「薬剤の安定性に関する特徴」「器材の選択に影響する特徴」の主に3つの視点に分けられる．

a．薬剤の毒性に関する特徴

レジメンに使用される抗がん薬ひとつひとつに着目し，用量規制毒性（dose limiting toxicity：DLT）や最大耐用量（maximum tolerated dose：MTD），有害事象の頻度・発生時期および対応，体内動態，代謝・排泄経路，漏出性皮膚障害（血管外漏出）のリスク（起壊死性薬剤：vesicant drug・炎症性薬剤：irritant drug・非壊死性薬剤：non-vesicant drug），併用禁忌薬剤・注意を要する薬剤の有無などを理解する．用量規制毒性は，臨床試験時に抗がん薬の量をこれ以上増量できないと判断するにいたった有害事象であるため，特に注意を要する有害事象であるといえる．細胞傷害性抗がん薬の場合は，骨髄抑制が用量規制毒性となっていることが多いが，たとえば，ビンクリスチン硫酸塩の用量規制因子は神経毒性であり，必ずしも骨髄抑制が用量規制毒性とは限らないということも理解しておく必要がある．また，レジメンに使用される薬剤は，抗がん薬のほか，制吐薬，抗アレルギー薬，副腎皮質ホルモン製剤などもあるのでこれらの薬剤についても毒性に関する理解をする必要がある．併用禁忌薬剤・注意を要する薬剤に関しては，併用することにより抗がん薬の血中濃度が増加し重篤な有害事象を発症してしまうおそれがあるものもあるため注意を要する（表4）．

用量規制毒性
最大耐用量
起壊死性薬剤
炎症性薬剤
非壊死性薬剤

表4 併用禁忌薬剤・注意を要する薬剤

〈併用禁忌に関する例〉
例）テガフール・ギメラシル・オテラシルカリウム配合カプセル剤・顆粒剤　添付文書より 【警告4.】他のフッ化ピリミジン系抗悪性腫瘍剤，これらの薬剤との併用療法（ホリナート・テガフール・ウラシル療法など），あるいは抗真菌剤フルシトシンとの併用により，重篤な血液障害などの副作用が発現するおそれがあるので，併用を行わないこと．
〈併用注意に関する例〉
例）ペメトレキセドナトリウム水和物適正使用ガイドより 【併用注意】非ステロイド抗炎症薬（NSAIDs）と併用した場合，本剤の血中濃度が増加し，副作用が増強するおそれがあるので，慎重に投与する．

b. 薬剤の安定性に関する特徴

　薬剤の安定性を損なうということは，がん薬物療法の有効性や有害事象にも影響を及ぼすので，重要な情報のひとつといえる．薬剤の安定性を考えるときは2つの場面の想定が必要である．まず1つ目は，薬剤を調製する前の保管・保存方法であり，2つ目は薬剤調製後の保存・保管方法である．前者は薬剤師の管理下にあるため，看護師が注意を払うべき場面は主に後者といえる．薬剤調製後の安定性に関する管理が不十分であったがために薬効が低下した薬剤が投与されることは，がん薬物療法の有効性に大きく影響するということを，看護師は常に念頭に置いておくべきである．薬剤の安定性に影響する因子は，光，温度，pH，濃度，溶解（調製）後経過時間，配合変化などがあげられる（表5）．

表5　薬剤の安定性に影響する因子

〈光が影響する安定性〉

例）ダカルバジン添付文書より
本剤の血管痛を防止する目的で点滴静注する場合には，点滴経路全般を遮光して投与すること．（遮光すると血管痛が軽減されたという報告がある．）

〈pHに影響する安定性〉

例）ペントスタチン添付文書より
本剤はpH 6以下では安定性が低下するので，点滴静注の場合は，調製後2時間以内に投与すること．

〈濃度に影響する安定性〉

例）エトポシド添付文書より
本剤は溶解時の濃度により，結晶が析出することがあるので0.4mg/mL濃度以下になるよう生理食塩液などの輸液に溶解して投与すること．溶解後はできるだけ速やかに使用すること．

〈溶解（調製）後経過時間〉

例）アザシチジン適正使用ガイドより
調製方法
バイアルにつき注射用水4mLを注入し，バイアルを激しく振り混ぜて均一に懸濁させてください．投与直前に注射用シリンジ内の懸濁液を，両掌に挟んで激しく転がすなどの方法で均一に懸濁させてください．投与量に応じて，複数箇所に分けて投与する．
本剤のバイアルは1回使い切りですので，残液をその後の投与に使用しないでください．本剤は用時調製し，調製から1時間以内に投与を終了してください［安定性が低下するため］．使用後の残液および未使用の調製後溶液は廃棄してください．本剤は，5％ブドウ糖注射液，ヘタスターチおよび重炭酸塩を含む溶液とは配合禁忌です（本剤の分解を促進する可能性があります）．
皮下投与時1
※なお，皮下投与では，懸濁液を冷蔵条件下（2～8℃）で8時間まで保存することができます．冷蔵条件から取り出した懸濁液は，30分以内に投与することとし，室温に戻したあと，投与直前に上記の方法で再度懸濁させて投与してください．

〈配合変化〉

例）オキサリプラチン添付文書より
本剤は塩化物含有溶液により分解するため，生理食塩液などの塩化物を含む輸液との配合を避けること．
本剤は塩基性溶液により分解するため，塩基性溶液との混和あるいは同じ点滴ラインを用いた同時投与は行わないこと．

c. 器材の選択に影響する特徴

　薬剤の性質上，指定された器材を使用しないと，薬効を損なうもの，有害物質が溶出してしまうものなどがあるということを理解しておくことが必要である．ただし，すべての薬剤に指定された器材が存在するのではなく，ある一定の薬剤に限っては，指定された器材が存在するということを知っておくべきである．よって，薬効を損なうことなく，また有害物質を体内に投与することないように，レジメンに使用する薬剤に指定された器材が必要かどうかは，投与前に調べておく必要がある．指定される主な器材の特徴は，主に以下の3つの視点があげられる（表6）．

表6　指定される主な器材の特徴

〈フィルターの透過性〉
例）パクリタキセル添付文書より 本剤の希釈液は，過飽和状態にあるためパクリタキセルが結晶として析出する可能性があるので，本剤投与時には，0.22ミクロン以下のメンブランフィルターを用いたインラインフィルターを通して投与すること． 例）パクリタキセル注射剤（アルブミン懸濁型）アブラキサン®添付文書 本剤投与時には，インラインフィルターは使用しないこと．
〈使用器材への薬剤の吸着・収着および有害物質の溶出〉
例）パクリタキセル添付文書より 点滴用セットなどで本剤の溶解液が接触する部分に，可塑剤としてDEHP〔di-（2-ethylhexyl） phthalate：フタル酸ジ(-2-エチルヘキシル)〕を含有しているものの使用を避けること． 例）エトポシド添付文書より ポリカーボネート製の三方活栓や延長チューブなどを使用した場合，そのコネクター部分にひび割れが発生し，血液および薬液漏，空気混入などの可能性があるので注意すること．
〈輸液ポンプやシリンジポンプの必要〉
例）リツキシマブ適正使用ガイドより 投与法A　注入速度：初回投与時は，最初の30分は50mg/時の速度で点滴静注を開始し，患者の状態を十分観察しながら，その後注入速度を30分ごとに50mg/時ずつ上げて，最大400mg/時まで速度を上げることができます． 注入速度を守るために必ず輸液ポンプを使用する．

❸ 予想される有害事象の種類，出現頻度，出現時期を理解する

　レジメンに使用される薬剤の特徴を理解し次に行うべきことは，予想される有害事象の種類，出現頻度，出現時期をより詳細に理解するということである．骨髄抑制ひとつをとってもその出現頻度は，薬剤ごとに異なり，血小板減少が強く出現する薬剤，好中球減少が強く出現する薬剤，またそれらの血球減少が一番強くなる時期も薬剤によって異なる．よって，そのレジメンで使用される薬剤の特徴に応じた，予防策および対応策の検討が必要となる．また，がん薬物療法においては，有害事象を最小限に抑え治療を継続していくために，セルフケアも重要な要素となるため，治療を受ける患者自身も予想される有害事象の種類，出現頻度，出現時期を理解できるように，看護師は，患者・家族にも治療を受ける前からこれらの情報を説明しておく必要がある．

❹ 有害事象への予防行動がとれ，早期対応につなげる

　有害事象の種類，出現頻度，出現時期を理解し，次に行うことは，有害事象に対する予防策の実施，および出現タイミングに応じた支援である．有害事象の予防策は，レジメンの特徴に応じた基本的（ガイドラインなどに基づく）予防策のほか，患者がこれまでがん薬物療法を受けてきて実践してきた対策も考慮し，患者ごとに考える必要がある．特に悪心・嘔吐対策，便秘対策などは，その患者にとってより効果的とされた症状緩和方法は何か，実現可能性のあるセルフケアは何かという視点が重要である．有害事象の予防策および対応の詳細については，のちの項目を参照．

❺ 投与管理の注意事項を理解し，安全確実に投与管理を行う

　❶〜❹の準備を経て，がん薬物療法投与開始となる．よって，❶〜❹のレジメンのアセスメントを確実に行うことは，安全な投与管理において重要であり，がん薬物療法における看護師の責任のひとつである．

薬剤情報

　レジメンに使用する薬剤の特徴を理解するときに重要なポイントは，薬剤の情報をどこから入手するかということである．一番身近に容易に入手できるツールは，薬剤ごとの添付文書であるが，添付文書の情報は限られているため，さらに詳しく知りたい情報は，製薬会社が提供している医薬品インタビューフォーム[注]や適正使用ガイドなどを確認することである．これらの情報を入手するとき注意すべきことは，最新の情報かどうかを確認することである．添付文書などは，効能・効果，用法・用量など追加事項が発生した場合，その都度改訂される．また，緊急を要する薬剤情報は，厚生労働省や製薬会社などから発表される緊急安全性情報（イエローレター）および安全性速報（ブルーレター）を確認することも必要である．また，各薬剤の情報は，製薬会社の他，独立行政法人医薬品医療機器総合機構（Pharmaceuticals and Medical Devices Agency：PMDA）のホームページからも参照することができる．

イエローレター
ブルーレター

注）医薬品インタビューフォーム（略称 IF）とは，添付文書では不十分な情報を補うために，日本病院薬剤師会が策定したインタビューフォーム記載要領に基づいて，製薬会社が作成し提供するものである．薬剤の薬学的特徴，薬剤の安定性，注射剤の溶解後の安定性，使用上の注意の設定理由，毒性などといった医薬品情報のうち，添付文書では十分に得られない情報を収載している．

文献
1) 内海昭美ほか．がん化学療法概論．がん化学療法看護スキルアップテキスト，丸口ミサヱほか（編），南江堂，東京，2009: p.18-20
2) 国立がん研究センター内科レジデント（編）．がん診療レジデントマニュアル，第7版，医学書院，東京，2016
3) テガフール・ギメラシル・オテラシルカリウム配合カプセル剤・顆粒剤添付文書
　パクリタキセル注射剤（アルブミン懸濁型）添付文書
　大鵬薬品工業株式会社ホームページ　https://www.taiho.co.jp/〔最終アクセス2017年

Ⅲ．がん薬物療法のレジメンと投与管理

11 月 14 日〕
4）ペメトレキセドナトリウム水和物添付文書・適正使用ガイド
日本イーライリリー株式会社ホームページ　https://www.lilly.co.jp〔最終アクセス 2017 年 11 月 14 日〕
5）ダカルバジン添付文書　ドキソルビシン塩酸塩添付文書
協和発酵キリンホームページ　http://www.kksmile.com/druginfo/table/search/ta/〔最終アクセス 2017 年 11 月 14 日〕
6）ペントスタチン添付文書　エトポシド添付文書　ビンクリスチン添付文書　パクリタキセル添付文書
日本化薬株式会社ホームページ　https://mink.nipponkayaku.co.jp〔最終アクセス 2017 年 11 月 14 日〕
7）アザシチジン添付文書・適正使用ガイド
日本新薬株式会社ホームページ　http://www.nippon-shinyaku.co.jp〔最終アクセス 2017 年 11 月 14 日〕
8）オキサリプラチン添付文書
株式会社ヤクルト本社ホームページ　http://www.yakult.co.jp/ph/〔最終アクセス 2017 年 11 月 14 日〕
9）リツキシマブ適正使用ガイド
中外製薬株式会社ホームページ　https://chugai-pharm.jp〔最終アクセス 2017 年 11 月 14 日〕
10）独立行政法人 医薬品医療機器総合機構　https://www.pmda.go.jp/〔最終アクセス 2017 年 11 月 14 日〕
11）日本病院薬剤師会　http://www.jshp.or.jp/〔最終アクセス 2017 年 11 月 14 日〕

2. 投与管理の実際

A がん薬物療法の投与経路，方法

　がん薬物療法は手術療法・放射線療法と異なり，多くが経静脈・経口的に投与が行われることから，全身治療となる．表1のように，手術療法と組み合わせて，術前や術後に薬物療法を計画するがん腫もある．一部のがん腫においては，局所をターゲットとして治療が行われることがある（例：肝細胞がんに対して行われる肝動脈化学注入療法）．また，投与間隔も連日投与するものから隔週・3週ごとなどスケジュールも様々である．

表1　術前薬物療法と術後薬物療法

	術前（neo adjuvant）薬物療法	術後（adjuvant）薬物療法
目的	手術前の down staging	手術・放射線療法後など局所治療後の再発予防
有用性が示されているがん腫	食道がん，乳がん，膀胱がん，骨肉腫，胚細胞腫瘍，小児固形腫瘍	乳がん，胃がん，食道がん，大腸がん，膵がん，非小細胞肺がん，子宮体がん

❶ 投与経路

a．経静脈投与

　ほとんどのがん腫では，経静脈的に薬物投与が行われる．末梢静脈の確保が困難な場合や，インフューザーポンプを用いた投与管理が必要な場合には，皮下埋め込み型静脈ポートを留置することがある．また，血液腫瘍科や造血幹細胞移植科においては，がん薬物療法だけでなく輸血や抗菌薬投与を行うことを想定し，中心静脈カテーテル（ダブルルーメン・トリプルルーメン）が挿入されることがある．

b．経口投与

　錠剤・カプセルがある．テガフール・ギメラシル・オテラシルカリウム（TS-1）は，顆粒剤が販売されている．

c．胸腔内投与

　がん性胸膜炎の治療として，胸水コントロール目的として行われる（胸膜癒着術）．日本では，2013年9月にタルク（ユニタルク）が承認された．

d．腹腔内投与

　がん薬物療法薬の腹腔内投与は，腹膜転移に対して高い薬剤濃度を維持することで局所効果が得られる．卵巣がんでは，シスプラチン（ランダ），パクリタキセル（タキソール）を使用して腹腔内投与が行われることがある．

e. 髄腔内投与

がん性髄膜炎に対する治療で，原発巣は乳がん，肺がん，悪性黒色腫の順に多い．腰椎穿刺による髄腔内注入と，Ommaya リザーバーから側脳室へ髄腔内注入を行う方法があり，メトトレキサート（メソトレキセート）やシタラビン（キロサイド）が用いられる．

f. 経動脈投与

肝がんや直腸がんの肝転移などで行うことがある．皮下埋め込み型動脈ポートを留置することもある．

g. 臓器内（腫瘍内）投与

表在性膀胱がんの再発を抑える目的として，マイトマイシンC（マイトマイシン）やドキソルビシン（アドリアシン）が投与されることがある．

❷ 投与方法

表2 に示す．

表2　がん薬物療法の方法

＜投与時間＞
①静脈注射（ボーラス投与，ワンショット）
②点滴静注（多くは1～3時間）
③持続静注（6～46時間）

＜投与スケジュール＞
①連日投与（3～5日間）
②毎週投与（weekly）
③隔週投与（bi-weekly）
④3～4週ごと投与

B 投与管理中・後のケア

がん薬物療法では，細胞毒性を有する薬剤を治療として患者に投与する．治療域として計画された投与量を患者へ確実に，安全に投与する必要がある．確実・安全・安楽な投与管理が行えるよう，投与中・投与後の看護のポイントを列挙する．

❶ 投与中

a. 医師の指示と薬剤，患者確認

その患者に処方されたレジメン・薬剤として適正であるか，投与量は最新の体重をもとに計算されているか，アレルギーやアルコール不耐などが考慮されているか，前投薬が適切に処方されているか，調製された薬剤が医師の指示どおりのものであるか，など，6R（Right drug / Right dose / Right route / Right time / Right patient / Right purpose）を踏まえた確認を行う．

b. 投与中の急性症状に対応するための準備

投与中に起こりうる急性症状として，急性悪心・嘔吐，過敏症・アナフィラキシー，インフュージョン・リアクション，血管外漏出があげられる．これらの症状にすぐに対応できるよう，物品の準備・対応時のマニュアルなどを整備しておく必要がある．特に過敏症・アナフィラキシー，インフュージョン・リアクションは重篤なものは命にかかわる危険がある．早期発見ができるよう，患者に前駆症状や徴候をあらかじめ伝える．血管痛が起こりやすい薬剤(表3)や対処方法についても伝えておく．

表3 血管痛が起こりやすい薬剤（薬剤のpHに関する特徴）

ゲムシタビン	pH 2.0〜3.0
オキサリプラチン	pH 4.0〜7.0
ダカルバジン	pH 3.0〜4.0
ベンダムスチン	pH 2.5〜3.5

※ヒトの血液はおよそpH 7.4程度である

c. がん薬物療法薬の安全な取り扱い

がん薬物療法薬は細胞毒性を有する薬剤であり，取り扱いの方法によっては周囲の環境や患者，投与管理に携わる看護師が曝露の危険に曝される．所属施設で定められた，曝露対策に則った安全な管理が求められる．

曝露対策

d. 投与経路の開通性の確認

患者の血管を解剖学的にアセスメントし，適切な血管を選択する．適切な血管とは，できるだけ太く弾力のある血管，固定が容易で観察がしやすく，患者の動きを制限しない部位である．また，以前に血管外漏出を起こした腕や，当日採血を行った側の腕は避ける．投与中は，血液の逆流と自然滴下の有無を目視で確認する．投与経路を確認する際には，特に末梢静脈血管では刺入部の発赤・腫脹がないか，自然滴下や血液の逆流はあるか，ダブルチェックで確認しておくとよい．投与時には輸液ラインを適切に選択することも必要である．フィルター付き輸液ラインを要する薬剤を表4に示す．

血管外漏出予防

表4 投与時，フィルターを用いた輸液ラインが必要な薬剤

パクリタキセル
ゲムツズマブ オゾガマイシン
ニボルマブ
トラスツズマブ エムタンシン
ラムシルマブ
パニツムマブ
イピリムマブ
テムシロリムス

e. 予測される副作用症状のモニタリング

事前の薬剤アセスメント，患者の全身状態のアセスメントをもとに，予測される副作用症状をモニタリングする．医師の指示によっては心電図によるモニタリングや体重の管理などが必要となる．症状出現時は，適切に対処できるよう物品・薬剤の保管場所を確認しておくこと，またすぐに使用ができるよう日ごろから適切に管理しておく．

❷ 投与後

a. 使用した器具類の抜去・廃棄

投与後は，生理食塩液などでルート内をフラッシュし抜針することで，針に残った薬剤が抜針時に血管外に漏出することを防ぐ．また，廃棄する際の曝露対策にもつながる．廃棄時は，投与管理で使用した輸液バッグ・点滴ライン・防護用具などをビニール袋に密閉し，耐貫通性の医療用廃棄ボックスに廃棄することが望ましい．

b. 看護記録

患者に生じたすべてのことが今後の治療において必要な情報となりうることから，正確に記録する必要がある．実施した内容，患者の反応や起こった症状，それに対する看護師の判断と対応，患者への説明内容などを記録する．

c. セルフケア支援

治療後は，患者といっしょに振り返り，今後予測される副作用症状とその対応について説明をする．また，前回説明したセルフケアを患者が行えているか，新たに獲得しなければならないセルフケアはないかなど，継続的に支援する．

C 投与管理におけるリスクマネジメント

❶ 身長・体重の管理

ほとんどのがん薬物療法薬は，体表面積や体重で換算し投与量が決められる．身長・体重の誤入力（誤記載）が，エラー発生要因となることを理解しておく必要がある．

❷ レジメン管理

がん薬物療法薬剤のほとんどが細胞傷害性薬剤で，一般薬剤と異なり治療域が狭く副作用症状が出やすい．専門知識を有する医療者の管理下において，定められた投与量を正確に投与するとともに，起こりうる副作用症状に適切に対処する必要がある．また，同じ薬剤であってもがん腫や治療目的によって投与量が異なる場合もある．定められた投与量を正確に投与するためには，レジメン管理がされていることが望ましい．

使用されるレジメンは，投与管理を担う看護師にとってわかりやすく，投与管

表5 レジメンのチェックポイント

①投与順序が明確に指示されているか（複雑な投与管理となっていないか）
②投与時間・投与方法（点滴静注 or ボーラス）・投与経路（末梢静脈 or 中心静脈）が記載されているか
③前投薬や制吐薬などの支持療法薬がレジメンに組み込まれているか
④配合変化・併用禁忌薬剤などの注意事項を踏まえた輸液が選択されているか
⑤投与管理において必要な指示が組み込まれているか（例：フィルターを使用する）
⑥曝露対策がなされているか（抗がん薬でルートをプライミングすることがないか）

理が容易であるとともに，曝露対策にも配慮されている必要がある．国立研究開発法人国立がん研究センターでは，レジメン審査過程にがん化学療法看護認定看護師が携わり，これらの点において問題がないかチェックを行っている（表5）．

❸ インフォームド・コンセント

がんと診断された患者・家族は死の不安や恐怖を抱きながら，少しでも効果の高い治療が受けられることを期待している．どんな治療であってもリスクとベネフィットがあることを，患者・家族が十分理解したうえで治療方針を選択できるように，説明の場を設ける必要がある．看護師は説明の場に同席し，患者・家族の反応や，医師の説明をどのように理解したかを確認したうえで，必要であれば補足説明を行う．

❹ 患者誤認予防

薬剤投与の際は，ダブルチェックで6R確認を行うことが望ましい．患者のベッドサイドで，患者名（フルネーム）・薬剤名・投与量・投与方法・投与時間・投与経路が指示どおりであるかを確認する．

文献
1) 国立がん研究センター内科レジデント（編）．がん診療レジデントマニュアル，第7版，医学書院，東京，2016
2) 有森和彦（監修）．がんチーム医療スタッフのためのがん治療と化学療法，第2版，じほう，東京，2009

3. がん薬物療法の安全な取り扱い

A がん薬物療法薬の人体への影響

❶ 曝露対策が必要な薬剤

がん薬物療法に用いる薬剤は,細胞傷害性抗がん薬,分子標的治療薬,ホルモン製剤,免疫療法薬などがあり,いずれも危険性が高く,取り扱いには十分に注意を要する.日本では,毒薬・劇薬,ハイリスク薬と定義されている薬剤がほとんどである.海外では,ハイリスク薬と同義のハイアラート薬があり,職業曝露対策に用いる hazardous drugs(HD)という用語もある(図1).近年,日本でもHDが知られるようになり,HDを取り扱う医療従事者の曝露対策が必要とされている(表1).

hazardous drugs

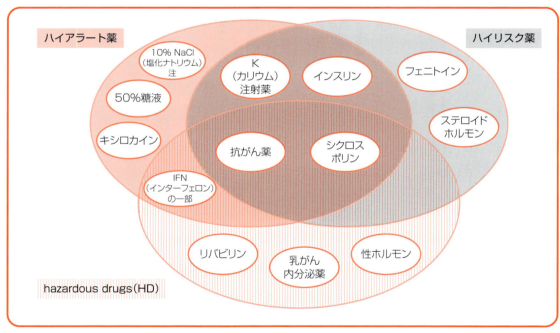

図1 HD/ハイリスク薬/ハイアラート薬のイメージ図
(阿南節子.がん薬物療法において曝露対策が重要な薬:Hazardous Drugs(HD)とは何か.《がん看護実践ガイド》見てわかるがん薬物療法における曝露対策,日本がん看護学会(監修),医学書院,東京,2016: p.13[2] より許諾を得て転載)

表1　曝露対策が必要な薬の分類

劇薬・毒薬	医薬品医療機器等法に基づいて，ヒトや動物に有害作用などの危害を起こしやすい薬剤として，厚生労働大臣によって指定されている薬剤
ハイリスク薬	適切ではない取り扱いによって患者に重大な被害をもたらす可能性のある薬剤
ハイアラート薬	誤って使用されたときに患者に害を引き起こす可能性が高い薬剤
hazardous drugs（HD）	患者だけでなく，医療従事者にも危険がある医薬品

❷ HDが医療従事者に及ぼす影響

　米国疾病管理予防センター（Center for Disease Control and Prevention：CDC）の機関である米国労働安全衛生研究所（National Institute for Occupational Safety and Health：NIOSH）は，HDのことを現状において職業上の曝露によって健康被害をもたらすことが知られている，もしくは疑われている薬品と定義しており，①発がん性，②催奇形性またはほかの発性毒性，③生殖毒性，④低用量での臓器毒性，⑤遺伝毒性，⑥上記基準によって有害であると認定された既存の薬剤に類似した新薬，これらの①～⑥の項目のうち，1つ以上に該当するものとしている．HDの多くは，がん薬物療法に用いられるいわゆる抗がん薬であるが，そのほかにも抗ウイルス薬，ホルモン製剤なども含まれる．

　HDの職業性曝露による生物学的影響は，1970年代以降にHDを取り扱う医療従事者の尿変異原性や遺伝子損傷，染色体異常などが報告されている．また，HDの職業性曝露による健康に及ぼす有害な影響には，急性症状と長期的な影響があるとされている（表2）が，十分には明らかにされていないのが現状である．

　急性症状とは，短期的な影響として現れ，曝露の回避により改善する．悪心，嘔吐，頭痛，めまい，脱毛，過敏症などがあげられる．

　また，長期的な影響は，実証することは難しいが，流産，先天性異常，不妊症，

表2　HDの職業性曝露による有害な健康影響

急性症状	
過敏反応	喘息発作，皮疹・眼の刺激など
皮膚・粘膜反応	皮膚刺激，接触性皮膚炎，咽頭痛，脱毛など
消化器症状	食欲不振，悪心，嘔吐，下痢，便秘など
循環器症状	息切れ，不整脈，末梢浮腫，胸痛，高血圧など
呼吸器症状	咳嗽，呼吸困難など
神経症状	頭痛，めまい，不眠，意識消失など
長期的な影響	
悪性腫瘍	白血病，非ホジキンリンパ腫，膀胱がん，肝臓がんなど
生殖への影響	不妊症，妊娠までの期間延長，早産，低出生体重，子宮外妊娠，自然流産，流産，死産，子供の学習障害

（日本がん看護学会，日本臨床腫瘍学会，日本臨床腫瘍薬学会（編）．がん薬物療法における曝露対策合同ガイドライン2015年版，金原出版，東京，2015：p.16[1]）より許諾を得て転載）

白血病，その他のがんのリスク増加があげられる．

職業性曝露のように，低用量で慢性的に接触することによる人体への健康影響は，十分には解明されていないが，最近の研究と比較すると医療従事者への有害な健康影響が減少しているのは，安全な取り扱いによる対策の改善が考えられている．

B 安全な取り扱いに関する指針

1970年代後半より抗がん薬による健康影響への関心が高まり，1978年スウェーデンでは「抗がん剤の安全な取扱い指針」，米国では1986年に労働安全衛生庁（Occupational Safety and Health Administration：OSHA），1990年に米国医療薬剤師会（American Society of Health System Pharmacists：ASHP）および労働安全衛生局，2003年に米国がん看護学会（Oncology Nursing Society：ONS），2004年に米国国立安全衛生研究所（National Institute for Occupational Safety and Health：NIOSH），2007年に国際がん薬剤学会（International Society of Oncology Pharmacy Practitioners：ISOPP）がガイドラインを策定している．このように国際的には，国家レベルおよび学会レベルでガイドラインが公表されてきる．

一方，日本では，1991年に日本病院薬剤師会が「抗悪性腫瘍剤の院内取扱い指針」を策定し，2004年には日本看護協会が「看護の職場における労働安全ガイドライン」，2005年に日本病院薬剤師会が「抗がん剤調製マニュアル」を公表している．そして，2014年に抗がん剤曝露対策の重要性を啓発し，医療従事者および抗がん剤を使用する患者家族への曝露対策により安全性を確保する目的で「特定非営利活動法人抗がん剤曝露対策協議会」が発足した．さらに，同年厚生労働省労働基準局が「発がん性等を有する化学物質を含有する抗がん剤等に対するばく露防止対策について」を通知し，安全キャビネットの設置や閉鎖式接続器具の使用，ガウンテクニックの徹底などが示された．そして，2015年日本がん看護学会，日本臨床腫瘍学会，日本臨床腫瘍薬学会により「がん薬物療法における曝露対策合同ガイドライン」を発刊した．このように，職業性曝露に対して，職能団体や各学会，行政が動き出し，様々な指針やガイドラインが公表されるようになっている．

抗がん剤調整マニュアル

がん薬物療法における曝露対策合同ガイドライン

C 安全な取り扱いの実際：主に投与管理上の留意事項

❶ ヒエラルキーコントロール

ヒエラルキーコントロールとは，職業上の危険性への曝露を排除または最小限にするためのリスクマネジメントの概念である（図2）．職業上の危険性への曝露をコントロールすることは労働者を保護するための基本的な方法であるという考えに基づいている．これは，下層よりも上層のほうが効果的であることを示して

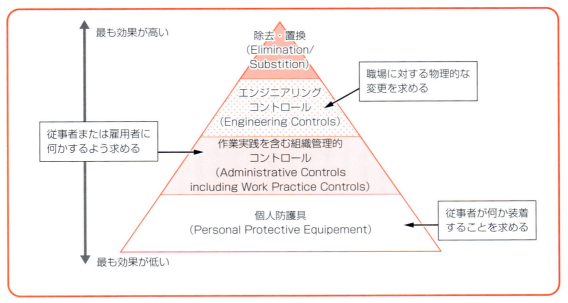

図2 ヒエラルキーコントロール
(日本がん看護学会,日本臨床腫瘍学会,日本臨床腫瘍薬学会(編).がん薬物療法における曝露対策合同ガイドライン2015年版,金原出版,東京,2015: p.30[1]より許諾を得て転載)

いるが,ひとつだけ実施すればよいというものではなく,それぞれを組み合わせながら取り組むことが推奨されている.また,個人防護具のように,すでに施設にある物品などを使用して取り組むことができるものもあれば,組織として意思決定して,対応が必要なものもあるため,十分に検討して対策を検討する.

a. 危険物質の除去(elimination of the hazard)

HDを使用しない,または他の薬剤に変更することは,最も効果が高い方法であるが,がん薬物療法においては,このような選択肢はない.

b. エンジニアリングコントロール(engineering controls)

発生源で有害性を消失させるか,有害物から隔離することで曝露を減らす方法であるが,具体的には,曝露源を封じ込めることである.調製時には安全キャビネット/アイソレーターを用いる.また,調製・投与時には閉鎖式薬物移送システム(closed system drug transfer device:CSTD)を適切に使用することである.

閉鎖式薬物移送システム

c. 作業実践を含む組織管理的コントロール(administrative controls including work practice controls)

①組織管理的コントロール:曝露対策のための安全プログラムの根幹をなすものであり,指針や手順の作成や周知,遵守,それらの評価を含む.HDを取り扱う職員は,指針や手順についての教育・訓練を受ける必要がある.

②作業実践のコントロール:前述のコントロールに従い,適切に業務を実施することである.調製,運搬,保管,投与管理,廃棄,投与中ならびに投与後の患者の排泄物・体液/リネン類の取り扱いにかかわる業務実践が正しく行わ

Ⅲ．がん薬物療法のレジメンと投与管理

d．個人防護具（personal protective equipement：PPE）

個々の医療従事者を職業性曝露から保護するものであり，手袋，ガウン，マスク，保護メガネ（フェイスシールド，ゴーグル）などの防護具が含まれる．各場面に適切なPPEを選択し，適切な方法で装着・除去することが必要である．

❷ 曝露の経路と機会

HDの職業性曝露は，吸入や経口摂取，皮膚接触などの経路により起こることが知られている．HDの調整や投与を行う医療施設内では，安全キャビネットの前の床やテーブルの上，椅子，ベッドテーブル，椅子の肘置き，外来診察室のカウンター，輸液ポンプの前面，輸液スタンドの下の床，がん薬物療法中の患者が使用する便器の前の床，受話器，電話台，エアコンのフィルターなどからHDが検出されたことが報告されている．また，HDは薬剤そのものだけでなく，投与された患者の尿や便などの排泄物，汗や血液などの体液にも含まれる．そのため，気づかないうちに曝露している可能性がある（表3）．

表3 HD曝露の機会

1. HDバイアルの粉末や溶解液，HDアンプル液，経口HDなどへの接触や吸入時
    - 製造の過程でバイアルの外側やパッケージに付着したHDへの接触
    - HDアンプルのカットやHDバイアルの開封操作時
    - 経口HDをパッケージから取り出すとき
    - HD錠剤を破砕，粉砕，または溶解するとき，HDカプセル薬の中身をカプセルから取り出すとき（本来，破砕や粉砕および脱カプセルは行ってはならず，密閉容器を用いた簡易懸濁法を採用する）
2. 調製や投与の際に生じるエアロゾルやこぼれて気化したHDの吸入時
    - HDを充填した注射器から排出された空気の吸入
    - HD入りの輸液バッグに輸液チューブのビン針を刺入するとき，および輸液チューブ内を薬液で満たすプライミング作業時（本来，HD入りの輸液によるプライミングは行ってはならない）
    - HD入りの輸液ボトルへのエア針の刺入（HD入りの輸液投与の際はエア針を用いてはならない）
3. HD汚染された環境表面との接触時
    - HDを置くテーブルやワゴン，輸液スタンド，治療室のカウンターや椅子，治療室や調製室の床，電話台や電話機
    - 輸液バッグやシリンジの表面に付着した薬剤との接触
4. HDを充填した輸液バッグやシリンジ，輸液チューブから薬液がこぼれたとき
    - 輸液チューブの接続や取り外し時にこぼれた薬液との接触
    - 輸液チューブ接続部のゆるみやスパイクした部位からの薬液のこぼれ
    - こぼれて気化したHDの吸入
    - 汚染エリアが乾燥したあとに空中を浮遊しているHDの吸入
5. HDを投与された患者の排泄物や体液，使用後のリネン類の取り扱い時
    - HDを投与された患者の尿や便，唾液，汗，血液，乳汁など，すべての排泄物や体液の取り扱い時
    - 排泄物や体液によって汚染された衣類やリネンの取り扱い時
6. 調製や投与の過程で生じるHD汚染された廃棄物の取り扱いや運搬廃棄作業時
7. 腔内投与や局所注入投与など，手術室や造影室内での専門的な手技の実施時
8. HDの取り扱いやHD汚染された廃棄物などを処理したあとに個人防護具（PPE）を取り外すとき
9. HD取り扱いエリア内での飲食
    - HDの調製や投与作業を行うエリア内での飲食物の準備や保管および摂取時
    - 同エリア内でのガムの摂取や化粧，喫煙など

（日本がん看護学会，日本臨床腫瘍学会，日本臨床腫瘍薬学会（編）．がん薬物療法における曝露対策合同ガイドライン2015年版，金原出版，東京，2015：p.28[1]）より許諾を得て転載）

❸ 看護師に必要な曝露対策

　前述したように，HDへの曝露は，HDの調製，運搬，保管，投与，投与を受けた患者のケアや排泄物の取り扱いなど，様々な場面で起こる可能性があり，各組織や施設で指針や手順を明文化し，それに基づいた教育や訓練を受けたうえで，取り扱うようにすることが必要である．ここでは，主に看護師が取り扱う場面である運搬，保管，投与における曝露対策について記述する．

a. 運搬・保管

　HDの運搬や保管は，薬剤の危険性を認識し，適切な取り扱い方法を習得した者が行う．落としても中身が壊れないよう，発泡スチロールやプラスチックなどの適切な容器に入れて運搬する．また，万が一漏れた場合に備えて，運搬容器の内側は吸収性素材を用いる．さらに，調製済みのHDは，ほかの薬剤との識別できるようにしておき，破損した場合に周囲に汚染が拡大しないようにジッパー付きプラスチックバッグに入れて保管する．万が一，漏れた場合に備え，スピルセット（図3）や対処の手順を準備しておく．

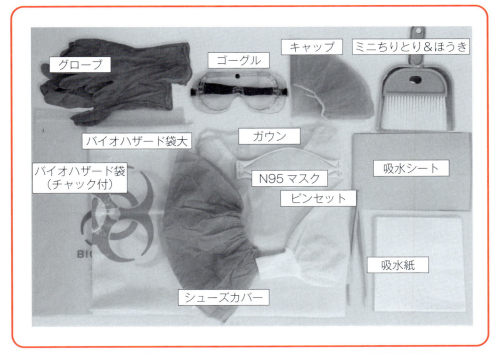

図3　スピルセットの例（簡易スピルキット　CONVEX-SPL　日本医化器械製作所）
　　（日本医化器械製作所ホームページ　http://www.nihonika.co.jp/kou/spl.html　より許諾を得て転載）［最終アクセス2017年12月7日］

Ⅲ. がん薬物療法のレジメンと投与管理

b. 投与管理

①準備

必要物品を揃え，個人防護具［二重手袋，ガウン，保護メガネ（フェイスシールド/ゴーグル），マスク］を装着する（図4）．手袋は，抗がん薬耐性試験済み，または ASTM 規格[注]に準拠し，パウダーフリーのものを選択する．手袋のパウダーは，汚染物質を吸収，分散し，表面汚染を増大させる可能性がある．また，ガウンも手袋同様に，抗がん薬耐性試験済み，または ASTM 規格に準拠しており，糸くずが出ず，低浸透性の繊維製（ポリエチレンでコートされたポリプロピレン素材，ポリエチレン製またはポリビニル製），長袖，後ろ開きで前が閉じており，袖口が縛ってあるものを選択する．

注）ASTM 規格：ASTM 規格とは，世界最大規模の標準化団体である米国試験材料協会が策定・発行する規格で，日本の JIS（日本工業規格）に相当する．

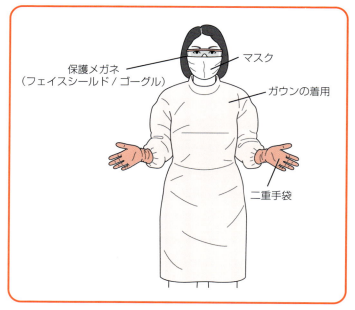

図4　個人防護具

②投与

○投与管理におけるすべての作業は，目の高さよりも低い位置で実施する．
○HD 輸液バッグでプライミングすると曝露のリスクが高まるため，HD 以外の輸液で実施する．CSTD を用いてプライミングを実施することが必要ではあるが，CSTD を用いない場合は，HD に曝露しないよう HD の調製前に先にプライミングを実施する，またはバックプライミングを実施する（図5）ようにする．また，CSTD は，各製品によって使用方法が異なるため，十分に確認してから使用する．
○HD を接続する場合も曝露しないように十分注意する．CSTD を用いる場

本ガイドラインで示しているバックプライミングとは，CSTD 投与システムを使用せずに HD 静脈内投与を行う場合の HD の飛散や漏出を最小限にする方法である．メインルートの生食などにより，HD 輸液バッグの接続された側管ルートをプライミングする．側管ルートからみれば輸液チューブの先端側から輸液バッグ側にプライミングされるものであり，通常のプライミングとは逆方向となる仕組みである．

①HD 輸液バッグに接続された輸液チューブはプライミングしていない状態で，生食などのメインルートとルアーロックで接続されている．

②HD 輸液バッグを生食などのメインの輸液バッグより低くし，HD 輸液バッグ側の輸液チューブに生食などを流す．このとき，輸液チューブ内のエアが HD 輸液バッグ内に移動し気泡が生じるのを避けるため，ゆっくり注入する．

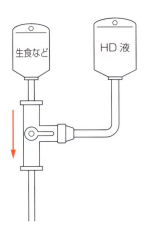

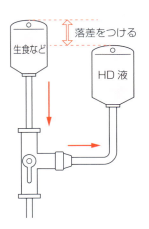

③バックプライミングが終了したら，滴下開始

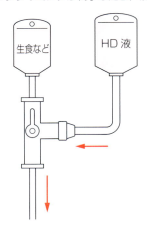

図5　バックプライミング
（日本がん看護学会，日本臨床腫瘍学会，日本臨床腫瘍薬学会（編）．がん薬物療法における曝露対策合同ガイドライン 2015 年版，金原出版，東京，2015: p.59[1] より許諾を得て転載）

合は，製品に応じた方法で実施し，用いない場合は，輸液チューブを側管からメインルートに接続して投与を開始する．

Ⅲ．がん薬物療法のレジメンと投与管理

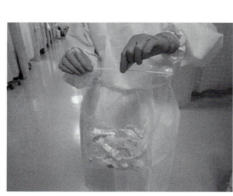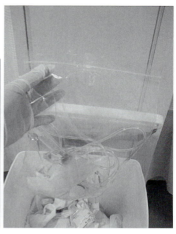

図6　廃棄方法

　　○バッグの交換時は，CSTD を用いる場合は，前述同様，製品に応じた方法で実施する．また，用いない場合は，複数のルアーロックの接続部を準備しておき，ひとつの HD につき，ひとつの輸液セットを用いる．終了した輸液チューブは外さずに前述の接続と同様に，ほかの接続部から HD 輸液チューブを接続して投与する．ひとつの HD につきひとつの輸液チューブが使用できない場合は，ビン針の刺入は，目の高さよりも下で実施する．

c．廃棄

　HD の投与が終了したら，ビン針や接続部は外さずにすべてそのままジッパー付きプラスチックバッグに入れて密封してから専用の廃棄容器に廃棄する．個人防護具は，適切な方法で外し，再利用せずにプラスチックバッグに入れて，専用の廃棄容器に廃棄する（図6）．最後に汚染を揮発させる可能性があるため，アルコールベースの手指消毒は使用せず，流水と石けんで手洗いを実施する．

文献
1) 日本がん看護学会，日本臨床腫瘍学会，日本臨床腫瘍薬学会（編）．がん薬物療法における曝露対策合同ガイドライン 2015 年版．金原出版，東京，2015
2) 日本がん看護学会（編）．≪がん看護実践ガイド≫見てわかるがん薬物療法における曝露対策．医学書院，東京，2016
3) Oncology Nursing Society. Safe Handling of Hazardous Drugs, 2nd Ed, 2011

Ⅳ がん薬物療法において注意を要する合併症・臓器障害

1. 過敏症/アナフィラキシー

A 過敏症/アナフィラキシーとは

Gell & Coombs 分類

　過敏症とは体内に侵入した異物に対して，生体防御反応が過剰にまたは不適当に反応することで生じる様々な症状の総称である．

　免疫学的機序による過敏症をアレルギーといい，Gell & Coombs 分類ではⅠ～Ⅳ型の種類で分類される（表1）．特にⅠ型アレルギー（即時型反応）で重篤な症状として出るものをアナフィラキシーショックと呼び，早期発見と適切な対処が必要となる．主に前駆症状として，熱感，紅潮，瘙痒感，蕁麻疹，冷汗，くしゃみ，咳，咽頭違和感，動悸，悪心などの症状がみられる．

　有害事象共通用語規準ver4（Common Terminology Criteria for Adverse Events：CTCAE）ではアレルギー反応/アナフィラキシーにて評価される（表2）．

　非アレルギー性のインフュージョン・リアクションとは類似した症状を呈するが原因が異なるため，注意することが必要である．

表1　Gell & Coombs 分類

型	標的組織・細胞	皮膚反応	主症状
Ⅰ型　即時型	皮膚，肺，腸管など	即時型 15～20分で最大の発赤と膨疹	アナフィラキシー様症状，蕁麻疹，血管浮腫，紅斑，気管支攣縮，腹痛
Ⅱ型　細胞傷害型	皮膚，赤血球，白血球，血小板		溶血性貧血，循環器系の虚脱
Ⅲ型　免疫複合型	皮膚，血管，関節，腎，肺など	遅発型 3～8時間で最大の紅斑と浮腫	免疫複合体の組織沈着による組織障害
Ⅳ型　細胞性免疫反応型 遅延型	皮膚，肺，甲状腺，中枢神経など	遅発型 24～72時間で最大の紅斑と硬結	口内炎，肺臓炎，接触性皮膚炎，肉芽腫形成

（文献1～3および「がん化学療法看護スキルアップテキスト」p.74を参考に著者作成）

B 発生機序

　Ⅰ型アレルギー反応は薬剤や代謝産物がIgEを介して肥満細胞や好塩基球が反

IV. がん薬物療法において注意を要する合併症・臓器障害

表2 アレルギー反応，アナフィラキシーの評価規準（CTCAE v4.0）

有害事象	Grade 1	Grade 2	Grade 3	Grade 4	Grade 5	注釈
アレルギー反応	一過性の潮紅または皮疹；＜38℃（100.4°F）の薬剤熱；治療を要さない	治療または点滴の中断が必要．ただし症状に対する治療（例：抗ヒスタミン薬，NSAIDs，麻薬性薬剤）には速やかに反応する；≦24時間の予防的投薬を要する	遷延（例：症状に対する治療および/または短時間の点滴中止に対して速やかに反応しない）；一度改善しても再発する；続発症（例：腎障害，肺浸潤）により入院を要する．	生命を脅かす；緊急処置を要する	死亡	抗原物質への暴露により生じる局所あるいは全身の有害反応
アナフィラキシー	―	―	蕁麻疹の有無によらず症状のある気管支痙攣；非経口的治療を要する；アレルギーによる浮腫/血管性浮腫；血圧低下	生命を脅かす；緊急処置を要する	死亡	肥満細胞からのヒスタミンやヒスタミン様物質の放出により引き起こされる急性炎症反応を特徴とする過剰な免疫反応．臨床的には，呼吸困難，めまい，血圧低下，チアノーゼ，意識消失を呈し，死にいたることもある

（日本臨床腫瘍研究グループ：有害事象共通用語規準 v4.0 日本語訳 JCOG 版（略称：CTCAE v4.0-JCOG）[CTCAE v4.03/MedDRA v12.0（日本語表記：MedDRA/J v20.1）対応-2017年9月12日] http://www.jcog.jp より許諾を得て転載）

応し，ヒスタミンなどの化学伝達物質が放出されることで生じるアレルギー反応である．

Ⅰ型アレルギー反応は再投与で重症化することもインフュージョン・リアクションとの違いとして注意が必要である．

C リスクアセスメント

薬剤におけるアナフィラキシーの発生頻度には差がある．そのため薬剤の特徴を理解することが必要である（表3）．

①同じ系統の薬剤での過敏症の既往
②オキサリプラチンやカルボプラチンでは6クール目前後に過敏症が起こる可能性が高くなるため，注意が必要である．
③タキサン系やエトポシドなどでは溶媒として有機溶剤を使用しているため，有機溶剤に対する過敏症の既往にも注意が必要である．
④一般的なアレルギー歴の確認も必要である．

1. 過敏症/アナフィラキシー

表3　主な過敏症を起こしやすい薬剤

	薬剤	頻度	注意点
白金製剤	シスプラチン（ランダ）	5〜20%	初回投与，6〜8クール目に多い
	カルボプラチン（パラプラチン）	9〜27%	6〜8クール目に多い
	オキサリプラチン（エルプラット）	10〜19%	6〜8クール目に多い
タキサン系	パクリタキセル（タキソール）	8〜45%	投与1時間以内　95%が1.2回目の投与で出現
	ドセタキセル（タキソテール）	5〜20%	投与1.2回目で高頻度に出現
代謝拮抗薬	メトトレキサート（メソトレキセート）	〜5%	大量投与時に出現しやすい
	シタラビン（キロサイド）	〜33%	大量投与時に出現しやすい
抗がん性抗生物質	ブレオマイシン（ブレオ）	50〜60%	投与4〜10時間後　発熱症状が主
その他	L-アスパラギナーゼ（ロイナーゼ）	6〜43%	投与前に皮内テストが望ましい

（文献3〜4を参考に著者作成）

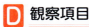 観察項目

❶ 投与前

○バイタルサイン
○投与前に患者へ症状出現時の報告ができるように指導を行う．
○アレルギー歴，治療歴
○前投薬の有無（表4）
○全身状態の確認（過敏症状の出現の有無を判断するため，事前に鼻汁や咽頭違和感，ほてりなどがないか，皮膚色も確認をしておく）
○初回投与やハイリスク患者では事前に心電図モニターを装着することや観察が密に行うことができる場所で治療を行えるように環境の調整を行う．

表4　前投薬の主な例

パクリタキセル
A法
　本剤投与約12〜14時間前および約6〜7時間前の2回，もしくは本剤投与約30分前までに投与を終了するように，1回デキサメタゾンリン酸エステルナトリウム注射液（デキサメタゾンとして20mg）を静脈内投与，本剤投与約30分前までに投与を終了するように，ジフェンヒドラミン塩酸塩錠（ジフェンヒドラミン塩酸塩として50mg）を経口投与，ラニチジン塩酸塩注射液（ラニチジンとして50mg）または注射用ファモチジン（ファモチジンとして20mg）を静脈内投与すること．
B法，C法，D法およびE法
　本剤投与約30分前までに投与を終了するように，デキサメタゾンリン酸エステルナトリウム注射液（デキサメタゾンとして8mg）およびラニチジン塩酸塩注射液（ラニチジンとして50mg）または注射用ファモチジン（ファモチジンとして20mg）を静脈内投与，ジフェンヒドラミン塩酸塩錠（ジフェンヒドラミン塩酸塩として50mg）を経口投与すること．

（パクリタキセル添付文書[6]より抜粋して著者作成）

Ⅳ．がん薬物療法において注意を要する合併症・臓器障害

❷ 投与中

○アレルギー主症状の出現の有無
○定期的なバイタルサイン測定
○アレルギー反応は特に投与から 30 分以内での出現率が高く注意が必要である．

❸ 投与後

○症状の有無を確認し，記録を行う．
○投与後 12〜24 時間後に遅延性のアレルギー症状が出現する可能性もあるため，患者へ指導を行う．

E 対応とケア

❶ アレルギー反応

○症状出現時には投与を速やかに中止し，症状の評価を行う．
○症状に応じて，ステロイドや抗ヒスタミン薬の投与を行う．投与を行う際に原因薬剤が投与されていたルートとは別のルートを確保し，投与を行うことが望ましい．

[主な抗ヒスタミン薬やステロイド]
・アセトアミノフェン（カロナール）　400 mg　内服
・ジフェンヒドラミン塩酸塩（レスタミン）　50 mg　静注
・ラニチジン塩酸塩（ザンタック）　50 mg　静注
・ヒドロコルチゾンコハク酸エステルナトリウム（ソル・コーテフ）　100 mg　静注

○症状が軽度で，医師が投与可能と判断した場合には投与を再開する．
○再投与を行う場合には必要に応じて投与速度の調整を行い，厳密な観察を行う．
○反復投与を行う際には症状が重篤化しやすくなる可能性が高いため，アレルギーの原因となった薬剤を除いた治療計画を検討する必要がある．
○過敏症を経験した患者は今後の治療時にも同様の症状が出現することに対して大きな不安を感じる場合がある．症状出現の予防策や対応策を十分に説明し，患者の不安の軽減に努める．

❷ アナフィラキシーショック

アナフィラキシーショックは，アナフィラキシーに血圧低下（平常時血圧の 70% 未満または 90 mmHg 未満）や意識障害を伴う場合を指す．致死的な反応において呼吸的または心停止までの中央値は薬物で 5 分との報告があり，迅速な対応が必要であるとされている．

表5　初期対応の手順

1. バイタルサインの確認
循環, 気道, 呼吸, 意識状態, 皮膚, 体重を評価する.

2. 助けを呼ぶ
可能なら蘇生チーム（院内）または救急隊（地域）.

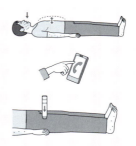

3. アドレナリンの筋肉注射
0.01mg/kg（最大量：成人 0.5mg, 小児 0.3mg）必要に応じて5～15分ごとに再投与する.

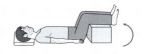

4. 患者を仰臥位にする
仰向けにして30cm程度足を高くする.
呼吸が苦しいときは少し上体を起こす.
嘔吐しているときは顔を横向きにする.
突然立ち上がったり座ったりした場合, 数秒で急変することがある.

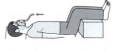

5. 酸素投与
必要な場合, フェイスマスクか経鼻エアウェイで高流量（6～8L/分）の酸素投与を行う.

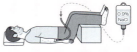

6. 静脈ルートの確保
必要に応じて0.9%（等張/生理）食塩水を5～10分の間に成人なら5～10mL/kg, 小児なら10mL/kg投与する.

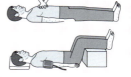

7. 心肺蘇生
必要に応じて胸部圧迫法で心肺蘇生を行う.

8. バイタル測定
頻回かつ定期的に患者の血圧, 脈拍, 呼吸状態, 酸素化を評価する.

（日本アレルギー学会（編）. アナフィラキシーガイドライン, 2014: p.13 [2]）より許諾を得て転載）

表6　準備すべき薬剤

エピネフリン
ステロイド
ジフェンヒドラミン塩酸塩
シメチジン
アミノフィリン
ドパミン塩酸塩
アトロピン硫酸塩
グルカゴン
リドカイン
炭酸水素ナトリウム
神経弛緩薬
輸液製剤（生理食塩水や乳酸リンゲル液）

初期対応手順を表5～表7に示す.

アナフィラキシーショックを生じた薬剤に関しては原則投与中止となる. そのため, アナフィラキシーを理由に治療の変更がとなる場合もある. 今後の治療計

Ⅳ．がん薬物療法において注意を要する合併症・臓器障害

表7　病院で準備すべき薬剤以外の医療備品

治療のための医療機器
- 酸素（酸素ボンベ，流量計付きバルブ，延長チューブ）
- リザーバー付きアンビューバッグ（容量：成人700〜1,000mL，小児100〜700mL）
- 使い捨てフェイスマスク（乳児用，幼児用，小児用，成人用）
- 経鼻エアウェイ（6cm，7cm，8cm，9cm，10cm）
- ポケットマスク，鼻カニューレ，ラリンジアルマスク
- 吸引用医療機器
- 挿管用医療機器
- 静脈ルート確保するための用具一式，輸液のための備品一式
- 心停止時，心肺蘇生に用いるバックボード，または平坦で硬質の台
- 手袋（ラテックスを使用していないものが望ましい）

測定のために必要な機器
- 聴診器
- 血圧計，血圧測定用カフ（乳幼児用，小児用，成人用，肥満者用）
- 時計
- 心電計および電極
- 継続的な非侵襲性の血圧および心臓モニタリング用の医療機器
- パルスオキシメーター
- 除細動器
- 臨床初見と治療内容の記録用フローチャート
- アナフィラキシーの治療のための文章化された緊急時用プロトコール

（日本アレルギー学会（編）．アナフィラキシーガイドライン，2014: p.13-14 [2)] より許諾を得て転載）

画も含めた患者・家族へのサポートが必要である．

文献

1) 飯野京子，森　文子（編）．JJNスペシャル No.85：安全・確実・安楽ながん化学療法ナーシングマニュアル，医学書院，東京，2009: p.142-147
2) 日本アレルギー学会（編）．アナフィラキシーガイドライン，2014: p.13-14
   https://anaphylaxis-guideline.jp/pdf/anaphylaxis_guideline.PDF〔最終アクセス2017年11月14日〕
3) 佐々木常雄，岡元るみ子（編）．新 がん化学療法ベスト・プラクティス，第2版，照林社，東京，2012: p.227-236
4) 国立がん研究センター内科レジデント（編）．がん診療レジデントマニュアル，第7版，医学書院，東京，2016: p.443-446
5) 日本臨床腫瘍研究グループ：有害事象共通用語規準 v4.0 日本語訳JCOG版（略称：CTCAE v4.0-JCOG）〔CTCAE v4.03/MedDRA v12.0（日本語表記：MedDRA/J v20.1）対応-2017年9月12日〕http://www.jcog.jp〔最終アクセス2017年12月18日〕
6) パクリタキセル添付文書

2. インフュージョン・リアクション

A インフュージョン・リアクションとは

　　分子標的治療薬（主にモノクローナル抗体薬）を投与することによって起こる反応のことであり，広義ではサイトカイン放出症候群やアレルギーもこれに含まれる．通常は投与後24時間以内に発現することが多いが，それ以降，また2回目投与以降に発現することもある．また，サイトカイン放出症候群は，一般に注入反応と呼ばれ，モノクローナル抗体の投与と関連して生じる症状の複合体である[1]．

B 発生機序

　　インフュージョン・リアクションの発生機序は明らかになっていない．また，サイトカイン放出症候群は，リンパ球などの標的細胞やそのほかの免疫細胞からIL-2，IFNおよびTNFのようなサイトカインが放出することにより関連して起こる反応とされている．さらに，モノクローナル抗体薬は，ヒトあるいはマウスの蛋白が用いられており（図1），マウス抗体やヒト-マウスキメラ抗体では，マウスに対する異好性抗体（human anti mouse antibody：HAMA）が産生されることにより抗原抗体反応が起こり，出現すると考えられている．

異好性抗体

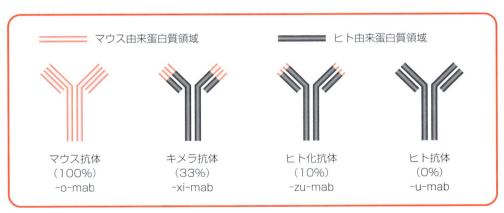

図1　モノクローナル抗体薬における蛋白の割合
　　類薬であるセツキシマブが構造中にマウス蛋白を含むキメラ型抗体であるのに対し，パニツムマブは，構造中にマウス由来蛋白を含まないヒト型のモノクローナル抗体である．
　　ヒト型であることにより，免疫原性が低減されインフュージョン・リアクションが少なくなったと考えられている（野崎　明．医学のあゆみ 2009; 228: 1212-1216）．実際，臨床試験では，インフュージョン・リアクション対策のプレメディケーションは必須とされていなかったが，単独投与試験における重篤なインフュージョン・リアクション発現率は0.5%と低率であった（注：アービタックスでは，使用上の注意において，プレメディケーションが必須となっている）．

C リスクアセスメント

インフュージョン・リアクションが起こりやすい薬剤や時期，頻度などをあらかじめ把握しておくことが重要である．インフュージョン・リアクションは，リツキシマブやセツキシマブなどのモノクローナル抗体薬で多くみられるが，特にはじめてモノクローナル抗体薬を投与する場合やほかのモノクローナル抗体薬を投与した経験があっても，そのほかの薬剤をはじめて投与する場合，また，末梢リンパ球が 25,000/mm^3 以上の白血病やリンパ腫の患者は発生率が高いといわれている（表1）．また，投与開始後30分以内と投与速度を上げたあとはインフュージョン・リアクションを起こす可能性が高いため，十分に注意する．

表1 インフュージョン・リアクション／サイトカイン放出症候群を起こす薬剤

インターフェロン	インターフェロンα インターフェロンβ インターフェロンγ
インターロイキン	デニロイキン ディフティトックス
キナーゼ阻害薬	テムシロリムス
モノクローナル抗体薬	**マウス抗体** 　イブリツモマブ チウキセタン **キメラ抗体** 　ブレンツキシマブ 　セツキシマブ 　リツキシマブ **ヒト化抗体** 　アレムツズマブ 　ベバシズマブ 　ゲムツズマブ オゾガマイシン 　トラスツズマブ **ヒト抗体** 　イピリムマブ 　オファツムマブ 　パニツムマブ

(Polovich M et al. Chemotherapy and Biotherapy Guidelines and Recommendations for Practice, 4th Ed, Oncology Nursing Society, 2014: p.155-168 [1] を参考に著者作成)

D 観察項目

インフュージョン・リアクションでは，発熱，または悪寒，悪心，血圧低下，頻脈，無力感，脱力感，頭痛，発心，咽頭浮腫，呼吸困難などの症状が出現しやすいとされており，注意深く観察することが必要である．

また，毒性判定基準は，有害事象共通用語規準（CTCAE v.4.1 日本語訳）で評価もすることができる（表2）．

表2 注入に伴う反応，サイトカイン放出症候群の評価規準（CTCAE v4.0）

有害事象		Grade 1	Grade 2	Grade 3	Grade 4	Grade 5
一般・全身障害および投与部位の状態	注入に伴う反応	軽度で一過性の反応；点滴の中断を要さない；治療を要さない	治療または点滴の中断が必要．ただし症状に対する治療（例：抗ヒスタミン薬，NSAIDs，麻薬性薬剤，静脈内輸液）には速やかに反応する；≦24時間の予防的投薬を要する	遷延（例：症状に対する治療および/または短時間の点滴中止に対して速やかに反応しない）；一度改善しても再発する；続発症により入院を要する	生命を脅かす；緊急処置を要する	死亡
免疫系障害	サイトカイン放出症候群	軽度の反応；点滴の中断を要さない；治療を要さない	治療または点滴の中断が必要．ただし症状に対する治療（例：抗ヒスタミン薬，NSAIDs，麻薬性薬剤，静脈内輸液）には速やかに反応する；≦24時間の予防的投薬を要する	遷延（例：症状に対する治療および/または短時間の点滴中止に対して速やかに反応しない）；一度改善しても再発する；続発症（例：腎障害，肺浸潤）により入院を要する．	生命を脅かす；陽圧呼吸または人工呼吸を要する	死亡

（日本臨床腫瘍研究グループ：有害事象共通用語規準v4.0 日本語訳JCOG版（略称：CTCAE v4.0-JCOG）［CTCAE v4.03/MedDRA v12.0（日本語表記：MedDRA/J v20.1）対応 -2017年9月12日］http://www.jcog.jp より許諾を得て転載）

E 対応とケア

インフュージョン・リアクションが出現する可能性がある場合や出現した場合は，以下のように対応する．

①投与前にバイタルサインを記録しておく．
②抗ヒスタミン薬やデキサメタゾンなど，指示された前投薬を確実に投与する．
③投与する前に，緊急時の対応や使用する薬剤について，医師に確認しておく．
④患者に起こりうる症状を伝え，その症状があった場合には，我慢せずに直ちに医療者に報告するよう指導する．
⑤症状が確認されたら，投与を中断し，症状が消失するまで経過を観察する．
⑥症状が改善したら，その後，症状の出現がないかどうか注意深く観察しながら，50％の速度に減速して投与を再開する．
⑦症状が重篤な場合は，生理食塩水または，ほかの補液を用いて静脈ラインを確保する．
⑧患者は動かさずに，医師や救急チームへ報告する．
⑨患者を楽な体勢にし，呼吸の窮迫や嘔吐がある場合は坐位を，血圧低下がみられる場合は，臥位をとり下肢を挙上する．
⑩患者の状態が安定するまでは2分ごとに，30分間は5分ごとにバイタルサインを測定し，その後は15分ごとにモニタリングを継続する．深刻な状況の場合は，心電図を用いてモニタリングする．

⑪咽頭浮腫がないか，悪化していないかどうか，注意深く観察し，患者の気道を確保する．必要なら酸素投与を実施し，心肺蘇生の必要性を検討する．

⑫症状に合わせた薬剤を投与する．

⑬患者と家族の精神的サポートを実施する．

⑭治療の経過と患者の反応を記録する．

また，患者や家族に対しては，インフュージョン・リアクションが起こる可能性があることを投与開始前に事前に説明しておくことが必要である．そして，症状が出現した場合は，我慢せずに直ちに医療者に報告するよう伝える．投与が終了しても，その後，症状が出現する可能性があることも十分に説明しておく．さらに，いつでもインフュージョン・リアクションに対応できるように，救急カートの整備や院内での救急チームが活動しやすい体制などを整備しておくことも重要である．

文献

1) Polovich M et al. Chemotherapy and Biotherapy Guidelines and Recommendations for Practice, 4th Ed, Oncology Nursing Society, 2014: p.155-168
2) 日本臨床腫瘍研究グループ：有害事象共通用語規準 v4.0 日本語訳 JCOG 版（略称：CTCAE v4.0-JCOG）[CTCAE v4.03/MedDRA v12.0（日本語表記：MedDRA/J v20.1）対応-2017 年 9 月 12 日] http://www.jcog.jp [最終アクセス 2017 年 12 月 18 日]
3) 森　文子ほか（編）．薬物療法に伴う有害事象—インフュージョンリアクション．≪がん看護実践ガイド≫オンコロジックエマージェンシー，医学書院，東京，2016: p.133-138
4) 小澤桂子ほか（監修）．理解が実践につながるステップアップ がん化学療法看護，第 2 版，学研メディカル秀潤社，東京，2016: p188-205

3. 腫瘍崩壊症候群

A 腫瘍崩壊症候群（tumor lysis syndrome : TLS）とは

　悪性腫瘍の治療の際に抗がん薬治療や放射線治療の効果により，腫瘍が急速に死滅（崩壊）するときに発生する．生体の処理能力を超えた大量の細胞内物質が細胞外に放出され，電解質異常（カリウム，カルシウム，リンなど）や臓器不全（腎不全，けいれん発作，不整脈など）をきたし，時に致死的状態となるため，"oncologic emergency" のひとつとされている．TLS は，検査学的，臨床学的な所見により定義づけされている（表1）．

表1　腫瘍崩壊症候群の診断基準

	検査学的 TLS	臨床学的 TLS
高尿酸血症	> 8.0mg/dL	
高リン血症	> 4.5mg/dL	
高カリウム血症	> 6.0mg/dL	心臓律動異常または突然死
低カルシウム血症	補正カルシウム < 7.0mg/dL または イオン化カルシウム < 1.12mg/dL	心臓律動異常，突然死，けいれん，過敏な筋肉反応（テタニー，感覚異常，筋萎縮，手足攣縮，トルソー徴候など），低血圧，低カルシウム血症による心不全
急性腎障害		0.3mg/dL の血清クレアチニン値上昇，尿量減少（6時間尿 < 0.5mL/kg/hr）

（日本臨床腫瘍学会（編）．腫瘍崩壊症候群（TLS）ガイダンス，金原出版，東京，2013[4]）を参考に著者作成）

B 発生機序（図1）

　腫瘍細胞が大量に崩壊するときに，それらの細胞から大量の核酸（細胞のなかにある核，すなわち遺伝子を形成している物質），カリウムなどの電解質，サイトカインなどが放出される．通常，核酸は尿酸に分解・代謝されて腎臓より尿中に排泄される．核酸が大量に放出されるため，尿酸が体内に大量に増加する．カリウム，リン，尿酸が大量に尿中に排泄される．特に尿酸は結晶化することにより尿細管や尿管に沈着することで急性腎不全となり，場合によっては人工透析の適応となる．サイトカインは低血圧，炎症，急性腎障害を引き起こし，TLS のリスクを高める．

Ⅳ．がん薬物療法において注意を要する合併症・臓器障害

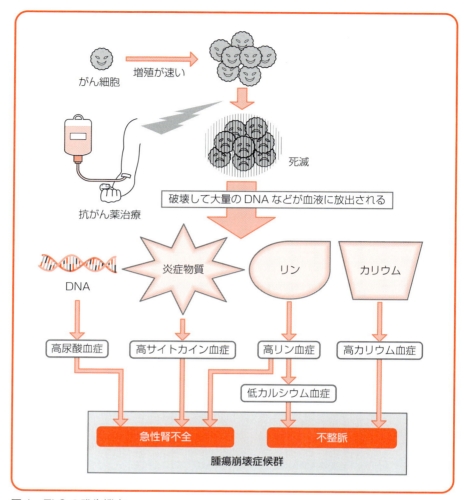

図1 TLSの発生機序

C リスクアセスメント

❶ 好発時期

治療開始後，通常 12〜72 時間以内に発症する．

❷ 患者側のリスク因子（表2）

主に血液腫瘍にみられることが特徴である．しかし，固形腫瘍においても腫瘍量が多い，抗がん薬や放射線治療に対する感受性が高い腫瘍の場合は TLS 発症リスクが高い．ほかに治療開始時の腎機能障害（治療前の尿量確保不十分，BUN 高値，血清クレアチニン高値），電解質異常，LDH 高値，脱水などがリスク因子としてあげられる．

表2 TLSのリスク分類

	TLS発症の可能性	疾患，病状
低リスク群	＜1％	固形腫瘍，多発性骨髄腫，慢性骨髄性白血病，低悪性度リンパ腫，ホジキンリンパ腫，急性骨髄性白血病（WBC＜25,000/μLかつLDH＜2×ULN）
中間リスク群	1～5％	巨大腫瘤を形成した神経芽細胞腫や胚細胞腫瘍，小細胞肺がんなど化学療法感受性が高い腫瘍，急性骨髄性白血病（WBC 25,000～1,000,000/μLまたはWBC＜25,000/μLだがLDH≧2×ULN），中悪性度リンパ腫（LDH＞ULNかつ巨大病変なし）
高リスク群	＞5％	急性骨髄性白血病（WBC≧1,000,000/μL），急性リンパ性白血病，Burkittリンパ腫，リンパ芽球性リンパ腫

D 観察項目

治療開始後～3日間はTLS発症の好発時期であるため，検査データやバイタルサインの推移を注意深くモニタリングする．電解質異常の変化に注意しながら，患者の自覚症状も慎重に観察する．

❶ 検査データやバイタルサインのモニタリング

血液検査（時に生化学）のデータ：カリウム，カルシウム，リン，尿酸，クレアチニン，BUN．

体重の変動，水分出納（in-outバランス），血圧，脈伯，酸素飽和度，心電図モニターの波形（P波，T波）．

❷ 患者の自覚症状のモニタリング

不整脈，脱力感，倦怠感，悪心・嘔吐，食欲不振，神経筋症状（テタニー，感覚異常，けいれん），浮腫，傾眠．

E 対応とケア

❶ 水分負荷（ハイドレーション）

腎灌流および腎糸球体濾過を素早く改善させ，またアシドーシスの可能性を低下させるために水分負荷を行う．高リスク患者に対しては，2,500～3,000 mL/m^2/dayの水分負荷を行う．十分な水分負荷でも尿の排泄量が少ない場合，ループ利尿薬（フロセミド：ラシックスなど）を使用する．

❷ 尿酸生成阻害薬の投与

臓器内での尿酸結晶化による急性腎障害を防ぐために尿酸生成阻害薬を投与する．薬剤としては，アロプリノールやフェブキソスタットが用いられる（表3）．

Ⅳ．がん薬物療法において注意を要する合併症・臓器障害

表3　高尿酸血症で用いられる薬剤

	アロプリノール（ザイロリック）	フェブキソスタット（フェブリク）
作用機序	キサンチンオキシダーゼ阻害による尿酸産生抑制（プリン骨格を持つ競合的阻害）	キサンチンオキシダーゼ阻害による尿酸産生抑制（プリン骨格を持たない非競合阻害）
効能・効果	痛風，高尿酸血症を伴う高血圧症	痛風，高尿酸血症，がん化学力療法に伴う高尿酸血症
用法	200〜300mg　分2〜3投与	MAX 60mg　分1投与
代謝・排泄	キサンチンオキシダーゼで代謝 腎臓排泄（腎障害時に減量が必要）	グルクロン酸抱合反応で代謝 尿中・糞中排泄

❸ ラスブリカーゼの投与

　遺伝子組み換え型尿酸分解酵素ラスブリカーゼ（ラスリテック）は尿酸を分解して尿酸値をコントロールする．抗がん薬治療に伴う高尿酸血症に適応があり，腫瘍崩壊症候群の予防に使用可能である．0.1〜0.2mg/kgを1日1回，30分以上かけて投与する．投与期間は5日までとされている．尿酸値を見ながら追加投与できる．投与開始後4時間で尿酸値は速やかに低下するとされている．ラスブリカーゼを使用する際には，使用開始時に尿酸値を測定する必要があるが，採血検体は尿酸分解を防ぐために氷冷する．

❹ 看護ケア

　TLSは初回治療時や再発直後の治療時に発症しやすい．ただでさえがん罹患や再発の不安を強く抱くなかで，治療開始前から大量の補液や心電図モニターの装着など，状況悪化を予感される対応がなされるためさらに不安を強くする場合がある．心理的な支援を十分に行いながら，予防薬の確実な投与，症状や徴候のモニタリング，早期発見，早期対応が看護ケアとして重要となる．大量の補液や利尿薬投与による頻回な排泄により疲労や睡眠障害も併発し，転倒リスクも高まるため，安全な環境への配慮も十分行っていく必要がある．

文献

1) Coiffier B et al. Guidelines for the management of pediatric and adult tumor lysis syndrome: an evidence-based review. J Clin Oncol 2008; **26**: 2767-2778
2) Cairo MS, Bishop M. Tumour lysis syndrome: new therapeutic strategies and classification. Br J Haematol 2004; **127**: 3-11
3) Howard SC et al. The tumor lysis syndrome, N Engl J Med 2011; 364: 1844-1854
4) 日本臨床腫瘍学会（編）．腫瘍崩壊症候群（TLS）ガイダンス，金原出版，東京，2013
5) 城向富由子．腫瘍崩壊症候群．がん看護 2017; **22**: 319-321

4. 発熱性好中球減少症（FN）

A 発熱性好中球減少症とは

発熱性好中球減少症（febrile neutropenia：FN）の発熱は，口腔温が 38.3℃ 以上，もしくは 1 時間以上持続する 38.0℃ 以上と定義される．日本では，腋窩温 37.5℃ 以上（口腔温 38.0℃ 以上）と定義されている．好中球数は 500/μL 未満，もしくは好中球数 1,000/μL 未満で今後 48 時間以内に好中球数 500/μL 未満への減少が予想される状態[1]をいう．

B 発生機序

抗がん薬の直接作用と血小板減少を伴うことで，皮膚・粘膜バリアが破綻するため，鼻腔，口腔，消化管粘膜，肛門，陰部やカテーテルなどの体内異物挿入部位が細菌の侵入門戸となりやすい．細菌が口腔内や消化管細菌叢から血液内に流入すること，腫瘍による気道・リンパ管・胆道・消化管・尿路の閉塞などの器質的変化や血液がんに多い免疫機能の破綻が関連している[2]．

C リスクアセスメント

FN 発症および重症化リスクは，疾患，レジメン，患者側のリスク因子，治療目的により異なる[3]．化学療法前には，治療の強度，使用する抗がん薬の種類や投与量，投与スケジュールから，好中球減少の時期，程度を予測する．患者側のリスク因子として，年齢や全身状態，肝腎機能の確認，齲歯や痔核，皮膚や粘膜の炎症など，感染源となりうる症状の有無についても把握しておく．

白血球・好中球減少は，抗がん薬の種類や量，組み合わせにより異なるが，一般的には抗がん薬投与後 7〜14 日で最低値（nadir）となり，21 日ころに回復する．好中球数 500/μL 以下であれば，致死的感染症を合併しやすくなる．好中球減少に伴う発熱のうち，少なくとも半数は，顕在的あるいは潜在的な感染症に起因する[4]．

FN の定義は，がん患者が好中球減少時に発熱した場合に抗菌薬の経験的治療（エンピリック治療）を行うべき患者を選別する目安である．好中球減少を満たさない場合でも，個々の患者の状態や背景を考慮して経験的抗菌薬治療を行うべきかを判断する[1]．

Ⅳ. がん薬物療法において注意を要する合併症・臓器障害

❶ 発症の高リスク因子[1] (表1, 表2)

①好中球数100/μL以下の状態が7日を超えて持続すると予想される
②嚥下障害や高度な下痢を伴う消化管粘膜障害
③消化器症状（腹痛・嘔吐・下痢）
④新たに出現・変化した神経学的異常または精神症状
⑤血管内カテーテル感染症
⑥肺浸潤の出現または慢性肺疾患の存在
⑦好中球減少持続期間が長い
⑧FNの既往
⑨治療強度が強く治療期間が短い化学療法レジメン
⑩ヘモグロビン値12 g/dL以下
⑪心疾患・腎疾患の合併
⑫肝トランスアミナーゼ上昇

表1　FN発症に関するリスク因子

1. 患者年齢65歳以上
2. 前治療として化学療法や放射線療法を有する
3. 好中球減少や腫瘍の骨髄浸潤を有する
4. FN発症前の合併症がある
   1) 好中球減少症
   2) 感染症や開放創がある
   3) 直近に手術療法を受けた
5. performance statusが悪い
6. 腎機能の低下
7. 肝機能障害時に高ビリルビン血症

（日本癌治療学会（編）．G-CSF適正使用ガイドライン2013年版 Ver.4 [3] より許諾を得て転載・一部抜粋）

表2　臨床的予後に関与する感染症関連の合併症と患者の状態

1. 敗血症
2. 患者年齢65歳以上
3. 重篤な好中球減少症（好中球絶対数＜100/μL）
4. 肺炎
5. 侵襲性真菌感染症
6. 臨床的に明らかな感染症
7. 入院中の発熱
8. FNの既往

（日本癌治療学会（編）．G-CSF適正使用ガイドライン2013年版 Ver.4 [3] より許諾を得て転載・一部抜粋）

❷ 重症化のリスク

FNをきたした患者が重症化するかどうかの予測としてスコアが提唱されており，MASCCスコアが用いられている（表3）[1]．重篤な感染症に移行する7つの危

4. 発熱性好中球減少症（FN）

表3　MASCC Score

項目	点数
臨床症状 ・無症状・軽症 ・中等症 ・重症	5 3 0
低血圧（＜90mmHg または昇圧薬を要する）がない	5
COPD がない	4
固形がんである，または真菌感染症の既往がない	4
脱水がない	4
発熱時に外来管理下	3
60歳未満	2
該当する項目のスコアを加算する．スコアが高くなるほどリスクは低くなる． 最高26点．21点以上で低リスクとなる．	

（国立がん研究センター内科レジデント（編）．がん診療レジデントマニュアル，第7版，医学書院，東京，2016: p.367 [7]）より許諾を得て転載・一部抜粋）

MASCC スコア

険因子について評価を行い，スコアリングの結果に応じて低リスクと高リスクに分類される．MASCC スコアが20点以下を高リスク患者と判定する[5]．高リスク患者の場合，入院し抗緑膿菌作用を用いた経験的抗菌薬治療を推奨されている．低リスク患者であれば，経口抗菌薬による治療が外来で可能とされているが，原因微生物によっては，重症化することがあるので，十分に注意し経過観察することが必要である．

D 観察項目

　好中球減少で起こる症状と徴候は図1に示す．好中球減少期には，炎症所見が乏しいことが多いため，典型的な症状や身体所見が認められない場合でも，注意して慎重に症状や所見を観察する．悪寒，戦慄，脱力感，錯乱，などの症状があるときは，敗血症が疑われる．血圧低下，頻脈，動悸，頻呼吸，息切れ，意識レベルの変化など敗血症性ショックをきたしていないか全身状態の情報収集が大切である[6]．

E 対応とケア

　化学療法開始前から，患者の治療背景，FN の発症に関するリスクの有無，レジメンによる FN のリスクを十分に理解し，FN を発症した際には，迅速に対処することが重要である．いかに速やかに初期治療を開始できるかが，患者の生命予後にも影響する．

Ⅳ．がん薬物療法において注意を要する合併症・臓器障害

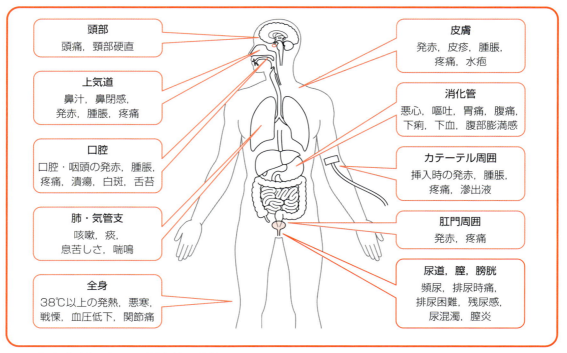

図1　好中球減少で起こる感染部位と症状

❶ FN の臨床検査

　　発熱症状，悪寒戦慄出現時，速やかに初期検査を実施する．初期検査として，血算，生化学検査，血液培養採取を抗菌薬開始前に採取する．すでに抗菌薬投与中の患者では，次の抗菌薬投与の直前に採取する．血液培養は，部位を変えて2セット以上採取する．中心静脈カテーテルが挿入されている場合は，カテーテルと末梢静脈からの採血を行う．必要に応じて，尿培養検査，胸部X線検査などが実施される．

❷ 初期治療（図2）

a．高リスク患者

　　難治性がん，血液疾患で治療を受ける患者，FN 発症リスクに関するリスク因子に当てはまる患者などの場合，好中球減少時には感染が急速に進行し，適切な治療が遅れると敗血症性ショックにいたり，生命予後にも影響するため，菌の同定を待たずに，好中球減少による発熱を感染症のひとつの症状と捉えて，広域スペクトラムの抗菌薬による経験的抗菌薬治療を速やかに開始する必要がある．

b．低リスク患者

　　好中球減少期間が7日以内，合併症がないまたは少なく，外来治療も可能で FN

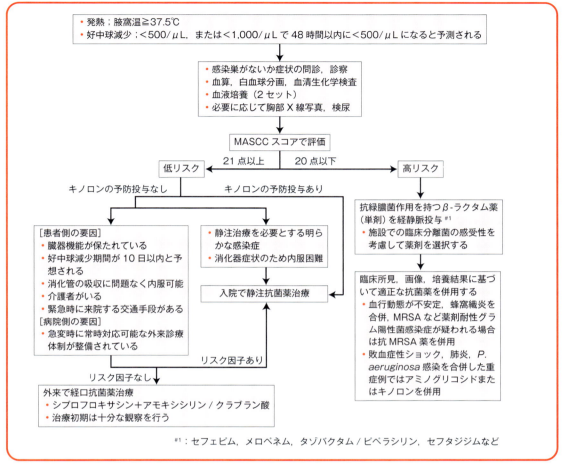

図2 発熱性好中球減少症の初期管理
(日本臨床腫瘍学会(編). 発熱性好中球減少症(FN)診療ガイドライン, 第2版, 南江堂, 東京, 2017: p.xii[1] より許諾を得て転載)

が予測されるレジメンの場合は，シプロフロキサシンなどの抗菌薬があらかじめ処方されていることが多い．外来治療中の患者では，発熱時に連絡があった時点での抗菌薬の内服開始の有無を確認する．抗菌薬の内服を開始していなければ，内服を開始し，3日間経過しても解熱しない場合には，再度連絡するよう指示する．熱苦痛が強い場合には，解熱剤を用いるが，非ステロイド抗炎症薬(NSAIDs)は血小板凝集抑制のため，血小板低下時には使用せず，アセトアミノフェンの内服で対応する[3]．外来治療で低リスクであっても，治療に反応しない場合もまれにあるため，解熱せず随伴症状がある，症状が改善しないまたは増悪時の連絡方法，緊急受診の体制について確認し，慎重に経過を観察する．

❸ FNの予防（表4）

FN発症率が20％以上のレジメンを使用するとき，FNを予防するためにG-CSFの一次予防投与が推奨される．また，FN発症率が10〜20％のレジメンを使用す

Ⅳ．がん薬物療法において注意を要する合併症・臓器障害

表4　G-CSF製剤使用についてのガイドライン

1）一次予防的投与
抗がん薬治療の1コース目から，FNを予防する目的で，好中球が減少や発熱を確認することなくG-CSFを投与すること． ①FN発症率が20％以上のレジメンを使用するとき，FNを予防するために，G-CSFの一次予防的投与が推奨される． ②FN発症率が10〜20％のレジメンを使用するとき，FN発症または重症化のリスクが高いと考えられる因子を持つ患者ではG-SCFの一次予防的投与が考慮されるが，それ以外の患者ではG-CSFの一次予防的投与は推奨されない．
2）二次予防的投与
抗がん薬治療において前コースでFNを生じたり，遷延性の好中球減少で投与スケジュールの延期が必要となったりした場合に，次コースで予防的にG-CSFを投与すること． ①抗がん薬の減量やスケジュール変更を行うことが望ましくない患者※でなければ，原則として次コース以降は抗がん薬の減量もしくはスケジュール変更を検討すべきである． ②抗がん薬の減量やスケジュール変更を行うことが望ましくない患者※において，前コースでFNを認めた場合，次コース以降でG-CSF二次予防投与を考慮する． ※：化学療法により「治癒」を含む十分な効果が期待でき，治療強度を下げないほうがよいと考えられる疾患の患者．
3）治療的投与
①無熱性好中球減少患者に対し，ルーチンにG-CSFの治療的投与をすべきではない． ②発熱性好中球減少症患者に対し，ルーチンにG-CSFの治療的投与をすべきではない．ただし，G-CSFの予防投与を受けていたFN患者では，G-CSFの継続投与が勧められる． ③G-CSFの予防投与を受けていないFN患者では，高リスクの場合，G-CSFの治療的投与を検討する．

（日本癌治療学会（編）．がん診療ガイドライン，G-CSF適正使用診療ガイドライン，2013 [2]）および，国立がん研究センター内科レジデント（編）．がん診療レジデントマニュアル，第7版，医学書院，東京，2016: p.403 [7] を参考に著者作成）

るとき，FN発症または重症化のリスクが高いと考えられる因子を持つ患者において，G-CSFの一次投与が考慮される[3]．

❹ セルフケア支援

　好中球減少時のセルフケア支援として，感染予防行動の確立と感染徴候の早期発見，早期治療が可能となるための支援が最も重要である．好中球減少の有無にかかわらず，最も効果のある感染予防対策は手洗いやアルコールなどによる手指衛生である．患者自身が，感染予防行動が重要であることを認識し，日常生活のなかに取り込み感染予防行動を獲得できることが重要である．患者の清潔習慣とセルフケアレベルをアセスメントし，手洗い・含嗽，歯磨きなどの方法を確認し，適切な感染予防行動が実施・継続できるよう教育を行う．レジメンに沿った好中球減少時期，程度，回復時期を説明し，好中球減少時期には，感染徴候の観察ができ，医療者への報告が速やかにできること，外来治療の場合には，発熱時には抗菌薬の内服を開始し，解熱しなければ病院へ連絡する必要性と，治療を継続していくためには発熱時の速やかな対応が大切であることを指導する．

　好中球減少期は，易感染状態となるため，細菌の侵入門戸となりやすい部位の保護，身体の清潔，口腔ケア，食事制限などの援助を行う．血液疾患などFN高リスク患者においては，抗菌薬などの予防投与も行われることもある．また，発

熱時の全身状態の観察と，迅速な初期検査，経験的抗菌薬治療の開始は，重要な看護援助である．

標準予防策の徹底，好中球 100/μL 以下で，好中球遷延が予想され，真菌感染のハイリスク患者においては，HEPA フィルターが装備された病室への入室が望ましい．

好中球減少期は，発熱とそれに伴う随伴症状，悪心や食欲不振，倦怠感，口内炎などの粘膜障害などの副作用も重複し，身体的にも苦痛が強い．辛い症状が続くなかで，セルフケアが困難になる場合もあるが，感染予防行動などセルフケアが継続できるよう精神的なサポートと看護援助がとても重要となる．

文献

1) 日本臨床腫瘍学会（編）．発熱性好中球減少症（FN）診療ガイドライン，第 2 版，南江堂，東京，2017
2) 森　文子ほか（編）．薬物療法に伴う有害事象—発熱性好中球減少症．≪がん看護実践ガイド≫オンコロジックエマージェンシー，医学書院，東京，2016: p.153-155
3) 日本癌治療学会（編）．G-CSF 適正使用ガイドライン 2013 年版 Ver.4　http://www.jsco-cpg.jp/guideline/30.html#g02 ［最終アクセス 2017 年 11 月 14 日］
4) 日本臨床腫瘍学会（監修）．入門腫瘍内科学．篠原出版新社，東京，2009: p.226-268
5) 田村和夫（編）．発熱性好中球減少症の予防と対策 改訂版．医療ジャーナル社，東京，2012
6) 森　文子ほか（編）．帰宅後に生じる代表的な有害事象の評価と対応—発熱．≪がん看護実践ガイド≫オンコロジックエマージェンシー，医学書院，東京，2016: p.179-185
7) 国立がん研究センター内科レジデント（編）．がん診療レジデントマニュアル，第 7 版．医学書院，東京，2016: p.365-370

Ⅳ. がん薬物療法において注意を要する合併症・臓器障害

5. 播種性血管内凝固症候群（DIC）

A 播種性血管内凝固症候群とは

　播種性血管内凝固症候群（disseminated intravascular coagulation：DIC）とは，がんの進行や敗血症などの基礎疾患の存在下に全身性かつ持続性の著しい凝固活性化をきたし，細小血管内に微小血栓が多発する重篤な病態である．凝固系の活性化とともに，微小血栓を溶解しようとする機序である線溶系も活性化する．DIC が進行すると，血小板や凝固因子が消耗されるため出血症状をきたしたり，多発した微小血栓による臓器の血流障害のため多臓器不全をきたす．このような臨床症状が出現すると，急変のリスクが高いため，臨床症状がない時点での治療開始が望まれる．

B 発生機序

凝固活性化

線溶抑制状態

　著しい凝固活性化は DIC の主要な病態であるが，線溶活性化の程度は，基礎疾患によって様々である．敗血症などの重症感染症による DIC では，抗凝固性蛋白質であるトロンボモジュリン（thrombomodulin：TM）が抑制されたり，線溶阻止因子であるプラスミノーゲンアクチベーターインヒビター-1（plasminogen activator inhibitor-1：PAI-1）の過剰発現のため，線溶抑制状態となる（線溶抑制型 DIC）．このような DIC では，出血症状は比較的軽度であるが，多発した微小血栓が溶解されにくく微小循環障害による臓器障害が高度になりやすい．一方で，急性前骨髄球性白血病や大動脈瘤などでは，PAI-1 は上昇せずに，著しい線溶活性化を伴う（線溶亢進型 DIC）．線溶系が亢進して止血血栓が溶解されやすいため，臓器症状はほとんどみられないものの，出血症状が高度になりやすい．

C リスクアセスメント

　DIC の基礎疾患として，がん領域で主なものとしては，固形がん，造血器腫瘍，敗血症などの重症感染症があげられる．いずれの基礎疾患も常に DIC を伴っているのではなく，基礎疾患の悪化や化学療法による腫瘍崩壊の過程で DIC を併発してくることがある．がん領域以外の DIC の基礎疾患として，外傷，熱傷，大動脈瘤，巨大血管腫，産科合併症（常位胎盤早期剝離，羊水塞栓症など），劇症肝炎，急性膵炎，急性呼吸窮迫症候群など多くの疾患があげられる．
　このような基礎疾患を有する患者について，DIC の診断基準に該当する項目の有無について確認をする．最も頻用されているのは，旧厚生省の DIC 診断基準で

5. 播種性血管内凝固症候群（DIC）

表1　DIC 診断基準

	旧 厚生省 DIC 診断基準	急性期 DIC 診断基準
基礎疾患，臨床症状	基礎疾患あり：1点 出血症状あり：1点 臓器症状あり：1点	基礎疾患は必須項目 注意深く鑑別診断を行う SIRS（3項目以上）：1点
血小板数 （×$10^4/\mu L$）	>8，≦12：1点 >5，≦8：2点 ≦5：3点	≧8，<12 もしくは24時間で30%以上の減少：1点 <8 もしくは24時間で50%以上の減少：3点
フィブリン/フィブリノゲン分解産物 （FDP，$\mu g/mL$）	≧10，<20：1点 ≧20，<40：2点 ≧40：3点	≧10，<25：1点 ≧25：3点 D-ダイマーはFDPに換算
フィブリノゲン （mg/dL） PT	>100，≦150：1点 ≦100：2点 PT比： ≧1.25，<1.67：1点 ≧1.67：2点	PT比： ≧1.2：1点
DIC 診断	7点以上（白血病群では，出血症状と血小板数を除いて4点以上）	4点以上（白血病群には適用できない）

FDP

ある（表1）．基礎疾患，臨床症状，血小板数，フィブリン/フィブリノゲン分解産物 [fibrin/fibrinogen degradation products (FDP)]，フィブリノゲン，プロトロンビン比によってスコアリングして診断する．ほかにも，急性期 DIC 診断基準は，より早期診断が可能であり，造血器悪性腫瘍に合併した DIC には適用できないが，救急領域や感染症に合併した DIC の診断に有用である（表1）．

D 観察項目

❶ 出血リスクおよび全身状態のアセスメント

DIC を発症している患者の観察には，呼吸状態・血圧・脈拍数・尿量などのバイタルサインや意識状態の変動，出血傾向（皮膚・口腔粘膜の出血，採血部位や末梢静脈ラインなどの刺入部位からの出血，下血など）の有無に留意して観察を行う必要がある．

❷ 治療薬の影響や臓器障害の観察と対応

DIC と診断されると直ちに治療が開始される．治療薬が適切に投与されるよう，指示や投与方法，薬剤の配合変化などを厳重に確認し管理する．治療薬の作用・副作用，臓器障害などによる全身状態への影響について観察が必要になる．

E 対応とケア

❶ 治療

DICまたはDICの疑いと診断された時点で，直ちに治療を開始する．基礎疾患の治療，抗凝固療法，補充療法が基本となる．抗凝固療法や補充療法のみでは治療効果は不十分のため，基礎疾患に対する治療が必須となる．しかし，基礎疾患がすぐに治癒できない場合も多く，この間にDICによる病態悪化を防ぐために，抗凝固療法や補充療法を併行させる．

a．基礎疾患の治療

DICには必ず基礎疾患が存在するため，基礎疾患の治療は不可欠となる．がんに対する化学療法や感染症に対する抗菌薬治療がこれにあたる．基礎疾患が軽快しなければDICからの離脱は難しく，すなわち，基礎疾患に対する治療の選択肢が限界となった時点でDICを合併していた場合，DICの制御は不可能である．

b．抗凝固療法

①ヘパリン類

未分画ヘパリン，低分子ヘパリン，ダナパロイドナトリウムがある．これらのヘパリン類は，いずれもアンチトロンビン（antithrombin：AT）活性を促進させることによって，抗凝固活性を発揮する．AT活性が70％以下と低下している場合は，十分な効果は期待できないため，ATⅢ濃縮製剤を併用する．低分子ヘパリンやダナパロイドナトリウムの投与では出血は比較的少ないとされているが，ヘパリン類の副作用としての出血に留意する．

②合成蛋白分解酵素阻害薬

ガベキサートメシル酸塩とナファモスタットメシル酸塩がある．これらはATに依存することなく凝固系の過剰亢進を抑制する．ヘパリン類とは異なり，出血のリスクは高くないことが長所としてあげられる．ナファモスタットメシル酸塩は，抗線溶活性も強力であるが，副作用としての高カリウム血症には注意が必要である．両薬剤ともに，末梢静脈血管からの投与では，副作用としての静脈炎に留意する．

③遺伝子組み換えトロンボモジュリン製剤（recombinant thrombomodulin：rTM）

生理的抗凝固物質であり，日本で開発されたDIC治療薬である．本剤は主として腎臓から排泄されるため，重篤な腎障害のある患者では減量して使用する．

c．補充療法

血小板や凝固因子が著しく減少している場合には，濃厚血小板や新鮮凍結血漿の輸注を適宜行う．通常，濃厚血小板は，血小板数2万/μL以上を，出血傾向が強いDICでは5万/μL以上を維持することを目安に輸注される．一般的に，慢性DICでは血小板輸血の適応はない．また，新鮮凍結血漿は，フィブリノゲン

100 mg/dL 以上を維持することを目安に補充する.

❷ 全身状態の把握と治療計画の理解

　　DIC を発症している患者は，基礎疾患の状態と併せて重篤であることが多いため，全身状態や急変のリスクを含めた病状把握に努め，今後の診療方針に関する情報共有を十分にしておく必要がある．医師，薬剤師，看護師など，多職種チーム内の情報共有は非常に重要である．

❸ 輸血の管理

　　血小板数や凝固因子などの血液データおよび濃厚血小板や新鮮凍結血漿の輸血指示を確認し，適切に輸血を実施する．輸血によるアレルギー反応や輸血後の身体症状などの観察を十分に行い，症状出現時は速やかに対応できるよう準備しておく．

❹ 患者教育

　　患者・家族には，基礎疾患だけでなく DIC の状態や病状変化のリスクについて説明し，理解を確認して協力を得る．出血症状や様々な身体症状は，患者自身や家族がちょっとした違和感から気がつくことも多く，身体の観察ポイント（目で見てわかる出血・出血斑・下血，目では見えない腹痛・呼吸苦・頭痛など）とその意義を伝え，セルフモニタリングを促す．これは出血予防のための対処行動の動機づけにもなる．外傷・打撲の回避，転倒予防の安全な歩行や姿勢の保持，愛護的な口腔ケア・スキンケアの方法，感染予防行動などを指導する．

6. 抗利尿ホルモン不適合症候群（SIADH）

A 抗利尿ホルモン不適合症候群（SIADH）とは

バソプレッシン

抗利尿ホルモン不適合症候群（syndrome of inappropriate secretion of antidiuretic hormone：SIADH）とは，視床下部視索上核および室傍核で合成され，下垂体後葉より血中に分泌され，腎臓で水の再吸収を促進するホルモンであるバソプレッシン（antidiuretic hormone：ADH）が，血漿浸透圧に対して不適切に分泌または作用することで起こる症候群である．その結果，体内に水分が貯留し，血液が希釈され，低ナトリウム血症などを呈する病態となる．SIADH の診断基準を表1に示す[1]．

表1 SIADH の診断基準（厚生労働省）

Ⅰ．主症候
1. 脱水の所見を認めない
2. 倦怠感，食欲低下，意識障害などの低ナトリウム血症の症状を呈することがある

Ⅱ．検査所見
1. 低ナトリウム血症：血清ナトリウム濃度は 135mEq/L を下回る
2. 血漿バソプレッシン値：血清ナトリウム濃度が 135mEq/L 未満で，血漿バソプレッシン濃度が測定感度以上である
3. 低浸透圧血症：血漿浸透圧は 280mOsm/kg を下回る
4. 高張尿：尿浸透圧は 300mOsm/kg を上回る
5. ナトリウム利尿の持続：尿中ナトリウム濃度は 20mEq/L 以上である
6. 腎機能正常：血清クレアチニンは 1.2mg/dL 以下である
7. 副腎皮質機能正常：早朝空腹時の血清コルチゾールは 6μg/dL 以上である

Ⅲ．参考所見
1. 原疾患の診断が確定していることが診断上の参考となる
2. 血漿レニン活性は 5ng/mL/hr 以下であることが多い
3. 血清尿酸値は 5mg/dL 以下であることが多い
4. 水分摂取を制限すると脱水の進行なく低ナトリウム血症が改善する

[診断基準] 確実例：Ⅰの1およびⅡの1～7を満たすもの
[鑑別診断] 低ナトリウム血症をきたす他の疾患を除外する

（厚生労働科学研究費補助金 難治性疾患克服研究事業 間脳下垂体機能障害に関する調査研究班．バソプレシン分泌過剰症（SIADH）の診断と治療の手引き（平成22年度改訂），2011[1] より引用）

B 発生機序

SIADH は，様々な要因で起こる（表2）．がん領域における SIADH の原因としては，悪性腫瘍による ADH 産生や薬剤性が主である．ADH を産生する悪性腫瘍としては，肺がんが80%を占め，なかでも小細胞肺がんが90%を占めると報告されている[2]．そのほかに，腫瘍の迷走神経障害による ADH 分泌抑制の解除や，腫瘍の下大静脈圧迫による左房容積受容体を介した反応などもあげられる．

表2 SIADHの主な原因

1. 悪性腫瘍：肺がん，膵がん，胸腺腫，胃がん，大腸がん
2. 薬剤：抗がん薬（ビンクリスチン，シクロホスファミド，シスプラチン），抗うつ薬，抗けいれん薬など
3. 中枢神経系疾患：脳腫瘍，髄膜炎，外傷，脳梗塞，脳出血など
4. 肺疾患：肺腫瘍，肺炎，肺結核，肺真菌症など

（厚生労働科学研究費補助金 難治性疾患克服研究事業 間脳下垂体機能障害に関する調査研究班．バゾプレシン分泌過剰症（SIADH）の診断と治療の手引き（平成22年度改訂），2011 [1]）を参考に著者作成）

低ナトリウム血症は，細胞外から細胞内への水分移動を引き起こす．特に，脳において細胞内への水分移動は脳浮腫を引き起こし，神経学的な症状が引き起こされると考えられる．

C リスクアセスメント

がん患者に起こる低ナトリウム血症の最も頻度の高い原因は，SIADHであり，約30％を占める[3]．そのため，SIADHが起こりやすい悪性腫瘍および薬剤をあらかじめ把握しておくことが重要である．

低ナトリウム血症の急速な補正は，橋中心性髄鞘崩壊症[注]を起こす危険があり，点滴でナトリウムの補正を行う際は，点滴速度に十分な注意が必要である．

注）橋中心性髄鞘崩壊症：低ナトリウム血症の状態では，脳細胞内外の浸透圧が低下する．その状態で，急激なナトリウムの補充により，細胞外が急激に高浸透圧になると，細胞内の水分が細胞外に移行し，脳細胞が脱水状態となり，脳障害を生じる．

D 観察項目

血清ナトリウム値が120 mEq/L以上であれば無症状のことも多いが，悪心，食欲低下，転倒，歩行失調，注意力低下などの症状を認め，せん妄の原因にもなる．血清ナトリウム値が110 mEq/L以下では意識障害やけいれん，場合により呼吸停止や不可逆的脳障害を起こすこともある．特に，低ナトリウム血症が急激に進行する例では，血清ナトリウム値が120 mEq/L程度でも重篤な症状をきたし，致死的となる場合もあり，注意が必要である．

E 対応とケア

SIADHの治療は，原因となっている疾患の治療，原因薬剤の中止，水分制限（1日の総水分摂取量を体重1 kgあたり15～20 mL），塩化ナトリウム投与（内服・点滴），モザバプタン投与などがある[4]．抗がん薬が原因薬剤の場合は，原因薬剤の中止が困難なことが多い．

水分制限のみで血清ナトリウムの改善を認めることが多いが，神経症状を伴う場合は，3%塩化ナトリウム液などの高張食塩水（生理食塩水 400 mL に 10%塩化ナトリウム 100〜120 mL を混注）によるナトリウムの補正を行う．補正開始後は，橋中心性髄鞘崩壊症の発症を予防するため，急激なナトリウム濃度の上昇がないか，頻回なモニタリングが望ましい．

低ナトリウム血症の患者に対する看護には，観察・薬剤管理・安全管理・患者指導がある（表3）．水分管理は重要であり，飲水量と尿量の確認を行い，水分制限の評価に用いる．また，低ナトリウム血症による神経学的な症状の進行を観察する．薬剤に関しては，原因薬剤の中止と適切な輸液速度の管理を行う．意識障害やせん妄の原因になるため，安全管理や患者への指導も重要である．

表3　SIADH の患者に対する看護

A. 観察
　①水分管理
　　1）飲水量測定
　　2）尿量測定
　　3）体重測定
　②全身の観察
　　1）バイタルサイン
　　2）意識レベル
B. 薬剤管理
　1）輸液量・輸液速度の確認（急速なナトリウムの補正は橋中心性髄鞘崩壊症のリスク）
　2）内服薬・点滴など可能な限り原因薬剤を中止
C. 安全管理
　1）周囲に危険物がないか（転倒，歩行失調，注意力低下）
　2）静脈ルートや膀胱留置カテーテルの自己抜去の防止（せん妄）
　3）転倒・転落の注意（せん妄）
D. 患者への指導
　1）水分制限・水分管理の必要性
　2）病状・症状の説明

文献

1) 厚生労働科学研究費補助金 難治性疾患克服研究事業 間脳下垂体機能障害に関する調査研究班．バゾプレシン分泌過剰症（SIADH）の診断と治療の手引き（平成 22 年度改訂），2011
2) 清水倉一ほか．異所性 ADH 産生腫瘍．日本臨床 1993; **51** (Suppl): 222-233
3) Glover DJ et al. Metabolic oncologic emergencies. CA Cancer J Clin 1987; **37**: 302-320
4) 髙久史麿ほか．低ナトリウム血症．ワシントンマニュアル，第 12 版，メディカル・サイエンス・インターナショナル，東京，2012: p.384-390

7. 高血糖

A 高血糖とは

　高血糖は，血中のグルコース濃度が過剰な状態である．血糖値の基準値は，空腹時血糖が110mg/dL未満，食後2時間血糖値が140mg/dL未満とされているが，基準値を超える場合に高血糖と診断される．

　近年は，免疫チェックポイントを標的にした複数の薬剤（ニボルマブなど）が承認され，新たな機序の抗がん薬として注目されている．一方で，副作用の発症機序や対処方法は従来と異なる．なかでも，高血糖・劇症1型糖尿病は急激に発症し，速やかに対処をしないと重篤化するおそれがあるため，副作用として熟知しておく必要がある．表1に劇症1型糖尿病の診断基準を示す[1]．

劇症1型糖尿病

表1　劇症1型糖尿病の診断基準（2012）

＜診断基準＞
以下の1～3のすべて満たす．
1) 糖尿病症状発現後1週間前後以内でケトーシスあるいはケトアシドーシスに陥る（初診時尿ケトン体陽性，血中ケトン体上昇のいずれかを認める．
2) 初診時の（随時）血糖値≧288mg/dL かつHbA1c値＜8.7％である．
3) 発症時の尿中Cペプチド＜10μg/日または空腹時血清Cペプチド＜0.3ng/mL，かつグルカゴン負荷後（または食後2時間）血清Cペプチド＜0.5ng/mLである．

＜参考所見＞
A) 原則としてGAD抗体などの膵島関連自己抗体は陰性である．
B) ケトーシスと診断されるまで原則として1週間以内であるが，1～2週間の症例も存在する．
C) 約98％の症例で発症時に何らかの血中膵外分泌酵素（アミラーゼ，リパーゼ，エラスターゼ1など）が上昇している．
D) 約70％の症例で前駆症状として上気道炎症状（発熱，咽頭痛など），消化器症状（上腹部痛，悪心・嘔吐など）を認める．
E) 妊娠に関連して発症することがある．
F) HLA DRB1*04:05-DQB1*04:01との関連が明らかにされている．

（今川彰久ほか．糖尿病 2012; 55: 815-820 [1] より引用）

B 発生機序

1型糖尿病
自己免疫異常

　1型糖尿病は，通常は，ウイルス感染などをきっかけに自己免疫異常が生じ，膵β細胞が破壊されることで，インスリンが欠乏する疾患と考えられている．成人の糖尿病の大半を占めるは2型糖尿病では，インスリン分泌能の低下は認めても，1型糖尿病のようにインスリン枯渇状態になることは少ない．

　免疫チェックポイント阻害薬による1型糖尿病の発生機序は明確になっていないが，薬剤が自己免疫異常を引き起こし，発症するとされている．

Ⅳ．がん薬物療法において注意を要する合併症・臓器障害

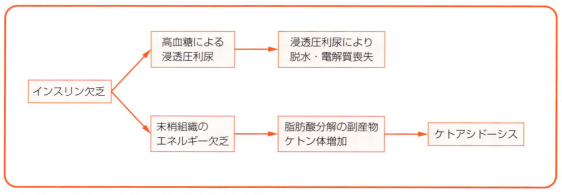

図1　糖尿病性ケトアシドーシスの発生機序と症状

インスリンは，細胞内に糖分を取り込む作用を持つ"唯一"のホルモンであるため，インスリン欠乏状態では，細胞内に糖分をまったく取り込むことができず，細胞は飢餓状態となる．細胞は飢餓状態になると脂肪を利用するため，脂肪の分解によりケトン体が産生され，ケトアシドーシスが生じる（図1）．また，高血糖に伴う浸透圧利尿が起こり，重度の脱水状態となる．

C リスクアセスメント

　1型糖尿病を起こしやすい薬剤や時期，頻度などをあらかじめ把握しておくことが重要である．1型糖尿病を引き起こす薬剤は，ニボルマブなどの免疫チェックポイント阻害薬がほとんどである[2]．発症時期は，投与開始数日後から投与終了後まで様々であり，治療中のみではなく治療終了後も注意が必要である．発症頻度は，1％未満とされている[3]．

D 観察項目

　早期発見が非常に重要である．口渇・多飲・多尿などの高血糖症状や意識障害を認めた場合には，劇症1型糖尿病の可能性を考慮し，血糖測定をすべきである．また，発熱などのインフルエンザ様症状を呈することや，腹痛・下痢などの消化器症状を伴うこともあるため，上気道炎やインフルエンザ，胃腸炎と誤診され，治療開始が遅れることもあり，注意が必要である．

Kussmaul呼吸

　身体所見は，脱水による皮膚・口腔乾燥，頻脈，Kussmaul呼吸（速く深い呼吸），ケトン臭のある呼気（甘酸っぱい臭い）がみられる．検査所見は，高血糖，代謝性アシドーシス，尿ケトン陽性，電解質異常，脱水などの異常所見を認める．血糖は高度に上昇するのが一般的であるが，中等度の上昇にとどまることもある（300mg/dL以下）．

E 対応とケア

糖尿病性ケトアシドーシス

劇症1型糖尿病と診断した際には，糖尿病性ケトアシドーシスの状態で発見されることが多く，対処が遅れると致死的となるため，速やかに治療を開始する．糖尿病性ケトアシドーシスの管理は，ICUで行うのが望ましい．治療は，インスリン欠乏に対するインスリンの補充と脱水に対する輸液が原則になる（表2）．数リットル分の脱水が伴っているため，循環動態を維持するために大量の輸液が必要になる．また，浸透圧利尿によりカリウムが欠乏しており，さらにインスリンの作用によりカリウムが糖分といっしょに急速に細胞内に移動するため，低カリウム血症はほぼ必発である．低カリウム血症は，致死性の不整脈を発症するリスクがあるため，カリウムの補充を積極的に行う必要がある．

血糖値は1時間ごと，血清電解質は1〜2時間ごと，動脈血ガス分析は重症アシドーシスまたは低酸素血症の患者においては必要に応じて測定する．電解質異常を伴うことも多いため，心電図モニターを装着する．患者の意識状態，バイタルサイン，検査結果のモニタリングが大切である．

急激な血糖低下により脳浮腫が出現することがあるため，血糖値は50〜75mg/dL/hr下げるのが適切で，血糖の推移には注意が必要である．検査データに比べて意識状態の改善が乏しい場合や，改善後に再び意識状態が悪化した場合には，脳浮腫を疑う必要がある．

表2 糖尿病性ケトアシドーシスの治療原則

①インスリン治療
- 速効型もしくはレギュラーインスリンを10〜15U（0.15U/kg）を直ちに投与する．その後，最初は5〜10U/時間（0.1U/kg/hrを目安）の速度で持続静注する．血糖値は50〜75mg/dL/hr下げるのが適切で，100mg/dL/hrを超える速度でのインスリン治療は浸透圧性脳症の危険がある．
- 患者の臨床像が改善し，アニオンギャップ（注1）が消失するまでは，維持インスリン注入1〜2U/hrを継続する．
- 経口摂取が再開すれば，インスリンは皮下注に切り替える．

②脱水・ショックに対する輸液
- 初期には生理食塩水1Lを急速に輸液し，バイタルサインと尿量が確保されるまで，さらに2〜3時間かけて0.5〜1L/hrで輸液を続ける．
- その後は，体内総水分量の不足を補充のために，1/2生理食塩水150〜500mL/hrの速度で補液する．血糖値が250mg/dLまで低下すれば5%ブドウ糖を加えて，危険な低血糖を防止する．

③カリウム補充
- カリウムは10〜20mEq/hrで静脈輸液に加える．

(注1) アニオンギャップ：血液中に存在する陽イオンと陰イオンの差．糖尿病性ケトアシドーシスでは，ケトンが増加した結果，アニオンギャップ高値の代謝性アシドーシスとなる．

（髙久史麿ほか．1型糖尿病と糖尿病性ケトアシドーシス．ワシントンマニュアル，第12版，メディカル・サイエンス・インターナショナル，東京，2012：p.826-833[4]を参考に著者作成）

文献

1) 今川彰久ほか．1型糖尿病調査研究委員会報告—劇症1型糖尿病の新しい診断基準（2012）．糖尿病 2012; **55**: 815-820
2) 日本臨床腫瘍学会（編）．糖尿病．がん免疫療法ガイドライン，金原出版，東京，2016: p.46-47
3) 日本糖尿病学会．免疫チェックポイント阻害薬使用患者における1型糖尿病の発症に関する Recommendation　http://www.fa.kyorin.co.jp/jds/uploads/recommendation_nivolumab.pdf［最終アクセス 2017年11月14日］
4) 髙久史麿ほか．1型糖尿病と糖尿病性ケトアシドーシス．ワシントンマニュアル，第12版，メディカル・サイエンス・インターナショナル，東京，2012: p.826-833

8. 間質性肺炎

A 間質性肺炎とは

　肺の間質(図1)に炎症が起こっている病態を間質性肺炎と呼ぶ．肺の間質は肺胞を支える組織(肺胞同士の隔たりにある空間)である肺胞隔であり，広義には，肺実質(肺胞，肺胞上皮，毛細血管内皮，これらの細胞の間で形状を支持する結合組織，血管やリンパ管周囲組織)ともいえる．これらに病変がある場合は，臨床症状，画像変化，呼吸機能，病理所見などに類似性がみられる．

　間質性肺炎は，その原因によって，薬剤性，特発性(原因不明)，がん性リンパ管症，過敏性肺臓炎，粉塵肺，好酸球性肺炎などに分類される．組織学的には，通常型間質性肺炎，非特異性間質性肺炎，呼吸細気管支炎，剥離性間質性肺炎，びまん性肺胞障害に分類されている[1]．2つの名称が混合して使われることも多く混乱しやすいが，各患者の病態を，原因と組織で分類することができるために，2つ(以上)の病名を有すると考えるとよい．

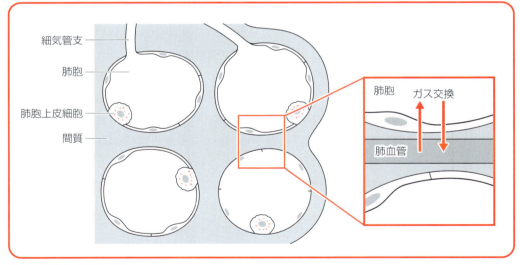

図1　肺胞と周囲の構造

B 発生機序

　肺実質に何かしらの炎症が生じることになるので，原因と発症機序は多種多様である．喫煙が原因のことも多く，その場合は吸入物質の毒性のために，肺胞上皮(肺が空気と接する部位)に慢性的な炎症が生じる．重症化するにつれて間質の

線維化が進む．薬剤による肺障害の場合は，その直接的な機序はわかっていないが，全肺にわたって間質の炎症が生じる．病勢の強弱があるために，画像検査などでは斑状にみえることもある．膠原病などによる二次性の場合は，原病による炎症が起因となる．たとえば強皮症の場合は，間質の線維化が顕著であるし，血管炎の場合は肺実質の血管の炎症が初期変化となる．がん性リンパ管症の場合は，腫瘍性病変などの周囲に生じやすく，肺門部に向かってリンパ管の流れに沿って生じることが多い．

間質は肺動脈が走行して，肺胞内の空気と接してガス交換をしている．間質が障害を受けるとガス交換能が低下する．酸素は二酸化炭素と比べて拡散のスピードが約1/20であるために，低酸素血症で発症する．肺気腫を合併したり，間質性肺炎が著しく進行すると二酸化炭素も貯留する．

C リスクアセスメント

喫煙歴
乾性咳嗽
呼吸困難

喫煙が間質性肺炎の最大のリスクのために，喫煙歴（本数と期間）が大切である．抗がん薬によって薬剤性間質性肺炎のリスクが異なるので注意する（表1）．間質性肺炎の典型的な症状は，乾性咳嗽と呼吸困難であるために，この2点については十分に注意する．

❶ 合併症としての間質性肺炎

がん治療前に，合併症として間質性肺炎を有する場合は，その重症度について評価する．重喫煙歴があった場合には高率に合併するので特に注意を要する．症状としての咳，呼吸困難のほかに，聴診にて fine crackle の有無，あった場合はその部位を確認する．病歴（間質性肺炎の増悪の既往の有無），他覚的所見（安静ならびに労作時の SpO_2，X線やCT像），呼吸機能（初期は肺拡散能の低下のみで，進行に伴い，肺活量の低下がみられ，最重症では1秒量も低下する）などから病状を把握する．安静時に SpO_2 が低下している患者は極めて重症であり，治療や肺炎などを契機として悪化することも多い．手術，肺炎，抗がん薬治療などによって悪化することがあるので注意する．

❷ 治療によって増悪または発症する間質性肺炎

抗がん薬などによる薬剤性の場合には，労作時の困難が初期症状であるが，運動能力が低下してる患者さんでは気づかれないことも多い．SpO_2（または PaO_2）の低下（92％以下で発症といった基準ではなく，治療前から数％の低下である場合も注意する）が診断のきっかけになる．抗がん薬の種類によって発症の頻度と程度が異なるので，注意すべき薬剤を把握することが望ましい．放射線治療では正常肺への照射があるために発症は必発であるが，重症度に応じて対応する．

表1 抗がん薬による薬剤性間質性肺炎のリスク

抗がん薬		報告数・重症度などからの注意すべきレベル	抗がん薬		報告数・重症度などからの注意すべきレベル
アルキル化薬	シクロホスファミド	＊＊＊	白金製剤	シスプラチン	＊
	イホスファミド	＊		カルボプラチン	＊
	ブスルファン	＊＊＊		オキサリプラチン	＊＊
	メルファラン	＊＊			
	プロカルバジン	＊＊＊＊			
代謝拮抗薬	メトトレキサート	＊＊	サイトカイン	インターフェロン	＊＊
	5-FU	＊		インターロイキン2	＊＊
	Ara-C	＊＊			
	ゲムシタビン	＊＊			
	アザチオプリン	＊			
	メルカプトプリン	＊			
	フルダラビン	＊＊			
	ペメトレキセド	＊＊			
抗悪性腫瘍性抗生物質	ドキソルビシン	＊	ホルモン製剤	タモキシフェン	＊
	ミトキサントロン	＊		プロゲステロン	＊＊
	マイトマイシン	＊＊＊		リュープロレリン	＊
	ブレオマイシン	＊＊＊＊			
微小管阻害薬	ビンブラスチン	＊＊＊＊	抗体製剤	セツキシマブ	＊
	ビンデシン	＊＊		ベバシズマブ	＊
	ビノレルビン	＊		ラムシルマブ	＊
	パクリタキセル	＊＊		ゲムツズマブ	＊
	ドセタキセル	＊＊＊		リツキシマブ	＊
	ナブパクリタキセル	＊＊		トラスツズマブ	＊
				イピリムマブ	＊＊＊
				ニボルマブ	＊＊＊
				ペムブロリズマブ	＊＊＊
トポイソメラーゼ阻害薬	イリノテカン	＊＊＊	分子標的治療薬	ボルテゾミブ	＊＊
	ノギテカン	＊		ソラフェニブ	＊
	エトポシド	＊＊		スニチニブ	＊
				エベロリムス	＊＊＊
				テムシロリムス	＊＊＊
				イマチニブ	＊＊
				ダサチニブ	＊＊
				ニロチニブ	＊＊
				スプリセル	＊
				ゲフィチニブ	＊＊＊＊
				エルロチニブ	＊＊＊＊
				アファチニブ	＊＊＊＊
				オシメルチニブ	＊＊＊＊
				クリゾチニブ	＊＊＊＊
				アレクチニブ	＊＊＊＊
				セリチニブ	＊＊＊＊

(日本呼吸器学会(編). 薬剤性肺障害の診断・治療の手引き, メディカルレビュー社, 東京, 2012 を参考に著者作成)

D 観察項目

発熱, 呼吸困難感(安静時・労作時), 肺野聴診, SpO_2(または PaO_2), 呼吸機能検査, X線検査, CT検査.

有害事象共通用語規準（CTCAE）で評価するのは大切であるが，病態に関連する項目として低酸素や肺臓炎などの項目しかない．そのために労作時のSpO_2などは十分に評価することができないことに注意する必要がある．

E 対応とケア

❶ 発症前の指導

患者には，治療薬に応じてリスクを説明する．労作時の呼吸困難が初期症状であることを説明する．急激に発症するときには，乾性咳嗽，発熱，呼吸困難を合併することが多いので，患者にはそれらの症状に十分注意するように指導する．

❷ 新規発症例の診断

安静時のSpO_2では診断が難しいことに留意し，症状によっては歩行などでSpO_2が低下するかを確認する．症状を呈しているときは，他覚的なSpO_2が数％の低下であっても，医師への報告をすることが望ましい．

❸ 発症時の対応

低酸素を発症した場合は，労作を中断し，安静にて酸素を投与する．低酸素血症に対しては速やかに酸素を投与する．二酸化炭素の貯留は肺気腫を合併していたり，肺機能が著しく低下していたりしないと生じないので，酸素の投与を躊躇わないようにする．労作によって低酸素となることがわかっている場合には，あらかじめ酸素を投与するなどの工夫をする．

文献
1) Travis WD et al. An official American Thoracic Society/European Respiratory Society statement: Update of the international multidisciplinary classification of the idiopathic interstitial pneumonias. Am J Respir Crit Care Med 2013; **188**: 733-748

V がん薬物療法の副作用対策とケア

1. 血管外漏出（EV）

A 血管外漏出（EV）とは

血管外漏出（extravasation：EV）とは，何らかの要因で血管が損傷し，薬剤が，血管周囲の皮下組織に漏出した状態のことであり，末梢静脈，中心静脈，動脈のいずれにおいても発生しうる．抗がん薬は，EV時の組織傷害の程度に基づいて，起壊死性抗がん薬（vesicant drugs），起炎症性抗がん薬（irritant drugs），非起壊死性抗がん薬（non-vesicant drugs）に分類されている（表1）．

表1 抗がん薬の組織傷害の程度

起壊死性抗がん薬	起炎症性抗がん薬	非起壊死性抗がん薬
○ドキソルビシン	○シスプラチン	○L-アスパラキナーゼ
○ダウノルビシン	○シクロホスファミド	○ブレオマイシン
○イダルビシン	○ダカルバジン	○シタラビン
○エピルビシン	○エトポシド	○メトトレキサート
○アムルビシン	○フルオロウラシル	○ペプロマイシン
○マイトマイシン	○ゲムシタビン	○エノシタビン　など
○ミトキサントロン	○チオテパ	
○ビンブラスチン	○イホスファミド	
○ビンクリスチン	○アクラルビシン	
○ビンデシン	○カルボプラチン	
○ビノレルビン	○ネダプラチン	
○パクリタキセル	○イリノテカン	
○ドセタキセル　など	○ラニムスチン	
	○ニムスチン　など	

（国立がん研究センターがん情報サービス「血管外漏出時の組織侵襲に基づく抗がん剤の分類」http://ganjoho.jp/public/dia_tre/attention/chemotherapy/side_effect/extravasation.html より引用）［最終アクセス2017年12月7日］

B 発生機序

EVは，カテーテル留置時の未熟な技術と留置中のカテーテルの動揺による血管穿通や，抗がん薬による刺激，糖尿病，動脈硬化など，患者の既往に関連して血管が脆弱化し，輸液ポンプや急速静注などの加圧に耐え切れず，血管の破綻が生じることによって発生する．

抗がん薬の血管外への漏出は，皮膚・軟部組織に炎症を引き起こし，発赤や腫脹を出現させる．そして，炎症の進行によって，疼痛・水疱・硬結・潰瘍が形成

Ⅴ．がん薬物療法の副作用対策とケア

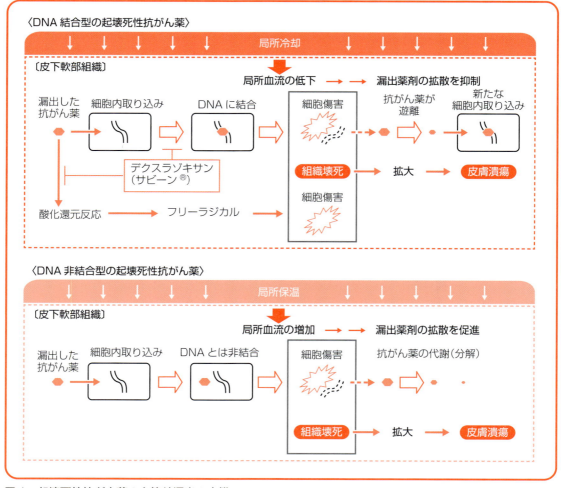

図1　起壊死性抗がん薬の血管外漏出の病態
（中野　実．抗がん剤の血管外漏出．がんエマージェンシー：化学療法の有害反応と緊急症への対応，医学書院，東京，2015：p.19 [2]）より許諾を得て転載）

される．起壊死性抗がん薬の場合，DNA結合型と非結合型によって組織傷害過程は異なる（図1）ため，漏出後の対処方法の選択も異なる．

C　リスクアセスメント

　EVのリスクには薬剤の特性，患者側の要因，看護師側の要因，機器に関連した要因（表2）があげられる．それらを踏まえ静脈穿刺の準備前から漏出のリスクアセスメントを行い，カテーテルの穿刺部位，固定の方法，機器の選択を行うことで，EVの予防につなげることができる．

表2 血管外漏出の要因

薬剤の特性	○抗がん薬による組織傷害性 ○抗がん薬の投与速度 ○抗がん薬の長時間の持続投与
患者側の要因	○脆弱な 　・硬化した血管 　・細い血管 　・抗がん薬を繰り返し投与している血管 ○低栄養状態 ○四肢の浮腫，麻痺，意識レベルの低下 ○既往症：糖尿病 ○服薬歴：抗凝固因子薬の内服 ○点滴ルートへの無頓着 ○認知力の低下
看護師側の要因	○未熟な血管留置の技術 ○血管外漏出関する知識不足 　・血管選択の不備 　・ルート固定の不備
機器に関する要因	○自動輸液ポンプの使用 ○血管に合わないサイズの留置針 ○カテーテルの破損 　（末梢静脈留置カテーテル，中心静脈ポート，CVカテーテルなど）

D 観察項目

　初期症状とされる灼熱感，紅斑，腫脹，浮腫，疼痛，滴下速度の減少の有無や晩期症状である硬結，水疱の有無の観察を行いEVの早期発見に努める．そして，これらの症状は，投与時や投与直後に出現するだけでなく，投与後3～13日で出現した事例が報告されており，継続的な観察が必要である．

　EVの重症度は，有害事象毒性共通用語規準（CTCAE v4.0日本語訳）で評価することもできる（表3）．併せて，発生した事例ごとに共通の様式を用いたサマリーを記載することで，医療者間での情報共有ができ，入院と外来間の継続した観察につなげることができる．

　また，症状観察においては，患者自身からの早期の訴えが早期発見につながり，重症化を回避できる．そのため，抗がん薬を受ける患者には，EVの初期症状の有無を自らを観察し，点滴部位の異常がある場合は，速やかに報告できるように，具体的な指導が必要である．

E 対応とケア

❶ 類似症状との鑑別

　EVに類似した皮膚症状としてフレア反応と静脈炎がある．それぞれ，選択する対処方法が異なるため鑑別が必要である（表4）．

V. がん薬物療法の副作用対策とケア

表3 抗がん薬の血管外漏出と漏出に関連する皮膚障害の評価規準（CTCAE v4.0）

有害事象	Grade 1	Grade 2	Grade 3	Grade 4	Grade 5
注入部位血管外漏出	―	症状を伴う紅斑（例：浮腫，疼痛，硬結，静脈炎）	潰瘍または壊死；高度の組織損傷；外科的処置を要する	生命を脅かす；緊急処置を要する	死亡
皮膚硬結	軽度の硬結．皮膚を水平に動かす（横滑り）ことができ，垂直に動かす（つまみ上げる）ことができる	中等度の硬結．皮膚を横滑りできるがつまめない；身のまわり以外の日常生活動作の制限	高度の硬結．皮膚を横滑りできないまたはつまめない；関節の動きや開口部の制限（例：口，肛門）；身のまわりの日常生活動作の制限	全身性；呼吸困難や嚥下障害の徴候や症状を伴う	死亡
皮膚潰瘍形成	潰瘍部の径が＜1cm；押しても消退しない浮腫や熱感を伴う紅斑	潰瘍部の径が1-2cm；真皮までの皮膚欠損．皮膚あるいは皮下組織に及ぶ損傷	潰瘍部の径が＞2cm；皮膚の全層欠損または皮下組織から筋層に及ぶ損傷または壊死	大きさを問わず皮膚の全層欠損の有無も問わない，筋，骨，支持組織に及ぶ広範囲の破壊／組織壊死／損傷を伴う潰瘍	死亡

（日本臨床腫瘍研究グループ：有害事象共通用語規準 v4.0 日本語訳JCOG版（略称：CTCAE v4.0-JCOG）[CTCAE v4.03/MedDRA v12.0（日本語表記：MedDRA/J v20.1）対応 -2017年9月12日] http://www.jcog.jp より許諾を得て転載）

表4 血管外漏出と静脈炎・フレア反応の症状と徴候

症状	血管外漏出 即時性	血管外漏出 遅発性	静脈炎	フレア反応
痛み	激痛，灼熱感が起こる．通常注入中に穿刺部周辺で起こる．	時間が経ってから出現し，経時的に痛みが増強する	末梢静脈に沿って硬結や疼痛が投与時に発生する	痛みはなく静脈に沿ってかゆみを感じることがある
発赤	刺入部位周辺の紅斑は血管外漏出時に常時発生するわけではない．漏出が深部で発生した場合発赤が観察されない	遅くに発現する．時間が経つにつれ増強する．	静脈に沿って赤みや黒ずみがでることがある	即時性の紅斑もしくは線状痕が出現し数分で鎮静する
潰瘍	変化はない．潜在的に進行	血管外漏出の治療が行われていない場合は1～2週間以内に水泡形成と皮膚脱落が始まり，その後は，外科的デブリドマンと，皮膚移植などが必要とするかもしれない組織の壊死が起こる	通常は起こらない	通常は起こらない
腫脹	漏出が表在性の組織であるほどより容易に観察される	時間とともに腫脹が増加する	起こらない	起こらない
血液の逆流	みられない		認める	認める

(Chemotherapy and Biotherapy Guidelines and Recommendations for Practice, 4nd Ed, Oncology Nursing Society, 2014: p.155-163 [1] を参考に著者作成)

❷ 漏出時の対処方法

抗がん薬の血管外漏出時または，漏出が疑われる場合は図2に沿って対処する．
対処方法は漏出した抗がん薬の種類，漏出量によって異なる．

1. 血管外漏出（EV）

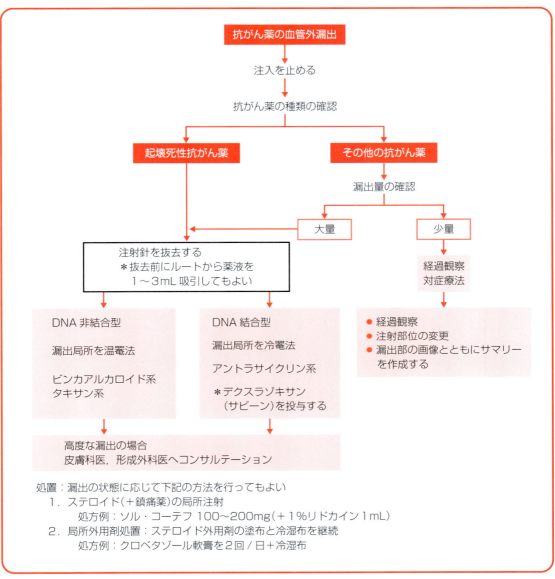

図2　抗がん薬漏出時の対処方法

a. DNA結合型の起壊死性抗がん薬

①アントラサイクリン製剤：薬液の漏出の拡散を抑制するため局所血流を冷罨法にて薬剤の拡散を抑えるとともに，デクスラゾキサン（サビーン）を静脈内投与しフリーラジカルの産生を抑制する．

②DNA非結合型起壊死性抗がん薬：ビンカアルカロイド製剤，タキサン製剤．DNA傷害が伝播しないため局所血流を温罨法にて促進させ薬剤の拡散を促進し薬剤を代謝（分解）させる．

V. がん薬物療法の副作用対策とケア

❸ 血管アクセスデバイスの管理

加齢や既往症や化学療法の長期治療によって，末梢静脈が硬く，細く脆弱化した患者に対する血管へのアクセスデバイスとして皮下埋め込み型中心静脈カテーテル（CVポート）（図3）が選択する場合がある．

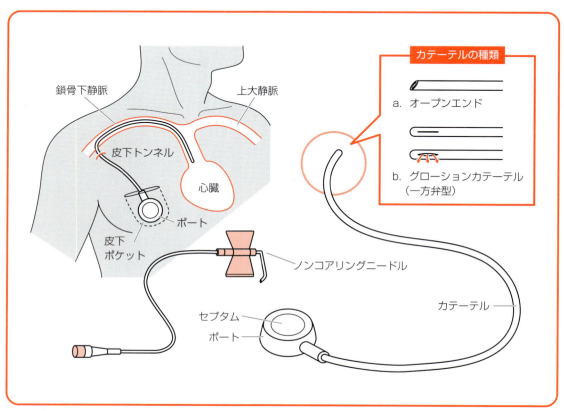

図3 皮下埋め込み型中心静脈ポート
セプタムの破損を回避するため専用のノンコアリングニードル（コアリングのできない針を使用する）

a. 利点
　①入浴・外出など日常生活への影響が少なく，長期間使用できる．
　②他の中心静脈へのアクセスデバイスに比べるとボディーイメージへの影響が少なく感染のリスクも低い．

b. 欠点
　①侵襲的処置が必要で合併症のリスクが高い．
　②専用の器具でコストが高い．
　③定期的なメンテナンスを要する．

ポートトラブル

c. 管理方法
　ポートトラブルと対処方法については表5を参照．

1. 血管外漏出（EV）

表5　ポートトラブルの原因と対処

ポートトラブル		原因	対処
カテーテルの閉塞・損傷	キンク	カテーテルが捻じれのこと．キンクによってカテーテルが閉塞や断裂を起こす．肥満体型に生じやすい．＊自然滴下が遅い，自然滴下がないなどの現象が起こる	造影またはX線撮影にて原因を確認しカテーテルを抜去する．
	ピンチオフ	カテーテルが鎖骨と第一肋間の間に挟み込まれことで生じるカテーテルの閉塞および損傷．＊上記のような滴下不良がみられるが体位によって滴下が改善される	＊ピンチオフにて断裂が生じている場合は断裂した先端をカテーテルインターベンションにて除去する
	フィブリンシース	血中のフィブリンによってカテーテルをコーティングするように覆い流入口閉塞さをせる．＊フィブリンが一方弁化しているため注入抵抗はないが逆血が確認できない	
皮下漏出		ポートのセプタムの損傷，フューバー針のセプタム外への脱出 フィブリンシースが形成されていると流入口から出た抗がん薬がフィブリンシースを伝って逆流し，皮下に漏れる場合がある ＊投与時の違和感や疼痛がみられることがある	ポートを損傷している場合は除去する．＊抗がん薬の漏出の場合はできるだけ吸引回収したあと，漏出時と同様の処置を速やかに行う
静脈血栓症		カテーテルの留置やトラブル（捻じれ・狭窄など）によって血栓が形成される	カテーテルを抜去し抗凝固療法の実施を検討する
感染		不適切な清潔操作によって感染 ＊発熱　血液データによる炎症所見	カテーテルを抜去し抗菌薬投与を検討する

　過圧によるカテーテルの破損を防ぐため，CVポートから注入する際は10mL以上のシリンジを使用する必要がある．

文献

1) Chemotherapy and Biotherapy Guidelines and Recommendations for Practice, 4nd Ed, Oncology Nursing Society, 2014: p.155-163
2) 中野　実．抗がん剤の血管外漏出．がんエマージェンシー：化学療法の有害反応と緊急症への対応．医学書院，東京，2015: p.17-43
3) 日本臨床腫瘍研究グループ：有害事象共通用語規準 v4.0 日本語訳 JCOG版（略称：CTCAE v4.0-JCOG）[CTCAE v4.03/MedDRA v12.0（日本語表記：MedDRA/J v20.1）対応-2017年9月12日] http://www.jcog.jp [最終アクセス2017年12月18日]
4) 日本がん看護学会（編）．外来がん化学療法看護ガイドライン①血管外漏出およびデバイス合併症の予防・早期発見・対処　2014年版，金原出版，東京，2014

Ⅴ．がん薬物療法の副作用対策とケア

2．悪心・嘔吐

A 悪心・嘔吐とは

　悪心とは「嘔吐しそうな不快感[1]」とあり，胃のむかつきは胃の不快な症状を指す．嘔吐とは「胃内容物を強制的に排出させる運動で，幽門部が閉ざされ胃底部や下部食道括約筋の弛緩と横隔膜や腹筋の収縮によって胃の内容物が排出され引き起こされる[1]」症状であり，食べたものなどを口から戻すことをいう．

　抗がん薬治療による悪心・嘔吐は，患者にとって最も苦痛な症状であるといわれている．電解質異常や体重減少，心理的な要因などを引き起こし，治療の継続にも影響を及ぼすことがあるため適切な症状コントロールが必要となる．

B 発生機序

　抗がん薬投与による刺激が悪心・嘔吐を発生させるメカニズムには，主に「化学受容体引金帯」，「消化管」，「大脳皮質」の3つの経路がある（図1）[1]．

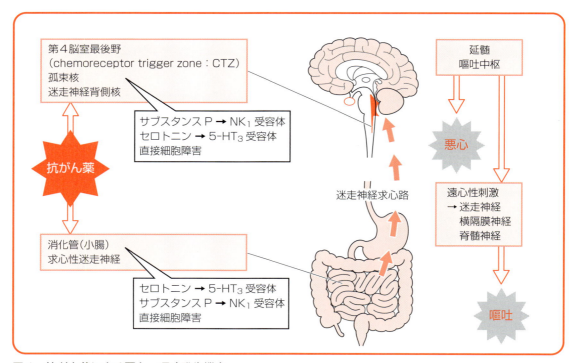

図1　抗がん薬による悪心・嘔吐発生機序
（日本癌治療学会（編）．制吐薬適正使用ガイドライン2015年10月【第2版】http://www.jsco-cpg.jp/guideline/29.html [1] より許諾を得て転載）

①化学受容器引金帯(chemoreceptor trigger zone：CTZ)からの経路：第4脳室の最後野に存在するCTZは，脳脊椎関門で保護されていないため，抗がん薬がCTZを刺激するとセロトニン($5\text{-}HT_3$)が分泌され，$5\text{-}HT_3$受容体に結合し延髄の嘔吐中枢に伝達される．

②消化管からの経路：抗がん薬の刺激により胃腸管粘膜のクロム親和性細胞(enterochromaffin cell：EC細胞)から$5\text{-}HT_3$が大量に分泌され，迷走神経の$5\text{-}HT_3$受容体に結合し迷走神経や交感神経求心路を介して，嘔吐中枢に伝達される．また，サブスタンスPが分泌され，NK-1受容体に結合することで嘔吐中枢に伝達される．

③大脳皮質からの経路：過去の抗がん薬投与時の悪心・嘔吐の経験や，不安や恐怖心などの精神的要因などが，大脳皮質から嘔吐中枢に伝達される．

抗がん薬による悪心・嘔吐は発現時期により4つに分類される．

①急性悪心・嘔吐(acute emesis)：抗がん薬投与後24時間以内に出現する

②遅発性悪心・嘔吐(delayed emesis)：抗がん薬投与24時間後から1週間程度持続する

③突発性悪心・嘔吐(breakthrough nausea and vomiting)：予防的に適切な制吐薬を使用しても出現する

④予期性悪心・嘔吐(anticipatory nausea and vomiting)：2回目以降の抗がん薬治療前に出現する

C リスクアセスメント

抗がん薬による悪心・嘔吐には，患者側のリスクファクターと，使用する抗がん薬のリスクとがある．患者のリスクファクターとしては，年齢や性別，これまで経験した抗がん薬治療などが影響される(表1)[2]．抗がん薬のリスクは，その特性によって悪心・嘔吐を発症する頻度が異なるため，使用する抗がん薬の催吐性リスクをアセスメントする．催吐性リスクは高度～最少度まで4段階に分類され，高度では90％以上，中等度では30～90％，軽度では10～30％，最少度では10％

表1　患者リスクファクター

急性	遅発性	予測性
○女性＞男性 ○若年者(50歳以下の患者) ○過去に悪心・嘔吐の経験がある ○治療前の不安や恐怖心が強い ○PS不良	○シスプラチンが含まれるレジメン ○急性悪心・嘔吐のコントロールが不十分 ○大量抗がん薬治療	○初期治療時の悪心・嘔吐のコントロールが不十分 ○若年から中年層の患者 ○治療前から治療中に不安が強い ○悪阻が強かった患者

(小松浩子, 畠　清彦(編). がん化学療法看護テキストブック, 真興交易医書出版部, 東京, 2010: p.97, 表1 [2]より許諾を得て転載・一部改変)

V. がん薬物療法の副作用対策とケア

表2 催吐性リスク分類

	注射薬	経口抗がん薬		注射薬	経口抗がん薬
高度（催吐性）リスク high emetic risk （催吐頻度＞90％）	○AC療法：ドキソルビシン＋シクロホスファミド ○EC療法：エピルビシン＋シクロホスファミド ○シクロホスファミド（≧1,500mg/m²） ○シスプラチン ○ストレプトゾシン ○ダカルバジン	○プロカルバジン	軽度（催吐性）リスク low emetic risk （催吐頻度10～30％）	○インターフェロン-α（5～10million IU/m²） ○インターロイキン-2（≦12million IU/m²） ○エトポシド ○エリブリン ○カバジタキセル ○ゲムシタビン ○シタラビン（100～200mg/m²） ○トラスツズマブ エムタンシン ○ドキソルビシン リポソーム ○ドセタキセル ○ニムスチン ○ノギテカン ○パクリタキセル ○パクリタキセル アルブミン懸濁型 ○フルオロウラシル ○ブレンツキシマブ ○ペメトレキセド ○ペントスタチン ○マイトマイシンC ○ミトキサントロン ○メトトレキサート（50～250mg/m²） ○ラニムスチン	○アレクチニブ ○エトポシド ○エベロリムス ○カペシタビン ○サリドマイド ○スニチニブ ○テガフール・ウラシル（UFT） ○テガフール・ギメラシル・オテラシル（S-1） ○フルダラビン ○ラパチニブ ○レナリドミド
中等度（催吐性）リスク moderate emetic risk （催吐頻度30～90％）	○アクチノマイシンD ○アザシチジン ○アムルビシン ○イダルビシン ○イホスファミド ○イリノテカン ○インターフェロン-α（≧1,000万IU/m²） ○インターロイキン-2（＞1,200万～1,500万IU/m²） ○エノシタビン ○エピルビシン ○オキサリプラチン ○カルボプラチン ○クロファラビン ○三酸化ヒ素 ○シクロホスファミド（＜1,500mg/m²） ○シタラビン（＞200mg/m²） ○ダウノルビシン ○テモゾロミド ○ドキソルビシン ○ネダプラチン ○ピラルビシン ○ブスルファン ○ベンダムスチン ○ミリプラチン ○メトトレキサート（≧250mg/m²） ○メルファラン（≧50mg/m²）	○イマチニブ ○クリゾチニブ ○シクロホスファミド ○テモゾロミド ○トリフルリジン・チピラシル（TAS-102）	最小度（催吐性）リスク minimal emetic risk （催吐頻度＜10％）	○L-アスパラギナーゼ ○アレムツズマブ ○イピリムマブ ○インターフェロン-α（≦5million IU/m²） ○オファツムマブ ○クラドリビン ○ゲムツズマブオゾガマイシン ○シタラビン（＜100mg/m²） ○セツキシマブ ○テムシロリムス ○トラスツズマブ ○ニボルマブ ○ネララビン ○パニツムマブ ○ビノレルビン ○ビンクリスチン ○ビンデシン ○ビンブラスチン ○フルダラビン ○ブレオマイシン ○ベバシズマブ ○ペグインターフェロン ○ペプロマイシン ○ペルツズマブ ○ボルテゾミブ ○メトトレキサート（≦50mg/m²） ○ラムシルマブ ○リツキシマブ	○エルロチニブ ○ゲフィチニブ ○ソラフェニブ ○ヒドロキシカルバミド（ヒドロキシ尿素） ○メトトレキサート ○メルファラン

（日本癌治療学会（編）．制吐薬適正使用ガイドライン2015年10月【第2版】http://www.jsco-cpg.jp/guideline/29.html [1] より許諾を得て転載・一部改変）

表3　がん患者における悪心・嘔吐の原因

薬物	オピオイド，ジゴキシン，抗けいれん薬，抗菌薬，抗真菌薬，抗うつ薬
代謝異常	腎不全，肝不全，高カルシウム血症，低ナトリウム血漿，ケトアシドーシス
消化管機能異常	腹水，腫瘍による圧迫，がん性腹膜炎，消化管閉塞，便秘，下痢
頭蓋内圧亢進	脳腫瘍，脳浮腫
中枢神経系の異常	細菌性髄膜炎，がん性髄膜炎，放射線治療，脳幹の疾患
心理的な要因	不安，恐怖

(日本緩和医療学会　緩和医療ガイドライン作成委員会（編）．がん患者の消化器症状緩和に関するガイドライン2011年版，金原出版，東京，2011:p.17 表1 [3]）より許諾を得て転載・一部改変)

未満となっている（表2）[1]．また原病の症状によって悪心・嘔吐が出現している場合もあるため，患者の身体症状や内服薬を把握し，抗がん薬投与における悪心・嘔吐との鑑別が必要になってくる（表3）[2]．

D 観察項目

悪心・嘔吐の回数・程度・時期，食事・飲水摂取量，血液検査（電解質，腎機能），身体・精神状態（不安の訴えや睡眠状況など），を観察する．客観的指標としてCTCAE評価（表4）[4] がある．

表4　悪心，嘔吐の評価規準（CTCAE v4.0）

有害事象	Grade 1	Grade 2	Grade 3	Grade 4	Grade 5
悪心	摂食習慣に影響のない食欲低下	顕著な体重減少，脱水または栄養失調を伴わない経口摂取量の減少	カロリーや水分の経口摂取が不十分；経管栄養/TPN/入院を要する	ー	ー
嘔吐	24時間に1-2エピソードの嘔吐（5分以上間隔が開いたものをそれぞれ1エピソードとする）	24時間に3-5エピソードの嘔吐（5分以上間隔が開いたものをそれぞれ1エピソードとする）	24時間に6エピソード以上の嘔吐（5分以上間隔が開いたものをそれぞれ1エピソードとする）；TPNまたは入院を要する	生命を脅かす；緊急処置を要する	死亡

(日本臨床腫瘍研究グループ：有害事象共通用語規準 v4.0 日本語訳 JCOG版（略称：CTCAE v4.0-JCOG）[CTCAE v4.03/MedDRA v12.0（日本語表記：MedDRA/J v20.1）対応 -2017年9月12日] http://www.jcog.jp より許諾を得て転載)

E 対応とケア

❶ 適切・確実な制吐薬の使用

①患者のリスクファクターを考慮し，使用する抗がん薬の催吐性リスクに沿った制吐薬を確実に投与する（日本癌治療学会制吐薬適正使用ガイドラインなど）．

②制吐薬の特徴，使用方法を理解し，悪心・嘔吐の出現時期，症状などに合わせた適切な制吐薬の使用と投与後の効果を評価する．

❷ 環境を整える

①十分な睡眠の確保．
②ベッドまわりの環境整備（臭気がこもらないよう喚起を行う，吐物はすぐに片づけるなど）．
③リラクセーションの工夫（呼吸法やアロマテラピーなど）．

❸ 食事の工夫

①食欲不振時は，食べやすいものを無理せずに摂取してよいことを説明する．
②消化がよく，臭いの少ない食品，刺激の少ない食品を摂取するように勧める．
③口あたりのよい食品（豆腐，ゼリー）を提示する．
④投与前の経口摂取は少なめにする．

❹ 患者指導

①患者に悪心の症状を説明し，症状が出現した場合は，我慢せず医療者へ相談するように説明する．
②治療後に，症状の出現時期とその対応について患者といっしょに振り返り，次回の治療に活かせるよう支援する．
③自宅で，悪心・嘔吐が出現した場合の緊急時の対応方法について指導する．

文献

1) 日本癌治療学会（編）．制吐薬適正使用ガイドライン 2015 年 10 月【第 2 版】http://www.jsco-cpg.jp/guideline/29.html［最終アクセス 2017 年 11 月 14 日］
2) 小松浩子，畠 清彦（編）．がん化学療法看護テキストブック，真興交易医書出版部，東京，2010
3) 日本緩和医療学会 緩和医療ガイドライン作成委員会（編）．がん患者の消化器症状緩和に関するガイドライン 2011 年版，金原出版，東京，2011
4) 日本臨床腫瘍研究グループ：有害事象共通用語規準 v4.0 日本語訳 JCOG 版（略称：CTCAE v4.0-JCOG）［CTCAE v4.03/MedDRA v12.0（日本語表記：MedDRA/J v20.1）対応-2017 年 9 月 12 日］http://www.jcog.jp［最終アクセス 2017 年 12 月 18 日］

［参考文献］
a) 濱口恵子，本山清美（編）．がん化学療法ケアガイド 改訂版，中山書店，東京，2012

3. 骨髄抑制

A 骨髄抑制とは

　抗がん薬の細胞増殖抑制作用により，骨髄における白血球・赤血球・血小板の産生が抑制され，血球減少が起こる．この状態を骨髄抑制という．

B 発生機序

　多くの抗がん薬は，分裂・増殖が盛んな細胞に殺細胞効果を表す．骨髄細胞は，分裂・増殖が盛んなため，抗がん薬の影響を受けやすい．抗がん薬の細胞増殖抑制作用により，骨髄における白血球・赤血球・血小板の産生が抑制され，血球減少が起こり，骨髄抑制となる．末梢血中の血球細胞の寿命はそれぞれ異なるため，血液毒性の発現時期が異なる（表1，図1）．

表1　血球の寿命と働き

種類		末梢血内の寿命	働き
白血球	好中球	6〜9時間	感染防御（貪食・殺菌）
	単球	3日	感染防御（抗原情報提示・貪食）
	好酸球	3〜8時間	炎症・アレルギー
	好塩基球	7〜12時間	炎症・アレルギー
赤血球		90〜120日	酸素運搬
血小板		7〜10日	止血

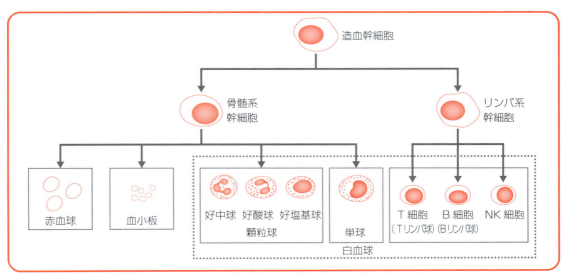

図1　血球の分化

V. がん薬物療法の副作用対策とケア

C リスクアセスメント

骨髄抑制は，抗がん薬治療を行ううえで避けられない副作用であるが，骨髄抑制による感染や出血は，QOL の低下だけでなく，生命にかかわる致命的な症状となることもあるため，副作用対策が重要である．

骨髄抑制は，患者の年齢，病期，放射線療法を含む過去の治療歴，全身状態，栄養状態，骨髄転移の有無などによって出現程度が異なる．また，抗がん薬は単剤よりも多剤併用療法のほうが出現の程度が大きい．

D 観察項目（表2）

1 白血球（好中球）減少

好中球が 1,500/μL 以下に減少した状態を好中球減少という．好中球は白血球の 50〜60％を占め，体内に侵入した細菌や異物を貪食して，排除する役割を担っている．そのため，好中球が減少すると感染症のリスクが高まる．好中球減少は，通常，抗がん薬投与後，7〜14 日で最低値となり，21 日ころに回復する．好中球減少症患者の 50〜60％の患者に顕在的あるいは潜在的な感染症による発熱がみられる．しかし，高齢者や鎮痛薬・ステロイド使用患者では発熱が抑えられるケースもある．身体症状も合わせて注意深く観察する必要がある（表3）．

表2 好中球数減少，血小板数減少，貧血の評価規準（CTCAE v4.0）

有害事象	Grade 1	Grade 2	Grade 3	Grade 4	Grade 5	日本語【注釈】
好中球数減少	< LLN-1,500/mm³；< LLN-1.5 × 10e9/L	< 1,500-1,000/mm³；< 1.5-1.0 × 10e9/L	< 1,000-500/mm³；< 1.0-0.5 × 10e9/L	< 500/mm³；< 0.5 × 10e9/L	−	臨床検査にて血中好中球数が減少
血小板数減少	< LLN-75,000/mm³；< LLN-75.0 × 10e9/L	< 75,000-50,000/mm³；< 75.0-50.0 × 10e9/L	< 50,000-25,000/mm³；< 50.0-25.0 × 10e9/L	< 25,000/mm³；< 25.0 × 10e9/L	−	臨床検査にて血中血小板数が減少
貧血	ヘモグロビン< LLN-10.0g/dL；< LLN-6.2mmol/L；< LLN-100g/L	ヘモグロビン< 10.0-8.0g/dL；< 6.2-4.9mmol/L；< 100-80g/L	ヘモグロビン< 8.0g/dL；< 4.9mmol/L；< 80g/L；輸血を要する	生命を脅かす；緊急処置を要する	死亡	血液100mL中のヘモグロビン量の減少．皮膚・粘膜の蒼白，息切れ，動悸，軽度の収縮期雑音，嗜眠，易疲労感の貧血徴候を含む

（日本臨床腫瘍研究グループ：有害事象共通用語規準 v4.0 日本語訳 JCOG 版（略称：CTCAE v4.0-JCOG）［CTCAE v4.03/MedDRA v12.0（日本語表記：MedDRA/J v20.1）対応-2017年9月12日］http://www.jcog.jp より許諾を得て転載）

表3 好中球減少時の観察ポイント

部位		症状
	全身	38℃以上の発熱,悪寒,戦慄,リンパ節の疼痛・腫脹・熱感
	カテーテル挿入部	発赤・疼痛・腫脹
予測できる合併症	髄膜炎	頭痛・頸部前屈困難
	結膜炎・眼内炎	眼の充血・眼脂
	中耳炎	耳漏,耳痛
	副鼻腔炎	鼻汁,鼻閉感
	口内炎・扁桃炎	口腔粘膜発赤・潰瘍・疼痛,扁桃の発赤・潰瘍・疼痛
	上気道炎・肺炎	咳嗽,痰,喘鳴,呼吸困難
	腸炎	悪心・嘔吐,腹痛,下痢,腹部膨満
	尿路感染	頻尿,残尿感,尿混濁
	肛門周囲炎	肛門周囲発赤,潰瘍,疼痛

❷ 血小板減少

　血小板減少は,好中球減少と比較すると,低頻度で軽度のことが多いが,血小板減少による出血は,時には生命を脅かす可能性がある.血小板の寿命は約7日で,抗がん薬投与後,1週間ごろから出現し,2〜3週間ごろに最低値となる.血小板数が5万/μL以下になると出血傾向が増大し,血小板数が2万/μL以下になると重大な出血のリスクがある.さらに血小板が低下した状態が持続すると脳や肺などの致命的な出血のリスクが高まる.血小板減少時には,皮下出血や鼻出血,歯肉出血などの有無を確認する.また,便や尿の性状,月経のある患者では月経周期や貧血症状を合わせて確認する必要がある.

❸ 貧血

　がん患者における貧血は,骨髄抑制以外に出血や鉄欠乏,ビタミン欠乏,放射線治療の影響,がんの骨髄浸潤などの要因があり,患者の病状と治療による副作用のアセスメントが重要である.赤血球は寿命が120日であり,貧血も数週間から数ヵ月にわたって緩徐に進行する.治療回数を重ねると重症度が増すこともあり,注意が必要である.Hb(ヘモグロビン)9g/dL以下で皮膚・口唇・眼瞼結膜の蒼白,Hb 8g/dL以下で組織への酸素運搬能力低下による心拍数・呼吸数の増加,動悸,息切れ,Hb 7g/dL以下で脳・末梢細胞への酸素供給低下による耳鳴り,めまい,倦怠感,頭痛などがみられる.

E 対応とケア

❶ 白血球(好中球)減少時の対応とケア

a. 白血球(好中球)減少への対応

　好中球数500/μL以下もしくは好中球数1,000/μL以下で,今後48時間以内に

V. がん薬物療法の副作用対策とケア

発熱性好中球減少症

好中球数 500/μL 以下への減少が予測される状態において，腋窩温 37.5℃ 以上の状態を発熱性好中球減少症 (febrile neutropenia：FN) と定義している．これらの感染症は，病状の顕在化や起炎菌の検出を待っている間にも時間単位で急速に進行し，生命予後を左右する事態となりうるため，広域抗菌薬による経験的治療を迅速に開始することが必要である．

G-CSF 製剤

顆粒球コロニー刺激因子 (granulocyte-colony stimulating factor：G-CSF) 製剤は，骨髄中の顆粒球系前駆細胞に作用し，顆粒球系 (主に好中球) への分化・増殖を促し，好中球に対しては成熟好中球の寿命を延長し，遊走能，貪食能，殺菌能などの機能を促進させる．G-CSF 製剤は単に支持療法としてだけでなく，1 回あたりの薬剤投与量 (dose intensity) を高めたり，治療間隔の短縮 (dose-dense) レジメンを可能にするなど治療強度を高めることに貢献している．近年では G-CSF 製剤の半減期を長期化した持続型製剤であるペグフィルグラスチムが開発され，さらに FN の相対リスクを減少させている (表 4)．

表 4　G-CSF 製剤使用についてのガイドライン

1) 一次的予防投与
初回化学療法施行時から，FN を予防するために G-CSF を投与する方法 年齢，病歴，病状，化学療法レジメンによる骨髄抑制の頻度に基づき，FN の高リスク患者では予防的 G-CSF 投与が推奨される ① 20％以上の頻度で FN をきたすと予想される化学療法を行う場合，G-CSF を初回から投与することが推奨される ② 20％未満の頻度でも，患者側のリスク因子を有する場合には，状況に応じ初回化学療法から予防的 G-CSF 投与を考慮してもよい
2) 二次的予防投与
前コースの化学療法で好中球減少があり，次コースの好中球減少を予防するために G-CSF を投与する方法．治癒を含む十分な効果を期待でき，治療強度を下げない方がよいと考えられるレジメン以外では，先行する化学療法で FN や高度の好中球減少が出現した場合，抗がん薬の減量を優先すべきである
3) 治療的投与
化学療法後，好中球減少 (500/μL 未満) を認め，治療のために G-CSF を投与する方法 ただし，発熱のない好中球減少に対しては，ルーチンに G-CSF を投与すべきでない

(米国腫瘍学会 ASCO．G-CSF 製剤使用についてのガイドラインを参考に著者作成)

b. 看護ケア

好中球減少患者のセルフケア支援で最も重要なことは，感染予防行動と早期治療を可能にするための教育的支援である．感染予防は患者のセルフケア行動なしに確立し得ない．単に必要な情報を伝えるだけでなく，患者自身のケア参加を促し，日常生活行動に組み込まれるまでに感染予防行動を獲得できるかが重要な支援ポイントとなる．好中球減少の理由と程度，出現時期，回復時期，外来通院治療をしている患者は緊急連絡方法などを含めて，好中球減少前に話し合い，確認しておく必要がある．

実際に好中球が減少したときは，できる限り感染の侵入門戸とならないように，

医療スタッフ必携。南江堂の好評書籍

今日の治療薬 2018 解説と便覧

創刊40周年 ずっと定番。

- 編集 浦部晶夫・島田和幸・川合眞一
- 特色：①薬剤の特徴や効能を明記 ②マーク医薬品の薬価情報を掲載 ③[状況の女性に]を新設 ④[妊婦の安全性マーク]を変更 ⑤[薬剤選択に迷ったときのマークインデックス]を追加
- 解説：①[薬剤選択に迷ったときのマークインデックス]を追加
- 付録：①[巻末ビジュアルインデックス]を配合剤も見易く、②[代表的なレジメン一覧表]を掲載
- その他：頁数はアップ、表組の厚さはそのまま

■B6判・1,472頁 2018.1. 定価 4,600円+税

総合診療専門医マニュアル

- 編集 伴 信太郎・生坂政臣・橋本正良
- 初期診療で見逃してはならない重大疾患にうたがう症状、症候から「症候別」の「疑うべき疾患」リスト、「主要結果別クリアパス」から正しい診断へつながるロジカルシンキングを解説。ジェネラリストが遭遇する身近の症例、主要医学の診療から小児から高齢者まで網羅した。

■B6変型判・546頁 2017.5. 定価（本体 6,300円+税）

即引き！薬の必須検査値チェックブック

- 監修 伊藤正明　●編集 奥田真弘・村木優一
- 処方設計や薬剤の副作用モニタリングに必要な検査値別に早見コンパクトなポケットブック。薬剤師業務に便利なデータベースとして使用できる。薬剤約1,000品目について、服用した際の検査値の動きを一覧にまとめた。

■B6変型判・330頁 2017.3. 定価（本体 3,200円+税）

失敗しない処方のしかた

84ケースから学ぶ有害反応と適正使用

- 著 藤村昭夫

今日の臨床検査 2017-2018

- 監修 櫻林郁之介
- 編集 矢冨 裕・廣畑俊成・山田俊幸・石黒厚至
- 保険収載されている検査を網羅。主要病態の検査、川頂では、病例分類やフローチャートに必要な検査をまとめ、新たに「関節リウマチ」などを追加。検査、検査項目などそれぞれをまとめた「解説」と、各検査項目の「解説」で構成。

■B6判・704頁 2017.5. 定価（本体 4,800円+税）

薬剤師のための医学論文の読み方・使い方

- 著 名郷直樹・青島周一
- 医学論文の読み方を解説しながら、「きちんと読んでください」と説明している薬の効果を「EBM」と「構造主義医療論」により検証し、論文情報の活用法などを学んでいく。構造主義生物学者池田清彦氏推薦！

■B5判・204頁 2017.7. 定価（本体 3,800円+税）

抗悪性腫瘍薬コンサルトブック 改訂第2版

薬理学的特性に基づく治療

- 編集 中 博信
- 適応、副作用、作用機序、耐性機序、投与スケジュールのほか、各薬剤の臨床薬理学的特性、それらに基づく使用上のノウハウまでをコンパクトかつ明快に記載、さらに各がん種における代表的なレジメンも掲載。

■B6変型判・446頁 2017.8. 定価（本体 5,000円+税）

ある症例から学ぶ！薬学的思考トレーニング

- 著 菅野 彊・野口 克美

当直医実戦マニュアル 改訂第5版増補版

- 監修 亀岡信悟・梅田悦生・瀧口 進・瀬下 明
- 編集 実戦マニュアル編集委員会

■B6変型判・448頁 2014.4. 定価（本体 4,900円+税）

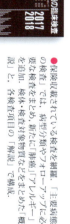

患者さんにみせて伝える吸入・点鼻・自己注射薬

- 監修 川合眞一　●編著 北村正樹
- 今日市販されている薬剤に関する情報、ガイドライン等を最新のものに更新、入院させるか、他院に搬送すべきか、翌日までどうしのぐか、という点までをしっかり網羅させた一冊。

■A4判・170頁 2017.10. 定価（本体 4,800円+税）

ケーススタディでわかる脱ポリファーマシー

チャートでわかる糖尿病治療薬処方のトリセツ

- 編集 徳田安春
- ケーススタディでみる薬剤カスケードと脱処方剤の実践。薬剤師の立場や領域の標準的な診療併用の解決法を指南。多剤併用時医療を適正な薬物療法を実践するための医師、薬剤師必携の一冊。

■B5判・234頁 2016.10. 定価（本体 3,800円+税）

未来を護るベストチョイス！

- 著 野見山 崇

『小児・思春期糖尿病コンセンサス・ガイドライン』の内容をもとに、要点を簡潔な箇条書きとしてまとめた。

小児・思春期1型糖尿病の診療ガイド

- 編・著　日本糖尿病学会・日本小児内分泌学会

■ B5判・102頁　2017.6.　定価（本体 1,800円＋税）

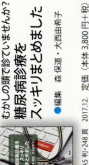

高齢者特有の生理機能の変化や併発疾患など、糖尿病診療にあたって考慮すべき点や臨床上の疑問についてCQ形式で解説。

高齢者糖尿病診療ガイドライン2017

- 編・著　日本老年医学会・日本糖尿病学会

■ B5判・194頁　2017.6.　定価（本体 3,000円＋税）

むかしの頭で診ていませんか？
糖尿病診療を
スッキリまとめました

- 編集　森保道・大西由希子

■ A5判・248頁　2017.12.　定価（本体 3,800円＋税）

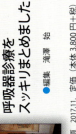

原因、メカニズムから症状、診断、治療、予防まであらゆる角度から腰痛を解説。原因の特定できない非特異的腰痛には多くの頭痛を割いている。

そうだったのか！腰痛診療
エキスパートの診かた・考えかた・治しかた

- 著　松平浩・竹下克志

■ B5判・204頁　2017.11.　定価（本体 4,800円＋税）

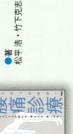

多彩な統計解析機能を組み込んだ統計ソフト『EZR』の開発者自らが解説。初心者でもすぐにできる

日常の診療に役立ち、知っておくと便利な各領域の知識をスッキリまとめました。
①各項目の冒頭に結論を得る論を掲載　②一般臨床医が遭遇する可能性が高い病態に絞って解説
③具体的にどうするのか「なぜ考え方が変わったのか」など、要点をギュッと凝縮。
「○○は専門ではない」けれども「○○を診る機会がある」あなたに。

むかしの頭で診ていませんか？
呼吸器診療を
スッキリまとめました

- 編集　滝澤始

■ A5判・230頁　2017.11.　定価（本体 3,800円＋税）

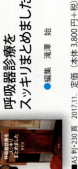

親しみやすい解説と豊富なイラストで「痛み」を楽しくマスター。

痛みの考えかた
しくみ・何を・どう効かす

- 著　丸山一男

■ A5判・366頁　2014.5.　定価（本体 3,200円＋税）

リアルワールドデータとはどのようなデータなのか、読む際のコツや注意すべきポイントは何か、診療に役立てるためのエッセンスを凝縮。

糖尿病に関する知識や最新の伝道を目的に長年改訂を続け、多くの患者さん、ご家族に愛読されてきた好著書。

糖尿病
治療の手びき2017
（改訂第57版）

- 編・著　日本糖尿病学会

■ B5判・150頁　2017.6.　定価（本体 650円＋税）

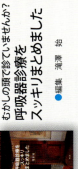

「専門ではない」けれども「診る機会がある」あなたに
むかしの頭で診ていませんか？

むかしの頭で診ていませんか？
循環器診療を
スッキリまとめました

- 編集　村川裕二

■ A5判・248頁　2015.8.　定価（本体 3,800円＋税）

患者の何を見て、どのような質問を、どのタイミングで行い、その後どう対応するかのチャート図と豊富な会話例でリアルに体感できる。

よい質問から広がる緩和ケア

■ A5判・240頁　2017.2.　定価（本体 3,000円＋税）

ウイルス感染症における治療戦略・単純疱疹症について、基本知識から治療の最新動向までを解説。

むかしの頭で診ていませんか？
血液診療を
スッキリまとめました

- 編集　神田善伸

■ A5判・210頁　2017.10.　定価（本体 3,800円＋税）

失敗事例を分析することで、臨床に役立つ知識と技能を増やすことができるケーススタディ集。

苦い経験から学ぶ！緩和医療
ピットフォールファイル

- 編集　森田達也・濱口恵子

■ B5判・238頁　2017.6.　定価（本体 3,500円＋税）

「定義・分類・診断基準」「疫学」「病態生理」「診断」「治療」で構成。『治療』ではCQ形式で臨床上の疑問を解説。

むかしの頭で診ていませんか？
消化器診療を
スッキリまとめました

- 編集　余宮きのみ

■ A5判・248頁　2015.6.　定価（本体 3,800円＋税）

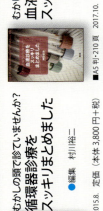

南江堂 書籍案内

患者さんからよく尋ねられる内科診療のFAQ

臨床雑誌「内科」 2017年9月増大号

●特集

実地医家が日ごろの診療で出くわしやすい「患者さんからのよくある質問」を集め、その答え、説明のポイントを解説した "教本集"。少々答え方が難しい sensitive なテーマも含まれている。話し方の工夫などピブラクティカルな品選びと、実際にご経験された事例も適宜盛り込んだ。

■B5判・520頁 2017.9. 定価（本体5,500円＋税）

患者さんから FAQ

●著 神田善伸

EZR (Easy R)で誰でも簡単統計解析

■B5判・214頁 2014.11. 定価（本体3,800円＋税）

血液がん最新治療と支持療法

雑誌「がん看護」 2017年1-2月増刊号

●特集

●編集 田村和夫・近藤美紀

専門医による新規薬剤の概説と、看護師によるケアの経験例の紹介等を考案をベアで読めることにより、認定・専門看護師、一般看護師の明日からの実践に役立つ。学校教育・卒後問題、意思決定支援についても記載、包括的な血液疾患医療に関する特集である。

■A4変型判・208頁 2017.2. 定価（本体3,300円＋税）

あなたのプレゼン 誰も聞いてませんよ！

シンプルに伝える魔法のテクニック

●著 山下武志

実践的な研究発表のプレゼンテーションをビジュアルに解説。

■A5判・140頁 2017.7. 定価（本体2,700円＋税）

続・あなたのプレゼン 誰も聞いてませんよ！

とことんシンプルに作り込むスライドテクニック

●著 渡部欣忍

『あなプレ』、待望の第2弾！

スライド作成技術の原則から具体的な修正方法までのすべてを解説！多くの実例が講演の紙上再現という形式で紹介されている。

■A5判・184頁 2017.10. 定価（本体2,800円＋税）

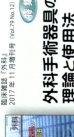

外科手術器具の理論と使用法

臨床雑誌「外科」 2017年11月増刊号 (Vol.79 No.12)

●特集

総論では手術器具、手術材料の特性や基本的な仕組み、使用のメリット等を解説。各論では各臓器の手術でどのように器具が選択され、どのような場面で使用されるのが適切なのか、その適応と上手に使うコツなどの手技についても解説した。（「編集にあたって」より抜粋）

■B5判・222頁 定価（本体6,500円＋税）

慢性便秘症診療ガイドライン 2017

●編集 日本消化器病学会関連研究会 慢性便秘の診断・治療研究会

■B5判・112頁 2017.10. 定価（本体2,800円＋税）

ヘルペス診療ハンドブック

その診断・治療で大丈夫！

●編集 白濱茂穂・渡辺大輔

『読者の目を引き付ける書名タイトルは！？』『学会発表直前の準備は何から手をつけるか？』……こんな悩みを解決！

■B5判・222頁 2017.10. 定価（本体7,200円＋税）

新 英語抄録・口頭発表・論文作成 虎の巻

忙しい若手ドクターのために

●著 上松正朗

■A5判・186頁 2017.3. 定価（本体2,500円＋税）

症例から考える画像診断アトラス

臨床雑誌「内科」 2017年4月増大号 (Vol.119 No.4)

●特集

実地医家が遭遇する common disease を中心に画像診断が有用であった症例を取り上げ、鑑別診断に必要な検査の考え方、読影のポイントやコツを画像とともに解説。さまざまな症状で来院される患者を的確に診療するために必要な、画像診断の知識整理書としても役立つ一冊。

■B5判・450頁 定価（本体8,000円＋税）

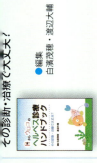

www.nankodo.co.jp

〒113-8410 東京都文京区本郷三丁目42-6
（営業）TEL 03-3811-7239 FAX 03-3811-7230

ご購入・ご注文はお近くの書店まで

定価は消費税率の変更によって変動いたします。消費税は別途加算されます。

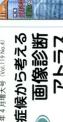

同種・同効薬の違いをわかりやすく実践的に解説した好評シリーズ。

●編集　黒山政一・大谷道輝

ここが知りたかった！同種・同効薬
- A5判・224頁　2017.2.　定価（本体3,200円＋税）

薬学的知識（相互作用、特殊病態への対応、食事との関連など）をわかりやすく解説。有害反応のない処方が身につく。

続　ここが知りたかった！同種・同効薬
- 220頁　2013.6.　定価（本体2,800円＋税）

●好評書第3弾、好評シリーズ第3弾。抗肝炎ウイルス薬、「移しつ治療薬」「SGLT2阻害薬」など、日常業務ですぐに役立つ12薬効群を収載。

続々　ここが知りたかった！同種・同効薬
- 164頁　2016.9.　定価（本体2,500円＋税）

●「違いがわかる〜」で相載しきれなかった項目のうち、使用頻度が高い薬剤を補完。

改訂　ここが知りたかった！同種・同効薬
- 266頁　2015.3.　定価（本体2,800円＋税）

●好評書第1弾、要望の多かった「オピオイド鎮痛薬」「抗不安薬」の章を新規。

リウマチ・膠原病診療ゴールデンハンドブック

●編集　竹内 勤

臨床症状の見極めかたから、各種検査の要点、治療法・治療センスを網羅。各疾患の分類基準、重症度分類も収載。

- 352頁　2017.1.　定価（本体4,000円＋税）

神経内科ゴールデンハンドブック（改訂第2版）
- 定価（本体4,000円＋税）2014.4.

甲状腺・副甲状腺診療ゴールデンハンドブック
- 定価（本体3,500円＋税）2012.11.

小児・新生児診療ゴールデンハンドブック（改訂第2版）
- 定価（本体2,800円＋税）2016.5.

糖尿病治療・療養指導ゴールデンハンドブック（改訂第2版）
- 定価（本体4,500円＋税）2013.2.

感染症診療ゴールデンハンドブック
- 定価（本体3,000円＋税）2007.7.

腎臓病診療ゴールデンハンドブック
- 定価（本体4,200円＋税）2009.4.

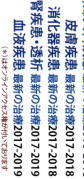

ここが知りたかったスーパー処方せん
認知症・パーキンソン病 専門医の処方を解読
- 162頁　2014.12.　定価（本体2,800円＋税）

ここが知りたかった 在宅ケアのお薬事情
薬剤師が答える1110の疑問
- 282頁　2013.9.　定価（本体2,800円＋税）

ここが知りたかった OTC医薬品の選び方と勧め方
- 318頁　2013.10.　定価（本体3,200円＋税）

ここが知りたかった 同精神薬の服薬指導
- 238頁　2012.10.　定価（本体3,200円＋税）

ここが知りたかった 緩和ケア（増補版）
- 302頁　2016.　定価（本体2,900円＋税）

ここが知りたかった 腎機能チェック
薬剤師の処方せんから腎機能を評価するコツ
- 182頁　2015.6.　定価（本体2,800円＋税）

ナースとギネスで見抜いてすぐ動く急変対応と蘇生の技術

●編集　三上剛人

急変を見抜き、心停止に陥らせないための適切な対応法を解説。「蘇生対応編」と「蘇生の技術編」の2部構成、院内外の急変時に必要な技術でどのように考え行動すべきかを学べる。

- B5判・236頁　2016.11.　定価（本体2,700円＋税）

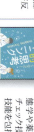

看護などといった事象のブレイクポイント、臨床現場で必要とされる知識・技能を包括的に解説。
- B5判・136頁　2016.10.　定価（本体2,800円＋税）

知識を押さえること、合併症・併存疾患の有無や血糖者等、患者さんの病態や状況に応じた処方のノウハウが学べる実践書。
- A5判・172頁　2017.9.　定価（本体3,200円＋税）

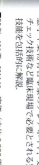

透析療法ゴールデンハンドブック
- 定価（本体3,200円＋税）2007.11.

循環器内科ゴールデンハンドブック（改訂第3版）
- 定価（本体4,800円＋税）2013.3.

内分泌・代謝ゴールデンハンドブック
- 定価（本体3,800円＋税）2015.12.

血液内科ゴールデンハンドブック（改訂第2版）
- 定価（本体4,600円＋税）2016.10.

緩和ケアゴールデンハンドブック（改訂第2版）
- 定価（本体3,200円＋税）2015.6.

アレルギー診療ゴールデンハンドブック
- 定価（本体3,800円＋税）2013.6.

最新の治療シリーズ

年々進歩する各専門領域の最新情報と治療方針を整理する。

- 感染症 最新の治療 2016-2018 (*)
- 糖尿病 最新の治療 2016-2018 (*)
- 呼吸器疾患 最新の治療 2016-2018 (*)
- 眼科疾患 最新の治療 2016-2018
- 産科婦人科疾患 最新の治療 2016-2018 (*)
- 皮膚疾患 最新の治療 2017-2018
- 消化器疾患 最新の治療 2017-2018
- 腎疾患・透析 最新の治療 2017-2019
- 血液疾患 最新の治療 2017-2019

（*）はオンラインアクセス権が付いております

New ＊2018年は、下記の2点がリニューアル。

循環器疾患 最新の治療 2018-2019
神経疾患 最新の治療 2018-2020

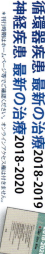

＊刊行時期はホームページ等でご確認ください。

各B5判　定価（本体8,000円＋税）〜定価（本体10,000円＋税）　オンラインアクセス権は付きません。

身体バリアの保護と温存を看護支援の主体とする．また，発熱がみられたら全身状態の観察し，医師への報告を速やかに行い，指示された処置や投薬を迅速に行うことが重要である．好中球減少期は，遷延性の悪心や食欲不振・倦怠感・口内炎などの副作用，行動範囲や食事の制限なども重なり，身体的にも精神的にも苦痛が強い時期である．そのような状況にあっても，感染予防行動が継続していけるように十分な情緒的サポートも重要である(表5)．

表5　好中球減少に対するセルフケア支援のポイント

患者教育内容	好中球減少時のマネジメント
【感染予防行動の一般的教育】 ○感染症とは，易感染とは，感染経路対策とは ○体温測定の方法 ○感染症発症時の具体的な症状 ○手洗いを中心とした衛生教育 ○感染症を起こしやすい部位，臓器 ○留置器具の管理 ○感染リスクの軽減法（微生物の少ない食事，人混みを避けるなど） 【レジメンに応じた教育】 ○好中球減少の程度と回復時期 ○緊急連絡先	【身体バリアの保護と温存】 ○留置異物（静脈・動脈・気道・尿道など）は必要最低限にする ○会陰・肛門部の適切なケア（適切な洗浄，排便コントロール，肛門・尿道の交差感染予防，浣腸・座薬・直腸診の禁止） ○入浴やシャワーによる皮膚清潔管理 ○清潔な爪のケア ○口腔ケア 【内因性病原体対策】 ○腸管フローラの抑制（薬剤による選択的除菌，低微生物食） 【外因性病原体対策】 ○標準予防策の徹底 ○真菌感染ハイリスク例に対するHEPAフィルターの使用

❷ 血小板減少時の対応とケア

a．血小板減少への対応

血小板減少に対しては，対症的に血小板輸血が行われる．予防的血小板輸血のタイミングとしては，血小板数1万/μL以下としている（ASCOガイドライン，日本輸血細胞治療学会ガイドライン）．ただし，婦人科がん，大腸がん，悪性黒色腫や膀胱がんなどで壊死組織から出血が見込まれる場合は2万/μLを基準にしている．単に検査数値だけで判断するのではなく，発熱や出血症状の有無，非ステロイド抗炎症薬（NSAIDs）を使用など，臨床状況を考慮し，血小板減少期を予測して計画的に輸血を実施する．

b．看護ケア

好中球減少と同様に予防行動の習得が重要である．血小板減少期には，通常なら出血しないようなわずかな外力でも出血する．また，止血が困難で致命的な症状となることもある．転倒や外傷などを予防し，患者の日常生活上の出血しやすい場面と注意点についてを説明する（歯磨き，髭剃り，排便時の怒責，性行為など）．

V．がん薬物療法の副作用対策とケア

❸ 貧血時の対応とケア

a．貧血時の対応

貧血に対しては対照的に赤血球輸血が行われる．厚生労働省の指針ではHb 7g/dLを目安としている．輸血実施は，感染症やアレルギー反応などのリスクが伴う．患者へ輸血のリスクとベネフィットを説明したうえで患者の同意を得たうえで実施する．欧米では赤血球の増殖因子であるエリスロポエチン製剤が使用されているが，日本においては現時点で抗がん薬治療による骨髄抑制の貧血に対しては使用されていない．

> エリスロポエチン

b．看護ケア

貧血に伴う症状の自覚は貧血の進行速度に影響される．比較的緩徐に貧血が進行した場合，ヘモグロビン減少が強度であっても，自覚症状を感じにくく，急速に貧血が進行した場合は，ヘモグロビン減少が軽度であっても，貧血症状を強く感じる．貧血と血小板減少が重なる時期には，ふらつきやめまいなどによる転倒が致命的な出血の契機となることもあるため注意が必要である．また，頭痛や倦怠感などは輸血を行っても解消されないこともあり，QOLが著しく低下する．血液データと自覚症状を観察し，十分な休息が取れるよう活動の調整や家族へ協力を求めるなど患者の状況に合わせたケアが必要である．

文献

1) 国立がん研究センターがん情報サービス　http://ganjoho.jp［最終アクセス2017年11月14日］
2) 日本臨床腫瘍学会（編）．発熱性好中球減少症（FN）診療ガイドライン，第2版，南江堂，東京，2017
3) 国立がん研究センター内科レジデント（編）．がん診療レジデントマニュアル，第7版，医学書院，東京，2016
4) 日本輸血・細胞治療学会．科学的根拠に基づいた血小板製剤の使用ガイドライン　http://yuketsu.jstmct.or.jp/medical/guidelines/［最終アクセス2017年11月14日］
5) 厚生労働省．血液製剤使用指針（改訂版）平成17年9月　http://www.mhlw.go.jp［最終アクセス2017年11月14日］

［参考文献］

a) NCCN腫瘍学臨床診療ガイドライン日本語版　骨髄増殖因子　2013年　第2版　http://www.tri-kobe.org/nccn/guideline/hematologic/japanese/myeloid_growth.html［最終アクセス2017年11月14日］
b) 日本癌治療学会がん診療ガイドライン．G-CSF適正使用診療ガイドライン2013年版ver.4. http://www.jsco-cpg.jp/guideline/30.html#g02［最終アクセス2017年11月14日］
c) 西條長宏（監修），山本昇（著）．がん化学療法の副作用と対策，中外医学社，東京，1998

4. 脱毛

A 脱毛とは

　頭全体または一部の毛髪が抜け落ちて，まばらになる，あるいはなくなる状態．ここでは抗がん薬による薬剤性のものを脱毛と呼ぶ．

B 発生機序

　抗がん薬による脱毛機序の詳細はわかっていないが，抗がん薬により毛母細胞が障害を受け毛の成長に問題が起き脱毛を起こすといわれている．抗がん薬により成長期毛包が影響を受けると，1〜2週間で成長期の毛髪が脱毛するといわれている．

毛周期

　毛髪には毛周期（ヘアサイクル）といわれる周期があり，1〜2週間の退行期，数ヵ月の休止期，2〜6年の成長期を経たあとに，再び退行期へと移行する．退行期に入ると毛髪の生産が止まり毛包が表皮に向かって退縮していく．一方，休止期は毛包が最も表皮近くまで退縮しきった時期であり，軽い刺激毛が抜けやすい状態である．シャンプーやブラッシングで抜けるのはこの時期である．

　脱毛は頭髪だけでなく，睫毛，眉毛にも脱毛が起こる場合がある．睫毛の成長期は1〜2ヵ月，眉毛の成長期は3〜4ヵ月，休止期は4〜9ヵ月の毛周期を繰り返しており，常に一定の長さを保ち続けることができる．

C リスクアセスメント

　抗がん薬治療の種類や抗がん薬の組み合わせによって異なる．特に脱毛が高頻度に起こるものとして，パクリタキセル（タキソール），ドセタキセル（タキソテール），エトポシド（ラステット，ベプシド），ドキソルビシン塩酸塩（アドリアシン），エピルビシン塩酸塩（ファルモルビシン）などがあげられる．脱毛の評価はCommon Terminology Criteria Events（CTCAE ver.4.0）を用いる（表1）．

表1　脱毛の評価規準（CTCAE v4.0）

有害事象	Grade 1	Grade 2	Grade 3	Grade 4	Grade 5
脱毛症	遠くからではわからないが近くで見ると正常よりも明らかな50％未満の脱毛；脱毛を隠すために，かつらやヘアピースは必要ないが，通常と異なる髪型が必要となる．	他人にも容易に明らかな50％以上の脱毛；患者が脱毛を完全に隠したいと望めば，かつらやヘアピースが必要；社会心理学的な影響を伴う	−	−	−

（日本臨床腫瘍研究グループ：有害事象共通用語規準v4.0 日本語訳JCOG版（略称：CTCAE v4.0-JCOG）[CTCAE v4.03/MedDRA v12.0（日本語表記：MedDRA/J v20.1）対応-2017年9月12日] http://www.jcog.jp より許諾を得て転載）

D 観察項目

観察項目は次のとおりである．
①抗がん薬治療に使用される薬剤の種類と脱毛のリスク
②患者の脱毛に関する準備，理解の程度
③脱毛の部位，程度
④脱毛による随伴症状（皮膚トラブル，日常生活への影響）
⑤脱毛に対するセルフケアの状況（帽子やウィッグの準備）
⑥脱毛に対する患者・家族の心理・社会的影響

E 対応とケア

❶ 化学療法開始前のオリエンテーション

化学療法における脱毛の程度は様々であり，看護師はそれを把握して説明をすることが必要である（表2）．脱毛は一過性であり可逆性であるため投与が終了すればまた発毛することを説明する．

表2 脱毛を生じる薬剤

脱毛を生じやすい薬剤	ときに脱毛を生じやすい薬剤	脱毛を生じにくい薬剤
アドリアマイシン	Amsacrine	カルボプラチン
シクロホスファミド	ブレオマイシン	カペシタビン
ダウノルビシン	ブスルファン	カルムスチン
ドセタキセル	シタラビン	フルダラビン
ドキソルビシン	5-フルオロウラシル	メトトレキサート
エピルビシン	ゲフィチニブ	マイトマイシンC
エトポシド	ゲムシタビン	ミトキサントロン
イダルビシン	Lomustine	プロカルバジン
イホスファミド	メルファラン	Raltritrexate
イリノテカン	Teniposide	6-Marcaptopurine
パクリタキセル	チオテパ	ストレプトゾシン
トポテカン	ビンブラスチン	
ビンデシン	ビンクリスチン	
ビノレルビン		

（国立がん研究センター研究開発費　がん患者の外見支援に関するガイドラインの構築に向けた研究班（編），がん患者に対するアピアランスケアの手引き　2016年版，金原出版，東京，2016: p.23 [1] より引用）

❷ 具体的な情報提供を行う

薬剤によって異なるが，投与後2～3週間目ころから脱毛が始まり，抜け始めると4～5日のうちに全体の7～8割の毛髪が脱毛することを説明する．毛髪，眉毛，睫毛，鼻毛，髭，陰毛などの体毛すべてが脱毛することも伝える．脱毛が始まる前の症状として「頭皮がピリピリする」「頭皮が痛い」「頭皮が痒い」などの自覚症状を訴える患者もいる．

❸ 脱毛に備えた準備

ロングスタイルの患者には，脱毛時の心理的影響を緩和する目的で治療前になるべく毛髪を短くするとよいことを説明する．急に短くせずに段階的に短くする方法もあることを伝えることで患者の心理的負担を段階的に緩和することもできる．

❹ ウィッグの準備

ウィッグの準備は体調の変化が少ない薬物療法開始前に始めることが勧められる．治療前に気持ちの余裕をもって検討でき，ウィッグへの移行期間を計画的に進めることができる．

表3にウィッグの毛髪の材質による長所と短所を示す．ウィッグを試着して自分に似合うウィッグを探すことが大切である．さらにウィッグ選びのポイントとして，サイズが合っていること，アフターケアのしやすさ，そして値段などがあげられる．

ウィッグの販売方法は通信販売，店頭販売，美容室を併設した専門店などがある．販売店によって条件やサービスなどに違いがあり購入時に検討が必要である（表4）．美容室や個室を併設している専門店では周囲の目を気にせず安心してウィッグや地毛の手入れができるため，そうした情報の説明もしておくとよい．

表3 ウィッグ選びの長所と短所

毛髪の材質	長所	短所
人毛	○パーマ，カラーでのアレンジができる ○高品質な毛材は耐久性に優れている	○洗髪後にスタイリングが必要 ○退色しやすい ○枝毛になりやすい
人工毛（合成繊維）	○スタイルが維持しやすい ○人毛と比較して軽い	○熱や摩擦に弱いものがある ○耐久性にやや欠ける
ミックス毛 （人毛＋人工毛）	○洗髪後もスタイルキープしやすい ○自然な風合いがある	○人毛の部分が退色しやすい

表4 ウィッグの種類と価格帯

	長所	短所	価格目安
既製品	○価格が安い ○カタログから気楽に選べる ○その場で商品を持ち帰られる	○でき上がったスタイルのなかから選ぶ ○毛量・長さの調整ができない ○アジャスターでの簡単な調節のみ	～10万円
セミオーダー	○希望のスタイルを作ることができる． ○個人に合わせて調整ができる ○メーカーによっては即日の持ち帰りも可能	○ウィッグの専門技術と知識が必要なため，専門店での対応に限られる	10万～30万円
フルオーダー	○毛質，スタイル，特殊な色など自由にオーダーできる．	○高価なものが多い ○でき上がりまで40日以上かかる	30万～80万円

❺ 帽子の準備

綿製品などの肌触りのよい，洗濯しやすい帽子を勧める．毛髪は頭の保護や保温の役割もあり，帽子はその役割を代行するものとなるため，室内で過ごすときや就寝時に帽子を活用していく．

❻ 治療中のシャンプー

脱毛期間中も頭皮の汚れを落として清潔に保つためにシャンプーは必要である．リンスは必要ない．細かい泡を立て爪を立てずに指の腹を使って洗うように説明する．シャンプー後はタオルで水分を拭き取り，頭皮をよく乾かすように説明し，ドライヤーを使用する場合は低温で頭皮を傷めないように離して使用するなど工夫する．

❼ 抗がん薬治療中のメイク

脱毛は頭髪だけでなく眉毛，睫毛などにも起こる．さらに顔色の変化なども起こるためメイクをすることでよりカバーできることを説明する．

❽ 抗がん薬終了後の支援

薬物療法が終了すると約1〜2ヵ月で発毛し始める．治療後の髪質については「細くなった」「くせ毛になった」「白髪が多くなった」などの変化を実感している患者が多い．くせ毛，白髪，発毛不足，特に頭頂部や前髪が気になる場合はヘアピースを使用するなど工夫が必要となる．抗がん薬終了後のヘアカラーやパーマはパッチテストなどを行ってから慎重に使用することが勧められる．

❾ 脱毛の予防方法

がん薬物療法中にクーリングキャップによる頭皮冷却を行ったときの脱毛予防に対する有用性などが臨床試験で検討されているが明らかなエビデンスを得られていない．頭皮冷却法とは，クーリングキャップを装着し頭皮を冷やすことにより血流を減らし，毛根への抗がん薬の作用を少なくすることで脱毛を抑制するものである．冷却には保冷剤や冷却水を循環させる方法などがある[1]．

文献
1) 国立がん研究センター研究開発費　がん患者の外見支援に関するガイドラインの構築に向けた研究班（編）．がん患者に対するアピアランスケアの手引き　2016年版，金原出版，東京，2016: p.26

［参考文献］
a) 斉藤典充（監修）．スヴェンソン―化学療法をはじめる方のための脱毛・外見ケアマニュアル，2017

Column　アピアランスケア

❶ アピアランスケアとは
　近年,がん薬物療法は外来が主体になっており,患者は多くの時間,社会生活を営みながら治療を行っている.がん薬物療法は,時に治療の影響により外見変化をきたし,患者を長期間苦しめることがある.そこで,がん患者がその人らしく生活することを支援するうえで,医療者が提供する外見ケアが注目されるようになった.アピアランス(appearance)は外見を示す言葉である.医療者が行うアピアランスケアは,ただ単に外見を整えることではなく,患者が社会のなかで生活すること支援することに目的がある.具体的なケアについて以下に述べる.

❷ アピアランスケアの実際
　アピアランスケアは,がん薬物療法を受ける前から開始されるケアである.看護師として,患者にどのようながん薬物療法を行うのかを確認し,起こりうる変化について把握する.患者が治療に伴う外見変化のなかで困っていることとして,脱毛(頭髪,眉毛,睫毛,体毛),皮膚色の変化,爪の変化などがあげられる.看護師は,外見の変化をきたす治療を行う患者に対し,どのような変化をきたす可能性があるか,実際,外見の変化が起きたときの対処方法などに関する情報提供を行い,心の準備を行う.患者によっては,病気や治療の受け止めが十分でない場合もあるため,患者の苦痛を理解したうえでかかわること,いつでも話を聞くことができることを伝えておく.国立がん研究センター中央病院では,2013年にアピアランス支援センターが開設され,医師,看護師,薬剤師,臨床心理士と協働し,患者や家族に対しアピアランスケアを行っている.集団オリエンテーションとして,がん治療により起こりうる外見変化とその対処方法に関する情報提供を,個別ケアとして,患者のベッドサイドに出向き,患者のニーズに合わせた対応を行っている.時に,ケアを提供するなかで,外見変化に関する話題から波及し,様々なケアに発展することがある.看護師がアピランスケアを通し,患者を支援する意味は,外見変化に対するケアを通し,患者の全人的苦痛を理解し,寄り添うケアを提供することである.

　がん薬物療法を受ける患者が治療前とまったく同じ外見を整えることは難しいが,がん治療により変化した外見と折り合いをつけて生活することを支援することは可能である.がん患者のQOLの重要性が問われるなか,アピアランスケアの果たす役割は大きい.外見に対する捉え方は,年齢,性別,社会背景,価値観など,個別性がある.一律なケアを提供するのではなく,外見の変化について,患者がどう捉えているのか,どうなりたいのかを把握し,適切なタイミングで適切なケアを提供することが重要である.

文献
1) がん患者の外見支援に関するガイドラインの構築に向けた研究班(編). がん患者に対するアピアラスケアの手引き. 金原出版, 東京, 2016: p.9
2) 野澤桂子. 医療の場で求められるアピアランスケア. がん看護 2014; **19**: 489-493

V．がん薬物療法の副作用対策とケア

5．神経毒性

A 神経毒性とは

　神経毒性とは，感覚受容器，神経伝達路，神経伝達路，感覚中枢に何らかの障害が生じた場合に現れる感覚消失，感覚鈍麻，感覚過敏，異常感覚などのことである．抗がん薬による神経毒性は，その出現や増悪によって患者のQOL（quality of life）が著しく低下し，日常生活に支障をきたす．さらに，その症状は抗がん薬の投与量の減量や治療の中止を余儀なくされることも多い．しかし，薬剤の減量や中止以外に有効な治療法がないため，早期に症状を捉え，速やかな対応を行うことが大切である．

❶ 神経毒性の種類

　神経毒性は中枢神経毒性と末梢神経毒性に分類される．末梢神経毒性はさらに自律神経障害，感覚器障害，運動神経障害に分類される．

a．中枢神経毒性

　中枢神経系の障害は，精神症状（睡眠障害，見当識障害，せん妄，認知症，幻覚，幻聴，不安，気分の変調など）と，神経症状（痙攣，麻痺，運動失調，知覚障害）に大別される．

b．末梢神経毒性

　自立神経障害（便秘，腹痛，排尿障害，勃起不全，起立性低血圧など），感覚神経障害（しびれ，疼痛，難聴，耳鳴り，前庭性平衡障害，味覚障害など），運動神経障害（四肢遠位主体の脱力あるいは弛緩性麻痺，知覚性運動失調，深部腱反射の低下など）がある．

　がん薬物療法による末梢神経障害の特徴は，
- ○用量依存性の蓄積毒性である
- ○対照的に末梢（靴下，手袋型）に分布する
- ○いったん発現すると不可逆的または回復まで期間を要する
- ○有効な治療法がないため早期発見が重要である

B 発生機序

　がん薬物療法に伴って発現する神経毒性の機序の詳細は完全に明らかにされていないが，一因としては以下のものが考えられている（図1）．

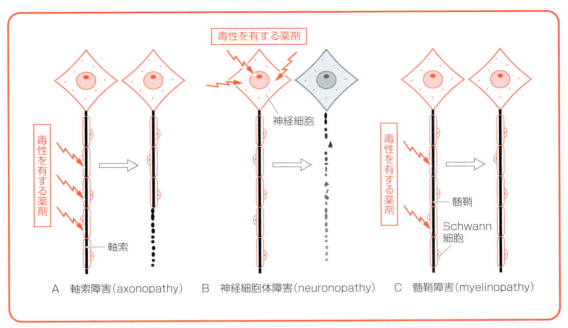

図1 薬剤性末梢神経障害の発生機序の模式図
（厚生労働省．末梢神経障害．重篤副作用疾患別対応マニュアル，平成21年5月：p.1-30　http://www.mhlw.go.jp/stf/seisakunitsuite/bunya/kenkou_iryou/iyakuhin/topics/tp061122-1.html [2] を参考に著者作成）

❶ 神経軸索障害

病変の主座は軸索にあり，二次的に髄鞘が障害される[1]．神経細胞体は保たれているため，早期の薬剤中止により回復が見込まれる．

代表的な薬剤としては微小管阻害を有するビンカアルカロイドやタキサン系があげられる．

❷ 神経細胞体障害

病変の主座が細胞体にあるもので，主に脊髄後根神経節細胞の細胞死によって発生し，軸索や髄鞘は二次的に障害される[1]．軸索や髄鞘の再生がみられず回復が遅い．代表的な薬剤としては白金製剤がある．

❸ 髄鞘障害

髄鞘が障害されるが軸索と神経細胞体は保たれているため，薬剤を中止すれば早期に回復する．代表的な薬剤としてインターフェロンαがある．

C リスクアセスメント

がん患者ではがん随伴症状となる神経症状や脳など中枢への転移，骨転移に伴

う神経症状を呈することがあり，治療開始前には，神経症状の有無を確認する必要がある．また，基礎疾患に糖尿病や遺伝性ニューロパチー，慢性アルコール中毒などの末梢神経障害を有する場合は薬剤性末梢神経障害発現のリスクが高くなる[2]．

末梢神経障害は用量依存性の蓄積毒性であるため，治療目的，レジメンの投与量，治療回数を把握しアセスメントすることが重要である．また，末梢神経障害が出現する抗がん薬による治療歴がある場合は，リスク因子となるため注意が必要であり，開始前に症状の残存の有無を確認する．

D 観察項目

神経毒性は重篤もしくは不可逆的な障害になりやすいにもかかわらず，有効な治療方法がないため重症化する前に薬剤の減量や休薬をすることが重要である．したがって，患者の訴えによく耳を傾け，理解することが必要である（図2）．

神経障害が発現した場合には，自他覚症状を基準に重症度を評価する．神経障害の評価には有害事象共通用語規準（Common Terminolog Criteria For Adverse Events：CTCAE）ver4.0が用いられることが多い（表1）．

薬剤により神経症状は異なる．神経毒性を起こしやすい薬剤の特徴とその症状について以下の表に示す（表2～4）．

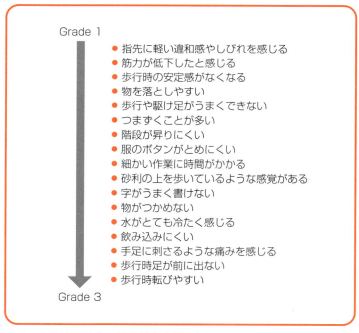

図2 末梢神経障害の具体的な症状の例

表1 末梢神経障害の評価規準（CTCAE v4.0）

有害事象	Grade 1	Grade 2	Grade 3	Grade 4	Grade 5	注釈
幻覚	軽度の幻覚がある（例：知覚変容）	中等度の幻覚がある	高度の幻覚がある；入院を要さない	生命を脅かす；自傷他害の危険がある；入院を要する	死亡	外部刺激がないにもかかわらず生じる誤った感覚を認識
不眠症	軽度の入眠障害／覚醒持続／早朝覚醒がある	中等度の入眠障害／覚醒持続／早朝覚醒がある	高度の入眠障害／覚醒持続／早朝覚醒がある	ー	ー	入眠が困難かつ／または覚醒状態の持続
アカシジア	軽度の多動または運動過多	中等度の多動または運動過多；身のまわり以外の日常生活動作の制限	高度の多動または運動過多；身のまわりの日常生活動作が制限される	ー		落ち着かず，じっとしていることができない不快な感覚がある；ある種の精神刺激薬の副作用
運動失調	症状がない；臨床所見または検査所見のみ；治療を要さない	中等度の症状がある；身のまわり以外の日常生活動作の制限	高度の症状がある；身のまわりの日常生活動作が制限される；機械的な支援を必要とする	ー		筋運動の協調性の欠如により生じる随意運動の障害や不能
異常感覚	軽度の感覚変化	中等度の感覚変化；身のまわり以外の日常生活動作の制限	高度の感覚変化；身のまわりの日常生活動作が制限される	ー		感覚性認知障害による異常または不快な感覚
味覚異常	味覚の変化はあるが食生活は変わらない	食生活の変化を伴う 味覚変化（例：経口サプリメント）；不快な味；味の消失	ー	ー	ー	食物の味に関する異常知覚．嗅覚の低下によることがある
末梢性運動ニューロパチー	症状がない；臨床所見または検査所見のみ；治療を要さない	中等度の症状がある；身のまわり以外の日常生活動作の制限	高度の症状がある；身のまわりの日常生活動作の制限；補助具を要する	生命を脅かす；緊急処置を要する	死亡	末梢運動神経の炎症または変性
末梢性感覚ニューロパチー	症状がない；深部腱反射の低下または知覚異常	中等度の症状がある；身のまわり以外の日常生活動作の制限	高度の症状がある；身のまわりの日常生活動作の制限	生命を脅かす；緊急処置を要する	死亡	末梢知覚神経の炎症または変性

（日本臨床腫瘍研究グループ：有害事象共通用語規準 v4.0 日本語訳 JCOG 版（略称：CTCAE v4.0-JCOG）［CTCAE v4.03/MedDRA v12.0（日本語表記：MedDRA/J v20.1）対応 -2017 年 9 月 12 日] http://www.jcog.jp より許諾を得て転載）

E 対策とケア

　　　　　抗がん薬による神経毒性に対しては有効な予防法や治療法がない．また，一度症状が出現すると患者の生活へ長期的な影響をもたらす．しかし，生命を脅かすまでにはいたらない副作用のため，症状が軽視されやすい．看護師は早期に症状出現の把握を行い，適切な支援を行う必要がある．

V. がん薬物療法の副作用対策とケア

表2 白金製剤による神経毒性

薬剤名	特徴	主な症状
シスプラチン	1回投与量，総投与量に依存して発生し，1日投与量が80mg/m²以上，総投与量300mg/m²以上で頻度が高くなり，4,000〜8,000Hzの高音域が障害される．300〜500mg/m²以上では，ほぼ全例に何らかの神経症状が出現するといわれている．不可逆的な経過をたどることも少なくない	・末梢神経症状は下肢やつま先のしびれに代表される感覚性の障害が主な症状である ・知覚神経障害に比較して運動機能障害は少ないとされている ・高音域（4,000〜8,000Hz）の感音障害
オキサリプラチン	高頻度でみられる末梢神経障害は，用量規制毒性（dose limiting toxicity：DLT）であり，主な毒性中止の原因である．	
急性末梢神経障害	○薬剤投与直後〜数日以内に生じる ○投与を繰り返すことで，回復までの期間が延長する	○冷感刺激による知覚神経障害 ○咽頭・喉頭周囲の絞扼感 ○嚥下困難感 ○手足，口唇，咽頭周囲のしびれ感や疼痛
慢性末梢神経障害	○遅発性，蓄積性で用量依存性に発現する ○蓄積投与量が800mg/m²を超えると発現しやすい ○休薬により徐々に回復するが，休薬時期が遅れると回復までに時間を要す	○持続する末梢神経知覚不全（感覚異常） ○進行性の感覚障害，感覚鈍麻，体性知覚の消失 ○進行すると書字困難，ボタンがかけにくい，歩行困難などの感覚性の機能障害 ○さらに進行すると深部腱反射の消失

（文献2，bを参考に著者作成）

表3 微小管阻害薬による神経毒性

	薬剤名	特徴	主な症状
ビンカアルカロイド	ビンクリスチン ビンデシン ビンブラスチン ビノレルビン	○1回投与量，総投与量に依存する ○ビンクリスチンの末梢神経障害はDLTとなっており，1回投与量の上限が2mg/bodyに制限されている ○慢性的な症状には減量や中止で対応する	○指先のしびれから始まり，徐々に上行する ○進行すると垂足，深部腱反射低下，筋力低下，歩行困難などがみられる ○自律神経障害（便秘や排尿障害），進行すると消化管イレウスや閉尿 ○脳神経症状（嗄声，複視，顔面神経麻痺など）
タキサン系	パクリタキセル	○1回投与量，総投与量に依存 ○1,000mg/m²を超えると出現する ○シスプラチンとの併用で症状が増強	○手首から先，足首から下の部分に，手袋・靴下型（glove and stoking型）といわれるしびれ感・灼熱感などの感覚障害 ○進行すると，振動覚低下，深部腱反射低下，運動障害をきたすことがあるが筋力低下は軽度である
	ドセタキセル	○パクリタキセルに比べ発症頻度は7〜13%と低い ○総投与量が400mg/m²を超えると重篤な症状をきたしやすい	
	パクリタキセルアルブミン懸濁型	○パクリタキセルに比べ投与量が多く，分布特性が異なるため，症状の程度と頻度は高くなる	
その他	エリブリン	○他の微小管阻害薬に比べ症状が出現しにくい ○蓄積性は認めない	○しびれ感・灼熱感などの感覚障害
	ブレンツキシマブベドチン	（微小管阻害薬結合CDモノクローナル抗体） ○末梢神経障害の発現率は53%である ○おおむね可逆的である	○末梢性の感覚障害が最も多く，次に運動障害，錯感覚を呈する

（文献2，bを参考に著者作成）

表4 分子標的治療薬，その他における神経毒性

	薬剤名	特徴	主な症状
分子標的治療薬	ボルテゾミブ	○用量依存，累積投与量依存 ○総投与量 30mg/m² で生じる ○症状の程度により休薬や中止基準がある	○四肢末端のしびれ感，灼熱感などの glove and stocking 型の感覚障害 ○運動神経障害や自律神経障害（起立性低血圧・便秘など）も起こることがある
	サリドマイド	○ビンクリスチンとの併用でリスクが増加 ○投与期間が長期に及ぶほど高頻度に認められる	○手足のしびれ感，灼熱感などの感覚障害 ○重症例では運動神経障害を伴う
その他	フルオロウラシル	○5-FU の神経毒性の頻度は，単剤投与で5%程度とされている ○神経毒性は小脳障害が主体で，末梢神経障害をきたすことは少ない ○大半は急性発症し，薬剤中止・減量により軽快することが多い	○小脳障害（運動，構音障害，眼振，協働運動障害，ふらつき感） ○白質脳症では歩行時のふらつき，四肢末端のしびれ感，舌のもつれ感などの初期症状から，昏迷，見当識障害，健忘などの症状を呈することがある
	メトトレキサート	○通常の投与での神経毒性はきたすことが少ないが，白血病や悪性リンパ腫などで髄腔内投与時に出現することがある ○投与後1週～3年以上と幅広い時期に発症する ○白質脳症は不可逆性・進行性の変化である ○脳放射線照射，がん性髄膜炎，総投与量がリスク因子となっている ○高用量静脈内投与の際も髄腔内投与と同様の神経障害を呈する ○治療法は確立したものはなく，十分な利尿とメトトレキサート排泄促進とロイコボリン投与が勧められる	○急性症状として髄腔内投与2～3時間後より頭痛，悪心，嘔吐，発熱，項部硬直などの髄膜炎症状が出現するが，多くは2～5日ほどで軽減する ○慢性期の神経毒性は白質脳症が主体で，記銘力低下，認知症を呈する
	シタラビン	○通常の静脈投与量で神経毒性をきたすことはまれであるが，白血病や悪性リンパ腫などに対する高用量投与時に可逆的に発現する ○投与量，スケジュールに関係しており，18g/m²/course（または 1g/m² 複数回投与）を超えると頻度が急激に増加する ○高齢者，脳放射線照射時，肝・腎機能障害などがリスク因子となる ○投与数日より急性発症することが多いが，大半は薬剤中止により軽快する	○言語障害，運動失調，傾眠，昏睡，白質脳症などの中枢神経症状を呈する ○小脳障害は，頭痛，感情変化，記銘力低下，傾眠など

（文献2, bを参考に著者作成）

❶ 患者への説明とセルフケア支援

①薬剤の症状出現の特徴，出現時期，予防行動について
　　○オキサリプラチンにおける急性症状予防など
②具体的な日常生活上の工夫や注意点
　　○ゆっくり歩行する

- ○着用する衣類の変更
- ○便利な道具の紹介
- ○身のまわりの整頓
- ○つまずきそうなものを床に置かない
- ○履物は足にフィットした履きなれたものを着用する
- ○しびれている部位の定期的な観察　など

③続発する損傷の予防
- ○転倒，転落予防
- ○火傷予防（風呂の温度，熱いものを入れた食器を触らない，低温火傷）
- ○刃物による損傷予防（包丁の使用が危険と感じたらピーラーやキッチンはさみを使用するなど）

④症状を客観的に報告する方法や必要性
- ○症状は主観的であり患者の訴えが大切である
- ○症状増強時は長期化したり不可逆的となる場合があるため早期の対処が必要である

⑤症状が増強した際の治療の選択や中止についての意思決定支援
- ○「治療を中止したくない」という理由で症状を我慢し過ぎないよう説明する
- ○患者の言葉に耳を傾け，患者がリスクとベネフィットを理解したうえで，投与量の変更や治療方針の変更を受け入れられるように支援する

❷ 症状への対応

　末梢神経障害は投与回数や累積投与量に関連しており，投与量の減量または中止，休薬期間の延長によって症状の重篤化を防ぐ．オキサリプラチンの休薬に関しては，神経障害が発現すると予測される時期にオキサリプラチンを休薬し，増悪傾向がみられたときに再度オキサリプラチンを導入するというStop and Goの治療ストラテジーが有用である[3]とされている．

　症状緩和としては以下の方法があげられる．

a．非薬物的療法

①運動療法
- ○手指運動による末梢神経刺激（手の掌握運動，ボールを握る運動など）
- ○転倒予防，筋力・体力低下予防のためのバランス・筋力トレーニング
- ※必要時は理学療法士など他職種の協力を得る

②末梢循環の改善
- ○マッサージ（身体の硬直を柔らげる）
- ○しびれている部分を温める（フットバスなど）
- ○靴下や手袋の着用

③その他
- ○リラクセーション法，ストレッチ，鍼灸など

b. 薬物療法

効果的な薬物療法として確立されたものはない．末梢神経障害性疼痛治療薬（プレガバリン），抗痙攣薬（カルバマゼピン），三環系抗うつ薬（アミノトリプチンなど），副腎皮質ステロイド（デキサメタゾンなど），非ステロイド抗炎症薬（NSAIDs），麻薬性鎮痛薬（モルヒネ，フェンタニル，オキシコドン），ビタミン類，漢方薬などを用いることがある．

文献

1) 荒川和彦ほか．抗がん剤による末梢神経障害の特徴とその作用機序．日本緩和医療薬学雑誌 2011; **4**: 1-13
2) 厚生労働省．末梢神経障害．重篤副作用疾患別対応マニュアル，平成21年5月: p.1-30 http://www.mhlw.go.jp/stf/seisakunitsuite/bunya/kenkou_iryou/iyakuhin/topics/tp061122-1.html［最終アクセス2017年11月14日］
3) 高野利実．オキサリプラチンによる末梢神経障害のマネジメント，副作用の症状と対処．沢井製薬株式会社　med.sawai.co.jp/oncology/files/docdl_oxaliplatin2.pdf［最終アクセス2017年11月14日］

［参考文献］
a) 河野　豊ほか．薬物と神経筋障害―診断と治療の進歩―薬物による神経障害―末梢神経障害の機序．日本内科学会誌 2007; **96**: 1585-1590
b) 西條長宏ほか．がん化学療法の副作用対策．中外医学社，東京，1998
c) 石岡千加史（編）．がん治療レクチャー Vol 3：がん薬物療法のマネジメント，総合医学社，東京，2012: p.162-166

Ⅴ. がん薬物療法の副作用対策とケア

6. 皮膚障害

A 皮膚障害とは

座瘡様皮疹
爪囲炎
手足症候群

　皮膚障害とは，がん薬物療法の副作用によって皮膚の機能に問題が生じている状態をいう．その発現部位は頭から足の先まで広範囲にわたる．

　分子標的治療薬による薬物療法においては，開発当初には想定されていなかった薬剤特異的な皮膚障害が70～90％の高い確率で発現する[1]．EGFR阻害薬では，座瘡様皮疹と呼ばれるニキビのような発疹や皮膚の乾燥，爪のまわりが炎症を起こす爪囲炎などを引き起こす．マルチキナーゼ阻害薬では，荷重部位の角化，皮膚乾燥，亀裂，水疱形成，びらん，潰瘍を主に手足を中心に引き起こし，手足症候群と呼ばれている．さらに，免疫チェックポイント阻害薬の皮膚障害は代表的な副作用のひとつであり，抗CTLA-4抗体，抗PD-1抗体による皮疹や白斑が出現する．

　これらの皮膚障害は，多くの場合に薬剤の効果と皮膚障害の程度との間に正の相関を示す特徴があり，薬剤の副反応としてではなく，薬剤の主反応の結果として発現することが推測されている[2]．

B 発生機序

❶ EGFR阻害薬に起因する皮膚障害

　EGFRは大腸がん，頭頸部がん，非小細胞肺がん，乳がん，膵臓がんなどで過剰発現がみられる．EGFRは，がん細胞以外に正常皮膚の表皮基底層，外毛根鞘，エクリン腺，脂腺細胞などにも発現し，皮膚の増殖や分化に重要な役割を果たしている．EGFRは細胞表面に存在し，上皮細胞増殖因子などと結合することで活性化される．EGFRは皮膚を構成する上皮細胞で発現し，皮膚，毛包・爪の組織維持に関与しているため，抗EGFR抗体製剤を投与した場合には，皮膚のEGFRにも作用して角化異常や爪母細胞の分化異常が生じる．角化異常（不全角化，角化亢進）は，角栓形成に伴う毛包の炎症を引き起こして座瘡様皮疹の原因となり，角質菲薄化による水分保持低下は皮膚乾燥，瘙痒症の原因となる．また，爪母細胞の分化異常によって爪甲の菲薄化が生じるとともに易刺激性となるために爪囲炎が生じる[3]．そのためにEGFR阻害薬による皮膚障害は，座瘡様皮疹，皮膚乾燥，爪囲炎など様々な症状が通常一定の順序で経時的に出現する[4]．

❷ マルチキナーゼ阻害薬に起因する皮膚障害

　マルチキナーゼ阻害薬は，高率に手足症候群を発症することが知られている[5]．

手足症候群は，掌蹠の異常，発赤，時に水疱形成を伴う特徴的な皮膚障害である．この薬剤は，従来の細胞傷害性のカペシタビン，タキサン系抗がん薬などで多くみられていた手足症候群と異なり，発症時期が早いこと，荷重部に症状が限局し，水疱を形成しやすいことが特徴である．その発症機序は明らかにされていないが，単一経路を標的とする薬剤（ベバシズマブ（アバスチン）＝ VEGFR 阻害薬，イマチニブ（グリベック）＝ PDGFR 阻害薬）では手足症候群はまれであるため，VEGFR や PDGFR など複数の受容体が阻害されることが発症の引き金になると考えられている[6]．

❸ 免疫チェック阻害薬に起因する皮膚障害

この薬剤は患者自身の体内の T 細胞を利用してがん細胞を制御しようとするものであり，従来の薬物療法とはまったく異なる作用機序を有する．主にニボルマブ（オプジーボ），イピリムマブ（ヤーボイ），ペムブロリズマブ（キイトルーダ）などで，この薬剤での皮膚障害の発現頻度は多く報告されている．副作用の機序としては免疫チェックポイント阻害薬によって活性化された T 細胞によって自己臓器が障害を受けることが主たる機序と考えられている[7]．

C リスクアセスメント

皮膚障害が起こりやすい薬剤（表 1）や出現頻度（表 2）などをあらかじめ把握しておくことが重要である．表 1 に示すような薬剤では皮膚障害を生じやすいため，投与前から皮膚の状態を観察し，あらかじめ写真を撮り記録し，薬剤投与後も経時的に皮膚を観察していくことが重要である．さらに，皮膚障害の特徴的な現れ方や出現時期，症状（表 3）についても理解しておく必要がある．皮膚障害の程度は，もともとの患者の皮膚状態（ターンオーバー周期や，体質など），治療歴，生活環境，患者・家族のセルフケア能力，スキンケアの習慣，易感染状態の有無，低アルブミン血症の有無など，患者側の要因が大事なアセスメント項目となる．

D 観察項目

がん薬物療法の副作用による皮膚障害では，痤瘡様皮疹，瘙痒，乾燥，爪囲炎，角化・亀裂，手足症候群などの症状が出現しやすいとされており，注意深く観察することが必要である．また，皮膚障害の程度を共通基準を用いて客観的に評価することが重要である．毒性評価規準としては，有害事象共通用語規準（CTCAE v.4.1 日本語訳）を用いることが多い（表 4）．CTCAE の項目に沿って継続的に観察していくことが求められる．

Ⅴ．がん薬物療法の副作用対策とケア

表1　皮膚障害をきたしやすいがん治療薬と皮膚症状

■細胞傷害性抗がん薬

一般名	商品名	適応症	皮膚症状
パクリタキセル	タキソール	卵巣がん，非小細胞肺がん，乳がん，胃がん，子宮体がん	皮疹，表皮剝離，皮膚潰瘍，爪の変化，リコール現象
フルオロウラシル	5-FU	胃がん，大腸がん，乳がん，子宮体がん，肝がん，膵がん，卵巣がん，頭頸部がん，肺がん	皮膚炎，手足症候群（発赤，水疱，びらん）
テガフール・ギメラシル・オテラシルカリウム合剤（S-1）	ティーエスワン	胃がん，結腸・直腸がん，頭頸部がん，非小細胞肺がん，乳がん，膵がん，胆道がん	皮膚炎，色素沈着，手足症候群（発赤，水疱，びらん）
カペシタビン	ゼローダ	乳がん，結腸・直腸がん，胃がん	皮膚炎，色素沈着，手足症候群（発赤，水疱，びらん），爪の変化

■分子標的治療薬

一般名	商品名	適応症	標的/性状	皮膚症状
セツキシマブ	アービタックス	結腸・直腸がん，頭頸部がん	抗EGFR抗体	痤瘡様皮疹，皮膚乾燥・亀裂，爪囲炎，脂漏性皮膚炎，瘙痒
パニツムマブ	ベクティビックス	結腸・直腸がん	抗EGFR抗体	痤瘡様皮疹，皮膚乾燥・亀裂，爪囲炎，脂漏性皮膚炎，瘙痒
ゲフィチニブ	イレッサ	非小細胞肺がん	EGFR-TK阻害薬	痤瘡様皮疹，皮膚乾燥・亀裂，爪囲炎，脂漏性皮膚炎，瘙痒
エルロチニブ	タルセバ	非小細胞肺がん，膵がん	EGFR-TK阻害薬	痤瘡様皮疹，皮膚乾燥・亀裂，爪囲炎，脂漏性皮膚炎，瘙痒
アファチニブ	ジオトリフ	非小細胞肺がん	EGFR, HER2 ErbB4-TK阻害薬	痤瘡様皮疹，皮膚乾燥・亀裂，爪囲炎，脂漏性皮膚炎，瘙痒，潰瘍，脱毛，色素沈着
ラパチニブ	タイケルブ	乳がん	EGFR/HER2-TK阻害薬	痤瘡様皮疹，皮膚乾燥・亀裂，爪囲炎，脂漏性皮膚炎，瘙痒，脱毛，色素沈着
ソラフェニブ	ネクサバール	腎がん，肝がん，甲状腺がん	PDGFR, VEGFR, KIT c/bRaf-K阻害薬	手足症候群，脱毛，発疹，瘙痒，皮膚乾燥，紅斑，痤瘡様皮疹，過角化
レンバチニブ	レンビマ	甲状腺がん	VEGFR2, VEGFR3	手足症候群，脱毛，発疹，瘙痒，皮膚乾燥，紅斑，痤瘡様皮疹，過角化
イマチニブ	グリベック	GIST, CML, ALL，好酸球増多症候群，慢性好酸球性白血病	PDGFR, KIT, Bcr-AblTK阻害薬	手足症候群，痤瘡様皮疹，水疱性皮疹，血管浮腫，乾癬悪化，発疹角化症
スニチニブ	スーテント	GIST，腎がん，膵内分泌腫瘍	PDGFR, FLT3, VEGFR, KIT, CSF-1R, RET-TK阻害薬	手足症候群，皮膚変色，発疹，顔面浮腫，脱毛，瘙痒，紅斑，皮膚乾燥，紫斑，爪異常，痤瘡様皮疹，蕁麻疹
レゴラフェニブ	スチバーガ	結腸・直腸がん，GIST	PDGFR, KIT, VEGFR, Raf-K阻害薬	手足症候群，皮膚乾燥，紅斑，瘙痒，痤瘡様皮疹，蕁麻疹，爪障害
パゾパニブ	ヴォトリエント	悪性軟部腫瘍，腎がん	PDGFR, VEGFR, KIT-K阻害薬	手足症候群，発疹，毛髪変色，脱毛，皮膚色素減少，皮膚乾燥
アキシチニブ	インライタ	腎がん	VEGFR-1, 2, 3-K阻害薬	手足症候群，発疹，皮膚乾燥，瘙痒，脱毛，過角化，爪障害
ベムラフェニブ	ゼルボラフ	悪性黒色腫	BRAF-K阻害薬	手足症候群，発疹，過角化，瘙痒，日光角化症，脂漏性角化症，皮膚膿腫，結節性紅斑掌蹠角化症

■免疫チェックポイント阻害薬

一般名	商品名	適応	皮膚障害
ニボルマブ	オプジーボ	悪性黒色腫，非小細胞肺がん，腎がん，頭頸部がん，胃がん，ホジキンリンパ腫	皮疹，皮膚乾燥，蕁麻疹，白斑，瘙痒
ペムブロリズマブ	キイトルーダ	悪性黒色腫，非小細胞肺がん，原発・難治性ホジキンリンパ腫*	
イピリムマブ	ヤーボイ	悪性黒色腫	

*：2017年11月 適応追加承認
（文献8，9を参考に著者作成）

表2　皮膚障害の発症頻度

■ EGFR阻害薬に起因する皮膚障害の発症頻度

薬剤	痤瘡様皮疹	皮膚乾燥	爪囲炎
パニツムマブ[3] n = 3,085	All grades：69.9% Grade 3/4：14.7%	All grades：21.7% Grade 3/4：2.1%	All grades：24.2% Grade 3/4：4.3%
エルロチニブ[10] n = 9,909	All grades：60.9% Grade 3/4：6.3%	All grades：7.4% Grade 3/4：0.3%	All grades：6.6% Grade 3/4：0.7%

■ 手足症候群の発症頻度

薬剤	
ソラフェニブ	国内第Ⅱ相試験　n = 65 All grades：55%　Grade 3/4：9%
レゴラフェニブ	国際共同第Ⅲ相試験（日本人）n = 65 All grades：80%　Grade 3/4：28%
スニチニブ	国内臨床試験　n = 81 All grades：65.4%　Grade 3/4：21.0%
アキシチニブ	日本人患者　n = 107 All grades：71.0%　Grade 3/4：17.8%
パソパニブ	国際共同第Ⅲ相試験　n = 29 All grades：48%　Grade 3/4：0%
レンバチニブ	国際共同第Ⅲ相試験（日本人）n = 261 All grades：70.0%　Grade 3/4：3.3%

■ 免疫チェックポイント阻害薬に起因する皮膚障害の発症頻度

薬剤	紅斑，瘙痒	Stevens-Johnson症候群，中毒性表皮壊死症
イピリムマブ （抗CTLA-4抗体）	50%	1%未満
ニボルマブ，ペンブロリズマブ（抗PD-1抗体）	37.4%	1%未満

E　対応とケア

❶ 患者・家族の体験の理解

皮膚障害によって患者の日常生活にどのような影響があるのか理解を示すことが大事である．皮膚障害は生命に直接影響しないため，患者は我慢して一人で悩んでいることが多い．外見の変化のために，他者とのかかわりが減って孤独や不安を強めている場合もある．また，皮膚障害の程度によっては，休薬や減量となることがあり，患者にとっては，がん治療が滞ることに不安を感じて我慢してしまい，結果的に症状が悪化する事態も多く経験する．看護師は，患者の体験に理解を示し，症状が現れてきたら早めに減量や休薬をすることで治療が長く続けられる旨をあらかじめ説明する必要がある．

❷ 多職種連携で行う皮膚障害ケア

皮膚障害の予防と対処のためには，多職種で連携してかかわっていく必要がある．看護師の役割として，基本的なスキンケアの知識と技術を身につけることが重要である．スキンケアの基本は，清潔・保湿・保護である．表5のスキンケア

V. がん薬物療法の副作用対策とケア

表3 皮膚障害の特徴的な現れ方や出現時期，症状

■EGFR阻害薬に起因する皮膚障害の発現時期・症状

所見	時期	症状
痤瘡様皮疹	投与後1週目ころより出現し，ピークは2～3週目ころ．その後軽快することが多い	急速に悪化する毛包一致性の丘疹．尋常性痤瘡に類似しているが，頭部，顔面を中心に前胸部，下腹部，大腿などにも生じ，面皰形成がなく，無菌性膿疱である．瘙痒，疼痛を伴うことがある．
皮膚乾燥	投与後3～5週目ころより出現	皮膚がかさかさした状態であり，瘙痒を伴うことが多い．乾燥が進行すると，鱗屑や亀裂がみられる．
爪囲炎	投与後7～8週目ころより出現	爪周囲に紅斑や炎症，痛みがあり，進行すると亀裂が生じる．爪周囲の発赤や腫脹で，進行すると出血を伴う不良肉芽が生じる．手指や第1指趾に好発し，亀裂により出血や滲出液が生じ，痛みを伴うこともある．

■マルチキナーゼ阻害薬に起因する手足症候群の発現時期・症状および細胞傷害性抗がん薬との比較

	マルチキナーゼ阻害薬	細胞傷害性抗がん薬
薬剤名	ソラフェニブ，レゴラフェニブ，スニチニブ，アキシチニブ，パゾパニブ，レンバチニブなど	シタラビン，アントラサイクリン系抗がん薬，フルオロピリミジン系抗がん薬，タキサン系抗がん薬など
発現時期	数日～数週	数週～数ヵ月
症状	不快感，うずき，発赤，疼痛，荷重部位の水疱，過角化（周囲に紅斑を伴う）．荷重部位に限局して分布する	不快感，うずき，発赤，鱗屑，対称性，びまん性に分布し，テカテカしていることが多い．

（文献8を参考に著者作成）

表3 つづき

■免疫チェックポイント阻害薬に起因する皮膚障害の発現時期・症状

所見	時期	症状
抗 PD-1 抗体：ニボルマブ，ペムブロリズマブ 抗 CTLA-4 抗体：イピリムマブ	投与直後から投与中はいつでも発現する可能性がある	紅斑，瘙痒，紅斑丘疹型の皮疹，白斑．皮疹は，痒みを伴う場合と伴わない場合がある．皮疹が落ち着いたころに皮疹部位が白斑に変わるとの考え方もある．

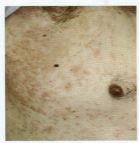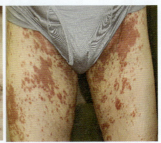

↑体幹に出現した抗 CTLA-4 抗体による皮膚障害

（文献8を参考に著者作成）

表4 皮膚および皮下組織障害の評価規準（CTCAE v4.0）

有害事象	Grade 1	Grade 2	Grade 3	Grade 4	Grade 5	注釈
ざ瘡様皮疹	体表面積の<10%を占める紅色丘疹および/または膿疱で，そう痒や圧痛の有無は問わない	体表面積の10-30%を占める紅色丘疹および/または膿疱で，そう痒や圧痛の有無は問わない；社会心理学的な影響を伴う；身のまわり以外の日常生活動作の制限	体表面積の>30%を占める紅色丘疹および/または膿疱で，そう痒や圧痛の有無は問わない；身のまわりの日常生活動作の制限；経口抗菌薬を要する局所の重複感染	紅色丘疹および/または膿疱が体表のどの程度の面積を占めるかによらず，そう痒や圧痛の有無は問わないが，静注抗菌薬を要する広範囲の局所の二次感染を伴う；生命を脅かす	死亡	典型的には顔面，頭皮，胸部上部，背部に出現する紅色丘疹および膿疱
そう痒症	軽度または限局性；局所治療を要する	激しいまたは広範囲；間欠性；そう破による皮膚の変化（例：浮腫，丘疹形成，擦過，苔蘚化，滲出/痂皮）；内服治療を要する；身のまわり以外の日常生活動作の制限	激しいまたは広範囲；常時；身のまわりの日常生活動作や睡眠の制限；経口副腎皮質ステロイドまたは免疫抑制療法を要する	—	—	強いそう痒感
皮膚乾燥	対表面積の<10%を占めるが紅斑やそう痒は伴わない	体表面積の10-30%を占め，紅斑やそう痒を伴う；身のまわり以外の日常生活の制限	体表面積の>30%を占め，そう痒を伴う；身のまわりの日常生活動作の制限	—	—	鱗屑を伴った汚い皮膚；毛孔は正常だが，紙のように薄い質感の皮膚
斑状丘疹状皮疹	症状（例：そう痒，熱感，ひきつれ）の有無は問わない，体表面積の<10%を占める斑状疹/丘疹	症状（例：そう痒，熱感，ひきつれ）の有無は問わない，体表面積の10-30%を占める斑状疹/丘疹；身のまわり以外の日常生活動作の制限	症状の有無は問わない，体表面積の>30%を占める斑状疹/丘疹；身のまわりの日常生活動作の制限	—	—	斑状疹（平坦な）および丘疹（隆起した）がある．麻疹状の発疹としても知られている．最もよくみられる皮膚の有害事象で，体幹上部に求心性に広がり，そう痒を伴う

（日本臨床腫瘍研究グループ：有害事象共通用語規準 v4.0 日本語訳 JCOG 版（略称：CTCAE v4.0-JCOG）[CTCAE v4.03/MedDRA v12.0（日本語表記：MedDRA/J v20.1）対応 -2017年9月12日] http://www.jcog.jp より許諾を得て転載）

Ⅴ．がん薬物療法の副作用対策とケア

表4　つづき

有害事象	Grade 1	Grade 2	Grade 3	Grade 4	Grade 5	注釈
皮膚疼痛	軽度の疼痛	中等度の疼痛；身のまわり以外の日常生活動作の制限	高度の疼痛；身のまわりの日常生活動作の制限	—	—	皮膚の著しく不快な感覚
爪変色	症状がない；臨床所見または検査所見のみ；治療を要さない	—				爪の変色
爪脱落	症状のない爪の剝離または脱落	症状のない爪の剝離または脱落による症状がある；身のまわり以外の日常生活動作の制限				爪のすべてまたは一部の脱落
爪囲炎	爪壁の浮腫や紅斑；角質の剝脱	局所的処置を要する；内服治療を要する（例：抗菌薬／抗真菌薬／抗ウイルス薬）；疼痛を伴う爪壁の浮腫や紅斑；滲出液や爪の分離を伴う；身のまわり以外の日常生活動作の制限	外科的処置や抗菌薬の静脈内投与を要する；身のまわりの日常生活動作の制限			爪周囲の軟部組織の感染
手掌・足底発赤知覚不全症候群	疼痛を伴わないわずかな皮膚の変化，または皮膚炎（例：紅斑，浮腫，角質増殖症）	疼痛を伴う皮膚の変化，（例：角層剝離，水疱，出血，浮腫，角質増殖症）；身のまわり以外の日常生活動作の制限	疼痛を伴う高度の皮膚の変化，（例：角層剝離，水疱，出血，浮腫，角質増殖症）；身のまわりの日常生活動作の制限	—	—	手掌や足底の発赤，著しい不快感，腫脹，うずき

（日本臨床腫瘍研究グループ：有害事象共通用語規準 v4.0 日本語訳 JCOG 版（略称：CTCAE v4.0-JCOG）[CTCAE v4.03/MedDRA v12.0（日本語表記：MedDRA/J v20.1）対応-2017年9月12日] http://www.jcog.jp より許諾を得て転載）

表5　スキンケアの基本

清潔	○自宅での洗浄方法について聴取し，下記の方法をいっしょに実践する． ○石鹸は泡石鹸，または固形石鹸をネットを使用し泡立てたもの，もしくは液体石鹸をビニール袋に水と1：1の割合で入れてよく振って泡立てたものを使用してしっかり泡を立てて，優しく手で洗う（ネットやタオルなどで擦らない）． ○人肌程度のぬるま湯で爪の間や，頭皮についた滲出液の固まりや軟膏の固まりを溶かしながら，泡立ててゆっくり優しく丁寧に洗う（洗っただけでは落ちない固まりは蒸しタオルや，オリーブオイルを使用して，しっかりふやかしてからピンセットや鑷子で汚れをとる）． ○汚れが取れたら石鹸をしっかり洗い流し，水分はやわらかいガーゼやタオルで抑え拭きする（擦らない）

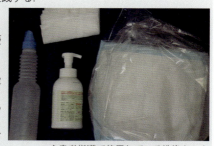
↑患者指導で使用している洗浄セット

のポイントに沿ってケアを行い，保湿を強化していくことが効果的であるが，予防的にステロイド外用薬や抗生物質の投与，被覆剤の貼付を行うことは現時点で

表5 つづき

保湿　○実際に軟膏を持参してもらって，自宅での保湿剤の塗り方について聴取し，下記の方法をいっしょに実践する．
○保湿方法についてお伝えし，ヘパリノイド保湿剤を全身や，手足に塗布する．

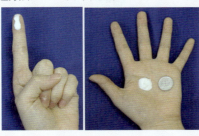

回数：2回/日　朝・入浴後＋手洗い後
量：手のひら2枚分
軟膏・クリーム 1FTU＝約0.5g
ローション 1円玉大＝約0.5g
部位別の量をお伝えする

顔・首：2.5FTU，　片脚：6FTU，　片腕：3FTU，
片足：2FTU，　片手：1FTU，　胸・小腹：7FTU，
背中・臀部：7FTU

○手足症候群の方には睡眠時に靴下や手袋を着用することで保湿効果が得られることを説明する．

保護　○外出時は日焼け止めを使用し，帽子やサングラス，ストールなどの使用を促す．唇も日焼けしやすいため，UV対策のリップクリームを推奨．
○化学繊維や締めつける衣類は避け，ゆったりした服・靴を選ぶようお伝えする．
○室内の加湿を行い，肌への刺激の少ない化粧品を選んでもらう．
○水仕事の際はゴム手袋を推奨．
○手足症候群が出現し，乾燥による亀裂が著しいときは，ハイドロコロイド素材の被覆剤による保護を行う．
○爪囲炎出現時は爪とまわりの皮膚との間の圧迫を避ける必要がある．そのため，スパイラルテープやハイドロコロイド素材の被覆剤で爪と皮膚の間に空間を作り，爪の食い込みによる炎症を助長しないように除圧する．

■スパイラルテープによるテーピング方法

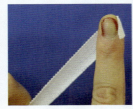 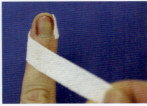 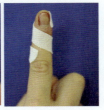

①爪と皮膚の際にスパイラルテープをしっかり貼る
②爪と皮膚が離れるようにテンションをかける
③圧がかかり過ぎない位置で固定し，爪と皮膚を離す

■市販のハイドロコロイド素材の被覆剤によるテーピング方法

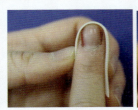 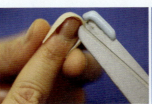 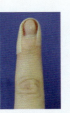 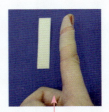

①傷用パッドを指の大きさに切る
②爪の角（両端）に切り込みを入れる
③爪と指との間を離すように固定する

＜スパイラルテープと同様の巻き方でテーピングする固定法＞
ハイドロコロイド素材の被覆材によるテーピングは剝がれるまで交換不要であり，水を弾くため毎日のケアが難しい方にお勧めしている．テープを剝がすことでの皮膚損傷のリスクも軽減させる効果がある．

のエビデンスが得られておらず，今後エビデンスの確立が望まれる．分子標的治療薬を含む抗がん薬による皮膚障害の適切なマネジメントには主治医だけではなく，薬剤師および看護師，皮膚科医の積極的な参加は不可欠である．多職種医療

V. がん薬物療法の副作用対策とケア

スタッフ・家族を含めた全員の協力が生存期間の延長だけではなく，生活の質の向上や質の高い医療の実現へとつながる．

❸ 患者・家族への継続したセルフケア支援

皮膚障害のケアで一番重要なことは患者本人が行う毎日のスキンケアである．外来や病棟で看護師による基本的なスキンケアの技術を患者・家族に指導し，いっしょに患者・家族が修得できるまで繰り返し説明しながら実践可能なセルフケアの方法をみつけられるように支援していく．看護師は，患者・家族の体験を理解し，患者・家族の日々のケアや工夫を肯定し，モチベーションを高めるかかわりを持つことが重要である．近年は，高齢世帯も増えており，本人・家族だけではケアが難しい事例も増えている．患者・家族のセルフケア能力を観察し，必要時は訪問看護を導入しながらケアを行う必要性をアセスメントするのも看護師の重要な役割である．

文献

1) Agero AL et al. Dermatologic side effects associated with the epidermal growth factor receptor inhibitors, J Am Acad Dermatol 2006; **55**: 657-670
2) 山﨑直也．分子標的薬・免疫療法薬による皮膚障害対策—コンセンサス会議からの治療方針と今後の展望．J Environ Dermatol Cutan Allergol 2016; **10**: 325
3) 山﨑直也，坂本　繁．進行・再発の結腸・直腸癌に対するパニツムマブ投与時の皮膚障害発現についての検討—パニツムマブ特定使用成績調査のサブ解析．日本皮膚科学会誌 2014; **124**: 3159-3170
4) 山本有紀ほか．EGFR 阻害薬に起因する皮膚障害の治療手引き—皮膚科・腫瘍内科有志コンセンサス会議からの提案．臨床医薬 2016; **32**: 941-949
5) 白藤宜紀ほか．マルチキナーゼ阻害薬に起因する皮膚障害の治療手引き—皮膚科・腫瘍内科有志コンセンサス会議からの提案．臨床医薬 2016; **32**: 952-958
6) McLellan B et al. Regorafenib-associated hand-foot skin reaction: Practical advice on diagnosis, prevention, and management. Ann Oncol 2015; **26**: 2017-2026
7) 福島　聡．免疫チェックポイント阻害薬による有害事象．日本臨床免疫学会会誌 2016; **39**: 30-36
8) 森　文子．皮膚障害．がん化学療法ケアガイド 改訂版，濱口恵子，本山清美（編），中山書店，東京，2012: p.189-207
9) 国立がん研究センター研究開発費　がん患者の外見支援に関するガイドラインの構築に向けた研究班（編）．がん患者に対するアピアランスケアの手引き　2016 年版，金原出版，東京，2016: p.53-54
10) Yamazaki N, Kiyohara Y. Optimal strength timing of steroids in the management of erlotinib-related skin toxicities in a post-marketing surveillance study (POLARSTAR) of 9909 non-small-cell lung cancer patients. Int Clin Oncol 2016; **21**: 248-253

7. 倦怠感

A がんに伴う倦怠感（cancer-related fatigue：CRF）とは

　一般的に倦怠感とは，「心身の疲れによって，だるく感じること（大辞林 第三版）」と説明され，健康な人々においても日常生活のなかでしばしば経験する症状であり，たいていは休息をとることによって回復する．しかし，がん患者の倦怠感とは，「休息をとってもほとんど回復しない」ことが特徴であり，健康な人に生じる通常の倦怠感とは異なるため[1]，それらとは区別して捉える必要があり，がんに伴う倦怠感（cancer-related fatigue：CRF）と呼ばれる．

　CRFは，疲労，だるさ，身体の重い感じ，虚弱さ，集中力の低下，無気力などの言葉で表現され，主観的で多次元な現象[2]であるというのも特徴であり，以下のように定義されている．

【定義】最近の活動に合致しない，日常生活機能の妨げとなるほどの，がんまたはがん治療に関連した，辛く持続する主観的な感覚で，身体的，感情的かつ/または認知的疲労感または消耗感をいう[3]．

　がん薬物療法を行う患者においては，80％以上が経験している症状であり[3]，代表的な有害事象のひとつである．また，がん薬物療法を外来で行う患者の72.6％に，CRFが報告されており[4]，生活範囲の狭小化，日常の生活活動の制限や低下，仕事や社会参加，また対人関係の制限などの生活障害を抱えている[5]．

B 発生機序

　CRFは腫瘍そのものが原因で生じる一次的なものと，がん薬物療法や放射線治療などの治療の副作用やがんに伴う症状などが原因で二次的に引き起こされるものがあり[6]，これらの原因が複数同時に存在していることが多い[7]．

　一次的なCRFの病態は十分に解明されていないが，IL-6（インターロイキン6）やTNF（tumor necrosis factor；腫瘍壊死因子）などのがんに伴う免疫炎症活性亢進マーカーであるサイトカインとの関連が示されており[6]，いくつかの機序が提唱されている．セロトニン調節障害説によれば，脳内の一部で血中セロトニンが上昇し，5-HT受容体の賦活化することによって体性運動野の興奮が抑制され視床下部–下垂体軸へ影響する結果，身体活動能力の低下として倦怠感が認知される．また，視床下部–下垂体軸機能不全説は，視床下部–下垂体軸の機能が変化することで，倦怠感につながるような内分泌異常が引き起こされるというものである．さらに，迷走神経求心性仮説では，迷走神経求心性刺激が惹起されることで，体性運動野の抑制が起こるため，倦怠感に関する脳の特定部分に持続的な変化が生じ

るとされる．最後に，筋肉の代謝説では，骨格筋でのATP（アデノシン三リン酸）新生が欠乏することが，患者の活動性を低下させ，CRFの原因になるといわれている[6,7]．

二次的なCRFは，痛み・不安・抑うつなどの症状による苦痛，不眠などの睡眠障害，栄養不良や脱水・電解質異常，活動や身体機能低下に伴う筋力低下，腎機能障害・肝機能障害・心機能低下などの臓器障害，感染や貧血，手術・放射線療法・がん薬物療法・免疫療法などのがんの治療による影響，睡眠導入薬やオピオイドなどの鎮静系薬物などの影響など，様々な原因による発生機序があげられる[6,7]．

C リスクアセスメント

CRFはたいていの場合，その原因が複数同時に存在しており[8]，がん薬物療法を行う患者においても例外ではなく，必ずしもがん薬物療法のみが原因で生じているものではない．そのため，表1にあるようなCRFの原因になりうる病態が存在していないか，十分に検討する必要がある．

表1 CRFの要因

1. 症状による苦痛
   - 疼痛
   - 不安
   - 抑うつ
2. 睡眠障害
   - 不眠
   - 閉塞性睡眠時無呼吸症候群
3. 栄養状態の変化
   - 食事摂取の変化
   - 消化管運動障害
4. 身体機能の変化
   - 活動の低下
   - 筋力低下
5. 抗がん治療の影響
   - 化学療法
   - 放射線療法
   - 手術
6. 合併症によるもの
   - 貧血
   - 感染
   - 脱水
   - 電解質異常
   - 心機能低下
   - 呼吸機能低下
   - 腎機能低下
   - 肝機能低下
   - 代謝内分泌異常
     （甲状腺・副腎・血糖値などの）
7. 抗がん治療以外の薬剤によるもの
   - 鎮静系薬物
     （睡眠導入薬・麻薬・神経作用薬など）
   - β遮断薬
8. 悪性腫瘍による直接的な影響

(Escalante CP, Manzullo EF, 神谷浩平（訳）．がん患者の倦怠感．J. D. Duffy, A. D. Valentine（編），大中俊宏，岸本寛史（監訳），MDアンダーソンサイコソーシャル・オンコロジー，メディカル・サイエンス・インターナショナル，東京，2013：p.141-151[7] を参考に著者作成)

D 観察項目

CRFを包括的に観察するために，発症時期，持続時間，強さ，日内変動，随伴症状，増悪寛解因子について聴取する．この際には，「だるい」という言葉だけでなく，「疲労」「身体が重い」「気力がわかない」「集中できない」などの，CRFを表現する他の言葉にも意識を向けて，患者とコミュニケーションをとることが重要

である．症状は有害事象共通用語規準（CTCAE v.4.03）を用いて，表2のように評価することができる．

また，前途したようにCRFの原因は多岐にわたることから，その原因に応じた項目の観察が必要である．そのため，副作用や合併症，疼痛・抑うつ・不眠など，表1に示したようなCRFの要因となる病態が潜んでいないか十分に観察し，スクリーニングを行う必要がある．

表2 疲労，倦怠感の評価規準（CTCAE v4.0）

有害事象		Grade 1	Grade 2	Grade 3	Grade 4	Grade 5
一般・全身障害および投与部位の状態	疲労	休息により軽快する疲労	休息によって軽快しない疲労；身のまわり以外の日常生活動作の制限	休息によって軽快しない疲労；身のまわりの日常生活動作の制限	―	―
	倦怠感	だるさ，または元気がない	だるさ，または元気がない；身のまわり以外の日常生活動作の制限	―	―	―

（日本臨床腫瘍研究グループ：有害事象共通用語規準 v4.0 日本語訳JCOG版（略称：CTCAE v4.0-JCOG）[CTCAE v4.03/MedDRA v12.0（日本語表記：MedDRA/J v20.1）対応 -2017年9月12日] http://www.jcog.jp より許諾を得て転載）

E 対応とケア

CRFの対応の手順として，まずは二次的なCRFの原因になりうる病態に対して，可能な範囲でその治療を試みることが重要である[3,6]．治療可能な原因としては，疼痛，抑うつや不安などの精神的苦痛，睡眠障害，貧血，栄養不良，活動性低下，薬剤性のもの，がんに伴う合併症や治療による副作用などがあげられている[3,6]．

このように，二次的なCRFについて十分に検討し可能な対処をしたうえで，それでも改善しない場合には，次に一次的なものも含めて，CRFの改善に有効とされる薬物療法や非薬物療法を導入する[3]．

CRFに対する薬物療法においては，コルチコステロイドであるデキサメタゾン投与がプラセボに比較しCRFを改善すると報告されているが[9]，ステロイドの副作用（せん妄，不眠，うつ病，消化性潰瘍，感染症，高血糖，筋力低下，口腔カンジダ，ニューモシスチス肺炎，骨粗しょう症など）のリスクを考慮すると，予後が3ヵ月以上見込まれる患者への積極的な投与は推奨されない．また，ステロイドの副作用である不眠・筋力低下・高血糖が逆にCRFの原因になりうることから，使用をする際には十分に検討をする必要がある[6]．その他，精神刺激薬の使用が考慮されるが[3]，有効性や使用方法のエビデンスが確立しているとは言い難い[6,10]．

非薬物療法においては，表3に示すような「運動」「睡眠の質を高める方法を取り入れること」「行動に優先順位をつけて活動と休息のバランスをとって生活する

Ⅴ．がん薬物療法の副作用対策とケア

表3　CRFに有効とされる非薬物学的な方略

【看護実践において推奨される方略】
○運動

【有効性が認められる可能性のある方略】
○睡眠の質を高めるアプローチ／睡眠に対する認知行動療法
○体力の温存と行動のマネジメント（energy conservation and activity management：ECAM）
○マッサージ／アロマセラピーマッサージ
○マインドフルネスストレス低減法
○心理教育的介入（CRFに対する情報提供やカウンセリングなど）
○複合的リハビリテーション（運動，心理教育，マッサージなどの組み合わせ）
○ヨガ

（Mitchell SA et al. ONS PEP Resource：Fatigue　https://www.ons.org/practice-resources/pep/fatigue [10] を参考に抜粋・著者作成）

こと」などの有効性が認められてきている方法が，近年，報告されている[10]．これらの多くは，患者自身が個々の日常生活のなかに取り入れて習慣化することで有効性を示すものであり，その時々のCRFの程度や個々の生活状況に合わせて，患者が主体的にセルフマネジメントを実施することが必要となる．したがって，看護師は，このようなセルフマネジメント行動を，患者が習得できるように支援を行うことが重要である．

文献

1) Jean-Pierre P et al. Assessment of cancer-related fatigue: Implications for clinical diagnosis and treatment. Oncologist 2007; **12** (Suppl 1): 11-21
2) 平井和恵．日本人がん患者の倦怠感の感覚に関する研究．The Kitakanto Medical Journal 2014; **64**: 43-49
3) NCCN Clinical Practice Guidelines in Oncology (NCCN Guidelines®), Cancer-Related Fatigue, Version 2.2017
4) 橋爪可織．外来化学療法を受けているがん患者の気がかりと療養生活における肯定的側面．Palliative Care Research 2013; **8**: 232-239
5) 福田　敦．外来がん化学療法患者の生活障害に関する研究―消化器がん患者の生活障害の実態調査．神戸大学医学部保健学科紀要 2004; **19**: 41-57
6) 神谷浩平．倦怠感（CRF）．緩和ケアレジデントマニュアル，森田達也，木澤義之（監修），西　智弘ほか（編），医学書院，東京，2016
7) Escalante CP, Manzullo EF，神谷浩平（訳）．がん患者の倦怠感．J. D. Duffy, A. D. Valentine（編），大中俊宏，岸本寛史（監訳），MDアンダーソンサイコソーシャル・オンコロジー，メディカル・サイエンス・インターナショナル，東京，2013: p.141-151
8) Mitchell SA. Cancer-related fatigue. Cancer Nursing: Principles and Practice, 7th Ed, Yarbro CH et al (eds), 2010: p.772-791
9) Yennurajalingam S et al. Reduction of cancer-related fatigue with dexamethasone: a double-blind, randomized, placebo-controlled trial in patients with advanced cancer. J Clin Oncol 2013; **31**: 3076-3082
10) Mitchell SA et al. ONS PEP Resource；Fatigue　https://www.ons.org/practice-resources/pep/fatigue［最終アクセス 2017年11月14日］

8. 口内炎

A 口内炎とは

　口内炎とは「口内の粘膜や軟組織に起こる炎症」のことであり，症状として接触痛，出血，冷温水痛，口腔乾燥，口腔粘膜の発赤・腫脹，開口障害，構音障害，嚥下障害，味覚障害などがみられる．

　がん薬物療法を行う場合には，発生頻度が30～40％[1]ともいわれ強い痛みを伴う場合には，経口摂取も困難となり，ADLを著しく低下させることがある．そのために治療中断を余儀なくされる場合もある．

　しかしながら，口内炎は適切なケアにより予防や重症化を避けることが可能な症状のひとつである．抗がん薬治療が開始されると積極的な歯科治療が困難になる場合も多く，治療開始前からのケアが重要である．

B 発生機序

　がん薬物療法における口内炎の発生機序は2種類ある．

　1つ目は抗がん薬の直接作用によるもので，抗がん薬が唾液中に排泄され，血行性に細胞分裂の活発な口腔粘膜に作用することによって粘膜内にフリーラジカルが発生する．

　また，抗がん薬そのものによっても細胞のDNA鎖の損害を引き起こすことから，粘膜細胞が直接的に障害されることによって発生する．

　2つ目は，抗がん薬により好中球が減少にして局所感染を起こし，二次的に発生するものである．

C リスクアセスメント

　口内炎のリスクファクターは表1のようなものがあげられる．治療開始前から，症状出現を予測し，予防的なケアを行うことが重要である．特別なケアが必要なのではなく齲歯の治療や抜歯，歯石除去など普段の治療を継続する．

　普段からのケアが習慣となっていない患者には，予防的なケアを生活に取り入れていくことができるようにしていく．

D 観察項目

　口内炎は投与後数日～10日目ころに発生し，2～3週間で徐々に改善する．

V. がん薬物療法の副作用対策とケア

表1　口内炎のリスクファクター

DNA合成過程を障害する抗がん薬の使用	○代謝拮抗薬 ○抗がん性抗がん薬 ○アルキル化薬 ○植物アルカロイド
生物製剤の使用	○インターロイキン(IL-2) ○リンホカイン活性化キラーT細胞(LAN) ○腫瘍壊死因子(TNF)とインターフェロン
粘膜を変性させる薬剤や治療	○酸素療法：粘膜面の乾燥 ○抗コリン薬：唾液分泌の減少 ○フェニトイン：歯肉の過形成 ○ステロイド：真菌の異常増殖
歯科疾患や口腔内の不衛生	○齲歯，歯周病，舌苔，歯磨きができない(できていない)
義歯不適合	○不適合な義歯が粘膜を刺激し粘膜の被覆結合性を障害する
高齢者や若年者	○高齢者：退行性の変化，唾液分泌の減少，粘膜再生回転の低下，歯肉炎の増加 ○小児：未熟な免疫反応，細胞増殖が活発であること，造血器腫瘍の有病率
飲酒歴や喫煙歴	○アルコールと煙草は粘膜に炎症刺激を与える
栄養不良	○栄養摂取が減少すると粘膜の治癒が遅れる
刺激性の強い食品の摂取	○酸味や香辛料の効いた食品によって粘膜は充血し障害を受ける
脱水	○粘膜の被覆結合が変化する
頭頸部がん	○放射線療法を併用した場合，放射線による直接的な粘膜障害と唾液分泌抑制による口腔乾燥が出現する
白血病，リンパ腫，造血幹細胞移植	○口腔粘膜炎を生じる可能性が極めて高い薬剤が用いられる．また，好中球減少が遷延する．さらに二次的な日和見感染症に罹患しやすくなる
肝障害，腎障害	○抗がん薬の代謝や排泄が適切に行われない

　口腔内は直接観察できる場所であり，リスクを踏まえて治療前から毎日ペンライトなどで口腔内の観察を行うことが必要である．また，患者の全身状態やセルフケアの状態も併せてアセスメントする必要がある(表2)．
　口内炎が発症している場合には，有害事象共通用語規準(CTCAE v4.1 日本語訳)による客観的評価をすることが望ましい(表3)．

E 対応とケア

　口内炎は発生および重症化を予防できる症状である．治療前，症状出現前からケアを行うことが必要である(表4)．そして患者が継続して口腔ケアを行うことができるように患者のセルフケア能力を向上させ，口腔衛生環境を維持し口内炎の予防，軽減に努めていかなければならない．

❶ 予防

　予防におけるポイントには「保清」「保湿」「刺激からの保護」が重要となる．「保清」は口腔粘膜のバリア機能が低下した場合に感染が起こらないように口腔

表2 口内炎におけるアセスメント項目

	観察項目
口腔内の状態と自覚症状の有無	○歯肉，頬粘膜，舌，咽頭，扁桃などの色調や状態・損傷の有無 ○出血や感染の有無 ○唾液の分泌状態や性状 ○痛み，不快感，乾燥，嚥下困難の有無 ○味覚異常の有無
日常のセルフケアの状態	○口腔清潔の方法：ブラッシング，含嗽などをいつ，何回行っているか ○ケアのレベル：自立しているか，部分的に可能か ○口腔ケアに対する意識 ○歯科受診歴，治療歴 ○家族からの支援状況
全身状態	○年齢 ○経口摂取状況　体重 ○食欲，倦怠感，痛み，悪心・嘔吐，脱水症状の有無とその程度 ○血液データ（出血傾向　栄養状態）
治療の内容	○抗がん薬の種類，投与期間，粘膜障害のリスク ○放射線の照射量，照射野 ○口内炎の発症に影響を及ぼすほかの治療薬剤の有無

表3 口腔粘膜炎の評価規準（CTCAE v4.0）

有害事象	Grade 1	Grade 2	Grade 3	Grade 4	Grade 5
口腔粘膜炎	症状がない，または軽度の症状がある；治療を要さない	中等度の疼痛；経口摂取量に支障がない；食事の変更を要する	高度の疼痛；経口摂取に支障がある	生命を脅かす；緊急処置を要する	死亡

（日本臨床腫瘍研究グループ：有害事象共通用語規準 v4.0 日本語訳 JCOG版（略称：CTCAE v4.0-JCOG）［CTCAE v4.03/MedDRA v12.0（日本語表記：MedDRA/J v20.1）対応-2017年9月12日］http://www.jcog.jp より許諾を得て転載）

を「保清」する．また，口腔粘膜のバリア機能の向上や口腔粘膜の増殖能の促進を目的に口内を「保湿」する．そして口腔粘膜への抗がん薬の曝露や摩擦・圧力，熱などによる「刺激からの保護」を行う．それに対する具体的な方法として以下の方法がある．

a. 含嗽

　口腔内の保清・保湿を目的に行う．1日に7～8回程度行うことが望ましいとされる．患者により口腔粘膜が易乾燥傾向にある場合には，乾燥する状態が続かないようそれ以上に含嗽を励行する．症状がない場合，水を使用しての含嗽でよいが，口内炎リスクが高い患者や口内炎が出現したことがある患者は，殺菌消毒，抗炎症作用，活性中和作用など複数の含嗽剤の使用を検討する．

b. 歯磨き（ブラッシング）

　口腔内の細菌叢はバイオフィルムを形成するため含嗽のみでは除去できず物理

Ⅴ．がん薬物療法の副作用対策とケア

表4 Grade別口内炎への対応

	Grade 0	Grade 1	Grade 2	Grade 3	Grade 4
含嗽	習慣づけと粘膜保護のため，治療前から含嗽を開始する．1日5～8回程度起床時，各食前，就寝前）含嗽薬は水のみまたは含嗽薬を含み「ガラガラ」ではなく「ブクブク」と口腔内を漱ぎ吐き出す．口唇乾燥予防のため治療開始後よりリップクリームの使用を使用する．イソジンガーグルは使用しない．	アズノール含嗽液を用いて1日5～8回程度実施する．症状出現が早い場合にはアズノール含嗽液に加えてグリセリン液，キシロカイン液も追加する．水500mLに対してアズノール含嗽25～30滴＋グリセリン液60mLキシロカイン液5～10mLを混入する．	Grade 1と同様に含嗽を継続する．口渇感，口腔乾燥が出現してきたら500mLのペットボトルに水道水500mL＋アズノール含嗽薬35滴＋グリセリン60mLを混入したものを作成し，約1日で使用する．こまめに水分摂取する．口内乾燥が緩和しない場合には市販の洗口液（ノンアルコール），保湿剤（アクアマウスジェル，ジェルスプレーなど）の使用を検討する．疼痛が出現した患者には内服薬によるコントロールを行いつつ，上記の含嗽薬にキシロカイン5～10mLを混入したものを使用する（キシロカイン液の量は疼痛の状況に応じて検討し，最大量10mLを超えないように指導する）．含嗽は食事前に実施し，疼痛が緩和されたら食事摂取する．口唇乾燥が出現した場合には市販のリップクリームの使用，オリーブ油，またはワセリンを塗布する．	Grade 2と同様アズノール含嗽薬がしみる場合は含嗽液を生食へ変更する．経口摂取が行えない場合も含嗽を継続するように指導する．	Grade 3と同様
歯磨き	通常どおり実施する．各食後また可能なら就寝前にも実施する．義歯がある場合は毎食後義歯を外し義歯用歯ブラシにて洗浄する．また1日1回洗浄液につけて洗浄する．義歯が合わない場合には歯科受診し義歯調整をする．	通常どおり実施する．歯磨き粉の使用も可．義歯ケアを継続する．	口腔粘膜の発赤のみの患者には歯磨きは通常どおり施行．刺激の少ない歯磨き粉を使用する（フッ素配合が望ましい）．口内炎・疼痛が発生した患者には口内炎が当たらない部位の歯磨きは通常どおり歯磨き粉を使用して施行可．歯ブラシは硬いものではなく軟らかい歯ブラシを使用する．口内炎・疼痛がある部位はスポンジブラシにて口腔ケアを実施する．口内全体の疼痛が強く歯ブラシを使用できない患者には，含嗽の強化，スポンジブラシを用いて，歯・舌・歯茎・上顎・頬粘膜などをケアする．義歯装着患者で義歯が粘膜障害部位に当たる場合は義歯をはずす．義歯装着が可能な場合は義歯の洗浄をしっかり行う．	Grade 2と同様歯ブラシによる刺激で出血する可能性また疼痛が強い患者へはスポンジブラシでの口腔ケアを行う．	歯磨きやスポンジブラシでのブラッシングは基本的に中止する．セルフケアが困難な場合，歯科医や歯科衛生士へ介入を依頼する．
舌苔	舌苔がある場合は舌の上を軟らかい歯ブラシまたは舌ブラシ，スポンジブラシを用いてケアを行う．1日で取り除かず，毎日少しずつケアするように指導する．	Grade 0と同様	Grade 0と同様	Grade 0と同様口内炎がない部分のみ施行する．	
食事	治療前と同じもので可．食事摂取量を観察し，現在の食事形態で問題ないか評価する．熱いもの，辛いもの，酸味の強いものなど，刺激物を避ける．食事の禁止項目に刺激物禁を入力する．	疼痛の症状がない場合には食事形態は依然と同様で可．症状出現時食事形態の変更を検討する．	疼痛の程度，粘膜障害の程度，味覚障害，食事摂取量に合わせて食事形態を検討する．必要に応じてNSTへ介入依頼する．水分摂取を促す．食事摂取量が必要エネルギーを満たさないときは濃厚流動食品などを使用する．胃瘻の使用を検討する．	疼痛，食欲不振などで経口摂取が困難な場合は医師の指示のもと点滴または胃瘻がある患者は胃瘻からの経腸栄養へ切り替える．	食事経口摂取は不可．胃瘻がある患者は胃瘻からの栄養補給を行う．胃瘻がない患者は点滴を実施する．
疼痛管理		フェーススケールにて2～3，またはNRSにて3以上が継続する場合は，医師と相談し鎮痛薬の処方を検討する．	フェーススケールまたはNRSにて評価し，患者の疼痛状況合った鎮痛薬が使用できているか検討する．必要時医師へ鎮痛薬の変更依頼をする．疼痛増強時は医師と相談し麻薬の使用も検討する．食事摂取時の疼痛が強い場合は，食前に鎮痛薬を使用する．	Grade 2と同様	フェーススケールまたはNRSにて評価し，患者の疼痛状況合った鎮痛薬が使用できているか検討する．必要時医師へ鎮痛薬の変更依頼をする．疼痛増強時は医師と相談し麻薬の使用も検討する．

（国立がん研究センター東病院　放射線看護マニュアルより引用）

的清掃による除去が必要となる．毎食後と寝る前の1日4回ブラッシングを行う．食事をしていなくても歯垢が歯面に付着するので1日1回はブラッシングする．

歯ブラシの届きにくい歯と歯の間などの歯垢にはデンタルフロスや歯間ブラシなどを使用することが有用である．

ただし，それらの使用に慣れていない場合，かえって歯肉を傷つけることもあるため，患者の口腔ケアの実際を観察することが必要である．

c. 保湿
水分摂取や含嗽と併せて，市販の保湿剤などを使用することも有用である．

d. 禁煙
喫煙によって口内の汚染を誘発し，口内炎が増悪する可能性があるため禁煙を厳守する．

❷ 発症時の対応

口内炎が発症した場合，「保清」「保湿」「刺激からの保護」に加えて「疼痛緩和」と「栄養管理」がポイントとなる．疼痛があると口腔ケアのみならず，患者の日常生活もままならない状態になる．「疼痛緩和」を十分に行い，ケアが継続できるようにする．患者のセルフケアが困難とアセスメントした場合には，その期間は一部あるいはすべてを看護師や家族が代償して行い，重症化を予防する．

栄養状態が悪化していると口内炎の治癒が遷延する．そのため栄養状態が低下しないよう努める必要がある．

a. 含嗽および歯磨き（ブラッシング）
予防と同様含嗽と歯磨きは継続する．薬剤は口内の保湿に加えて消炎鎮痛を目的とした薬剤を使用しながら行う．

b. 疼痛緩和
疼痛が強い場合には歯磨き（ブラッシング）が困難になるだけではなく，口腔ケアそのものや日常生活そのものの困難になる．局所鎮痛薬に加えて非鎮痛補助薬（NSAIDs）やオピオイドを組み合わせて十分に疼痛軽減を図り，ケアが継続できるようにする．

c. 栄養管理
口内炎が重症化すると経口摂取が困難となる場合がある．食事の工夫で痛みを和らげることが可能である．ミキサー食や軟食，とろみのある食事，流動食，経管栄養剤などへの変更や栄養補助食品の併用を検討する．それでも経口摂取が困難で体重減少があれば，経管栄養や経静脈栄養などの検討も必要となる．栄養士や栄養サポートチーム（NST）とも協働していく．

患者の口腔状態を含めた全身状態やセルフケアの状態は日々変化する．治療開始前から口腔ケアにかかわり，発症を予防する．また，発症時にはアセスメントを行い，患者の状態に合わせきめ細やかに対応することが重症化を防止するために必要である．

Ⅴ．がん薬物療法の副作用対策とケア

文献

1) 厚生労働省．重篤副作用疾患別対応マニュアル―抗がん剤による口内炎，2009: p.8-23 www.mhlw.go.jp/topics/2006/11/dl/tp1122-1l09.pdf［最終アクセス 2017 年 11 月 14 日］
2) 日本臨床腫瘍研究グループ：有害事象共通用語規準 v4.0 日本語訳 JCOG 版（略称：CTCAE v4.0-JCOG）［CTCAE v4.03/MedDRA v12.0（日本語表記：MedDRA/J v20.1）対応-2017 年 9 月 12 日］http://www.jcog.jp［最終アクセス 2017 年 12 月 18 日］
3) 松原裕理ほか．化学療法/放射線療法が始まる前にできること，発症後のケア．緩和ケア 2017; **27**: 13-19
4) 佐藤禮子（監訳），日本がん看護学会翻訳ワーキンググループ（訳）．がん治療に伴う副作用：粘膜炎．がん化学療法・バイオセラピー　看護実践ガイドライン，医学書院，東京，2013: p.166-173
5) 木崎久美子．口腔ケア―状況別技術．エキスパートナース 2013; **29** (臨増): 64-80

> **Column** 栄養サポート

❶ 栄養サポートの必要性

　まず，医療者として常に念頭に置いておかなければならないことは，がん患者の栄養状態は，常に不安定であるということである．

　近年，がん悪液質（cancer cachexia）について3段階のステージがあると発表されている．それは，代謝異常が軽度で明らかな悪液質の症状をきたさない前悪液質（pre-cachexia），悪液質（cachexia），高度代謝障害の状態である不可逆的悪液質（refractory cachexia）である．すなわち，がんと診断されたときからすでにがんの特異的な栄養障害が生じていることになる．このような状態で，がん薬物療法による消化器症状（悪心・嘔吐，便秘，下痢など）の出現や口腔内トラブル（口腔乾燥，口腔粘膜炎，味覚障害）やステロイド使用による粘膜障害などによって，必要栄養量を摂取しきれないことがしばしば起こる．さらに，罹患や治療を背景として精神的に不安定になり，食欲不振や不眠など，多数の要因が複雑に絡み，かつ個別性に富んだ状況で栄養状態の低下を招いている．

❷ 定期的栄養評価の意義

　私たちが実践すべきことは，定期的に栄養評価を行うことである．これは，がんと診断されたときから開始することが望ましいといわれている．方法は体重の変化や食事摂取状況，消化器症状の有無などから構成される主観的包括的栄養評価（subjective global assessment：SGA）と体重減少率や栄養状態を示す血液データなどから構成される客観的包括的栄養評価（objective global assessment：ODA）である．これらは普段の問診などで実施している内容であるが，意識して定期的に行うことが重要で，患者と評価をいっしょに行うことで患者自身も栄養管理の必要性を認識する機会につながることでセルフケアの意識が高まる．

❸ がん薬物療法における栄養サポート

　がん薬物療法においては，先に述べた副作用症状が出現しないような予防と最小限の症状にとどめるよう早期に対応をすることである．症状の出現が最小限になることで，食事摂取量も安定し，「食べられた」という満足感から栄養状態の安定につながり，治療を続けても大丈夫という安心感を得ることになり，治療の完遂や継続になる．

　最後に，栄養サポートを行ううえで必要とされることは，看護師だけでなく医師，薬剤師，管理栄養士など，多職種でかかわることである．入院中の患者であれば，栄養サポートチーム（nutrition support team：NST），外来患者に関しては栄養相談や服薬相談，口腔ケアに関しては歯科医師・歯科衛生士などが介入することで，治療中の患者の状態を多角的な情報収集，アセスメント，評価が可能になる．これを実現させるためには，それぞれを活用できるようなシステムを構築し，全スタッフがそのシステムを周知することと考える．

文献
1) 都築則正ほか．がんと栄養障害．癌と化学療法 2015; **42**: 791-796
2) 小林由佳ほか．がん化学療法に伴う摂食障害（悪心・嘔吐，味覚異常など）の対策．静脈経腸栄養 2013; **1**: 627-634
3) 稲野利美．がん治療の副作用と栄養管理．Nutrition Care 2009; **2**: 355-359

9. 便秘

A 便秘(constipation)とは

硬くて通過困難なことを特徴とする固形便の排泄が減少した状態である．

便秘には，腸に狭窄などの器質的な異常があることで起こる「器質性便秘」と，腸に異常がないのに起こる「機能性便秘」がある．

B 発生機序

タキサン系やビンカアルカロイド系など微小管阻害薬が便秘を引き起こしやすい抗がん薬としてあげらる．微小管阻害薬は，細胞分裂に必要な紡錘糸内の微小管に作用することで抗腫瘍効果を発揮する．微小管阻害薬による便秘は，末梢神経の軸索内の微小管が障害され，腸蠕動が低下することによって発生する．

がん薬物療法中の便秘は抗がん薬によるもにだけでなく，支持療法に使われる5-HT_3受容体拮抗薬，NK_1受容体拮抗薬，がん性疼痛に対するオピオイド鎮痛薬などの副作用や，食欲不振による水分接収量の低下，活動性の低下，などにも影響される（図1）．

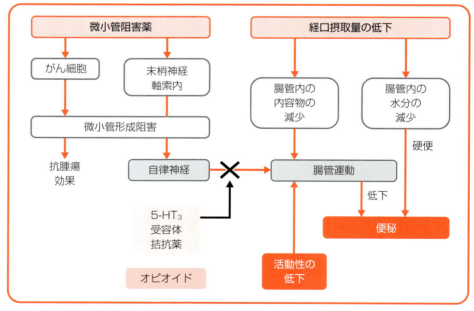

図1 便秘の発生機序

C リスクアセスメント

がん薬物療法中の便秘は，食欲不振や悪心・嘔吐を増悪させるだけでなく，胆汁排泄の抗がん薬の場合，排泄が遅延し停滞することで有害反応が強く出現したり，長期化する可能性がある．そのため，便秘の予防と重症化を回避するため，リスク要因をアセスメントし，治療前から排便パターンを整えておくことが望ましい．

【リスク要因】

①使用する抗がん薬の便秘発生の頻度（表1）
②支持療法薬，その他便秘になりやすい薬剤使用の有無
③がん薬物療法前の排便習慣
④がん薬物療法前の食事摂取状況
⑤がん薬物療法前の生活のリズムと運動量
⑥がんによる腸の器質的な変化（狭窄，腸切除術や開腹術の既往，腹膜播種の有無など）
⑦がんに伴う電解質の変化（低カリウム血症・高カリウム血症など）
⑧便秘と排便コントロールに対する患者・家族の理解や考え

表1 便秘になりやすい薬剤

薬品名	発生頻度
ビンクリスチン	頻度不明 麻痺性イレウスに移行することがある
ビンブラスチン	5未満
ビノレルビン	26.0%
パクリタキセル	22.1%
パクリタキセル（アルブミン懸濁型）	10～15%
ドセタキセル	2.4%
ベンダムスチン	47.4%
アザシチジン	69.8%
アレクチニブ	24%
クリゾチニブ	27%

（インタビューフォームより著者作成）

D 観察項目

便秘発生時には，便秘の程度と状態を観察し，早期に対処するとともに，イレウス徴候など緊急に対応が必要な徴候を早期発見することが必要である．

①便秘の程度（表2）
②便秘による随伴症状（悪心・嘔吐，食欲不振，腹部膨満感，排便痛，肛門亀

V. がん薬物療法の副作用対策とケア

表2　便秘の評価規準（CTCAE v4.0）

有害事象	Grade 1	Grade 2	Grade 3	Grade 4	Grade 5
便秘	不定期または間欠的な症状；便軟化薬／緩下薬／食事の工夫／浣腸を不定期に使用	緩下薬または浣腸の定期的使用を要する持続的症状；身のまわり以外の日常生活動作の制限	摘便を要する頑固な便秘；身のまわりの日常生活動作の制限	生命を脅かす；緊急処置を要する	死亡

(日本臨床腫瘍研究グループ：有害事象共通用語規準 v4.0 日本語訳 JCOG版（略称：CTCAE v4.0-JCOG）[CTCAE v4.03/MedDRA v12.0（日本語表記：MedDRA/J v20.1）対応 -2017年9月12日] http://www.jcog.jp より許諾を得て転載）

　　裂，イレウス症状の有無など）
　③がん薬物療法後の排便の状況（回数，量，性状，タイミング，下剤の内服と反応便の状況，残便感の有無など）

E 対応とケア

❶ 薬物治療

　排便コントロールに用いられる下剤は，大腸での水分の再吸収を抑えて便を軟化と量増しをする塩類下剤と腸蠕動を促進させる大腸刺激剤があり，排便状況によって調整する（図2）．排便回数は1回/日が望ましいが，これまでの排便パターンを踏まえて調整をしていく．

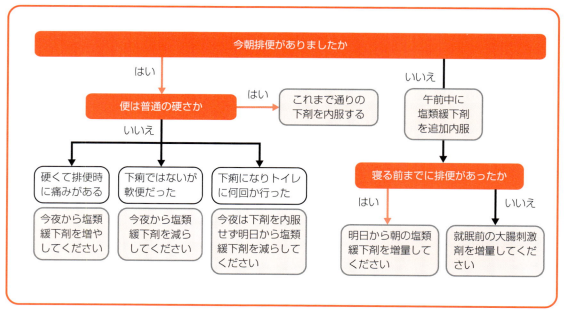

図2　下剤の調整方法
（国立がん研究センターがん情報サービス　https://ganjoho.jp/public/support/condition/constipation.html より引用）

❷ 排便習慣の改善

排便習慣が改善されるよう，これまでの食事生活，活動量を見直し具体的な方法を提案する．

a. 食事
①3食摂取する．特に朝食は腸管を刺激し，朝の排便を促すので摂取することが望ましい．
②1.5L/日以上の水分を摂取する．
③起床時にコップ1杯程度の冷水，牛乳などを飲むことで腸管を刺激し腸蠕動を促す．

がん薬物療法による悪心，食欲不振などの有害事象がみられない時期は，以上のように食生活を整えることを勧める．

b. 排便習慣
①便意有無にかかわらず毎日同じ時間に排便する習慣をつける．
②便意があっても排便を我慢することで便意を感じにくくするため我慢しないようにする．

c. 活動
散歩やラジオ体操など適度な運動を促し，腸の動きは促進する．

❸ 環境の調整

病室での排泄はできるだけプライバシーが保たれる環境を整える．排泄後速やかに片づけ，臭気に配慮するなど，患者の自尊心，羞恥心への配慮する．

F セルフケア支援

便秘は，日常で起こる症状であり軽視されがちである．また，下痢を生じやすい抗がん薬を使用している患者は，下痢に移行することを怖がり，下剤の使用を避ける傾向にある．便秘は，悪心や食欲不振を増強させ，一部の抗がん薬では便秘によって活性型の代謝産物が停滞し，有害事象を遷延させる可能性がある．患者に必要性を理解してもらい，積極的に排便コントロールを促すことが必要である．

文献
1) 松原康美（編）．化学療法における排便ケアと便秘．≪がん看護実践ガイド≫病態治療を踏まえたがん患者の排便ケア，医学書院，東京，2016: p.1-49

Ⅴ. がん薬物療法の副作用対策とケア

10. 下痢

A 下痢（diarrhea）とは

　　下痢とは，水様で，ベースラインと比べて4～6回/日以上排便回数が増加した状態のことである．

　　下痢は，病態生理から浸透圧性下痢，分泌性下痢，腸管運動異常性下痢，腸管粘膜障害性下痢の4つに分類されており，抗がん薬投与による下痢はそのうちの後者3つにあたる．また，抗がん薬を投与して24時間以内に発生する早発性下痢，24時間以降に発生する遅発性下痢という．

B 発生機序

　　便は，便に含まれる水分が80％以上になると軟便となり，90％以上になると下痢便となる．下痢は，大腸での水分を再吸収する機能の低下や，蠕動亢進に伴い，便の移動速度が速まり十分に水分が再吸収されないことによって起こる．

❶ 早発性下痢

　　抗がん薬投与の副交感神経への刺激によってコリン作動性に腸蠕動が亢進することで一過性に発生する．

❷ 遅発性下痢

　　抗がん薬や抗がん薬の代謝産物によって腸粘膜が障害されることで水分を再吸収する機能が低下することによって発生する．

❸ イリノテカン塩酸塩水和物の下痢

SN-38

　　イリノテカンによる下痢は，投与後24時間以内に発現するコリン作動による早発性下痢と，イリノテカンの代謝産物であるSN-38が腸管内で粘膜を障害させることで発現する遅発性の下痢の両方が特徴的である（図1）．

　　抗がん薬治療中の患者は免疫力低下や抗菌薬の使用による腸内細菌叢の変化や，がんの腸管への浸潤などから下痢を引き起こす可能性がある．治療に伴う好中球減少と，併発すると腸管感染による重篤化や長期化する可能性がある．

C リスクアセスメント

　　治療前から下痢の原因となるリスク要因についてアセスメントし早期発見と早

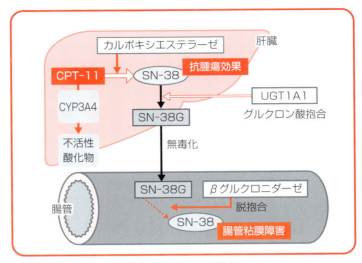

図1 イリノテカンの遅発性下痢の発生機序
　＊イリノテカンは，肝臓で代謝され活性型の「SN-38」なり，抗腫瘍効果を発揮する．その後，UGT1A1によるグルクロン酸抱合によって，無毒化された「SN-38G」となり，腸管内へ移動する．腸管内の「SN-38G」の一部は，βグルクロニダーゼの脱抱合によって「SN-38」（活性型）に戻る．活性型となった「SN-38」は腸管粘膜を障害させ，下痢を発症させる．便秘は，腸管内に「SN-38」を停滞させ有害事象の増悪，長期化させるため，排便コントロールが重要である．

期対応につなげる重篤化を防ぐことが必要である．

❶ アセスメントに必要な情報

①がんの種類と病気
②治療歴（手術の有無，放射線治療の有無，がん薬物療法治療歴）
③既往歴
④薬剤の使用歴（緩下剤など排便に影響する薬剤）
⑤食事摂取と飲水状況
⑥排便習慣（頻度・普段の排便量・性状（色や硬さ）
⑦検査・計測データ（栄養状態・腎機能・肝機能・炎症所見）

❷ 患者側のリスク因子

　一般に高齢者，腎機能，肝機能障害などが重篤な下痢のリスク因子とされている．また，抗がん薬治療をする患者の場合，原疾患に関連して下痢が発生しやすい状態となっている場合も多い．下痢の分類別に原因を表1に示す．

❸ 投薬上のリスク因子

　下痢が発生しやすい抗がん薬を表1に示す．抗がん薬の治療は複数の薬剤を併用することが多く，同系統で消化管粘膜細胞への障害作用を持つ薬剤の併用レジ

表1 下痢の原因

分類	
浸透圧性下痢	○塩類緩下剤の使用 ○消化管の切除後(腸管切除, バイパス術)
分泌性下痢	○病原微生物による腸感染 ○広範囲の結腸切除術後, 膵頭十二指腸切除術後 ○大腸刺激性剤
腸管粘膜障害性下痢	○薬剤性腸炎(抗菌薬＊抗がん薬) 　＊下痢になりやすい抗がん薬と発生頻度 　　イリノテカン　43% 　　エトポシド　5〜8% 　　フルオロウラシル　7〜12% 　　メトトレキサート　8〜13% 　　シタラビン　頻度不明10%未満 　　ドキソルビシン　2〜6% 　　アクチノマイシンD　9.4% 　　ペメトレキセド　12〜16% 　　ゲフィチニブ　11.1% 　　ラパチニブ　64%〜73% 　　アファチニブ　95.2% 　　エルロチニブ　21.5% 　　ソラフェニブ　51.4% 　　スニチニブ　63.4% 　　テムシロリムス　22.0% 　　アキシチニブ　50.8% 　　　(インタビューフォーム, 添付文章をもとに著者作成) ○感染性腸炎 ○放射線性腸炎 ○腸管浮腫
腸管運動異常性下痢	○甲状腺機能亢進 ○過敏性腸症候群 ○糖尿病

メンは重篤化のリスク要因となる．イリノテカン，フルオロウラシルの併用では高頻度に下痢が発生し，なかでもフルオロウラシルやロイコボリンの大量投与を伴うレジメンでは重篤化しやすい．

D 観察項目

下痢が発症した際は，以下につい観察し，下痢の程度と下痢による全身状態への影響をアセスメンし早期発見・早期対処につなげる．長期化している下痢は感染性腸炎との鑑別が必要となる．

①下痢の程度の評価：表2参照
②下痢の出現時期，出現時間，回数，性状，止痢薬の効果
③電解質異常・脱水傾向の有無(水分出納，経口摂取量，血液データ，皮膚・粘膜の乾燥の有無など)
④腹部の状態(画像検査，血液データ，蠕動音，腹痛，腹部膨満，その他消化器

表2 下痢の評価規準（CTCAE v4.0）

有害事象	Grade 1	Grade 2	Grade 3	Grade 4	Grade 5
下痢	ベースラインと比べて＜4回/日の排便回数増加；ベースラインと比べて人工肛門からの排泄量が軽度に増加	ベースラインと比べ4–6回/日の排便回数増加；ベースラインと比べて人工肛門からの排泄量が中等度増加	ベースラインと比べて7回以上/日の排便回数増加；便失禁；入院を要する；ベースラインと比べて人工肛門からの排泄量が高度に増加；身のまわりの日常生活動作の制限	生命を脅かす；緊急処置を要する	死亡

(日本臨床腫瘍研究グループ：有害事象共通用語規準v4.0 日本語訳JCOG版（略称：CTCAE v4.0-JCOG）[CTCAE v4.03/MedDRA v12.0(日本語表記：MedDRA/J v20.1)対応-2017年9月12日] http://www.jcog.jp より許諾を得て転載)

症状の有無）
⑤栄養状態
⑥皮膚・粘膜の状態（炎症・出血・疼痛の有無）
⑦ADLへの影響の有無と程度

E 対応とケア

❶ 予防

①ペメトレキセドナトリウム投与時は葉酸・ビタミンB_{12}の投与し下痢の出現を回避する．
②メルファランを前処置として用いた造血幹細胞移植に際しては，腹部への追加照射を避ける，抗菌薬と長期投与を避ける．
③下痢出現のハイリスクな薬剤やレジメンにおいては，刺激物，ラクトースを含む食品，繊維質の多い食品，脂質の過剰摂取，好中球減少時の生ものを控える．
④イリノテカン塩酸塩水和物投与後は，SN-38が腸管内に停滞すると腸管粘膜障害が悪化し下痢が重篤するため，排便コントロールを行い便秘に傾かないように調整する．

❷ 対処方法

a. 早発性下痢

抗コリン薬を投与する．

b. 遅発性下痢のマネジメント

図2参照．

Ⅴ．がん薬物療法の副作用対策とケア

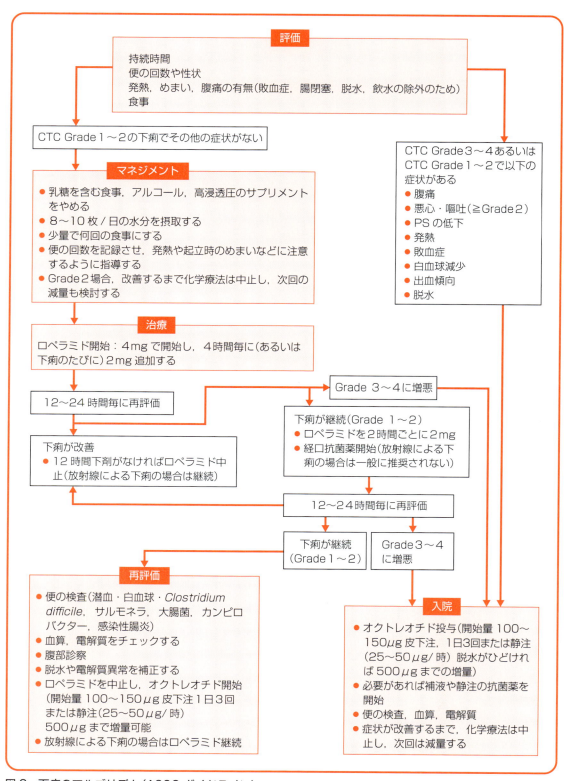

図2　下痢のアルゴリズム（ASCO ガイドライン）
（本多和典．消化器症状に対するアプローチ．がん診療レジデントマニュアル，第5版，国立がん研究センター内科レジデント（編），医学書院，東京，2010: p.389 より許諾を得て転載）

c. IFL（5-FU＋LV＋CPT-11）療法による下痢のマネジメント

表3参照．

表3　IFLレジメンでの下痢のマネジメント

臨床症状	治療
下痢	ロペミン（ロペラミド）を2時間ごとに2mg，12時間以上，下痢が止まるまで
ロペラミド使用下で24時間以上続く下痢	経口ニューキノロン系抗菌薬を7日間投与
ロペラミド使用下で48時間以上続く下痢	ロペラミド中止，入院で補液
好中球＜500のとき（発熱や下痢の有無にかかわらず）	経口ニューキノロン系抗菌薬（好中球が回復するまで）
持続する下痢を伴った発熱（好中球減少が少なくても）	経口ニューキノロン系抗菌薬（発熱と下痢が解決するまで）

（本多和典．消化器症状に対するアプローチ．がん診療レジデントマニュアル，第5版，国立がん研究センター内科レジデント（編），医学書院，東京，2010: p.390より許諾を得て転載）

d. スキンケア

便の付着による化学的刺激と付着した便の除去時の摩擦（機械的刺激）によって肛門周囲がただれるなどのスキントラブルが生じやすい．がん薬物療法による水様便が予測される場合は，事前に水様便が○回以上排泄される場合は肛門周囲の皮膚を軟膏で保護することや排泄後はウォシュレットを使用し摩擦を避け押し拭きすることを指導する．

e. セルフケア支援

下痢は，日常でも発生するため，患者は「この程度なら」と安易に捉えやすい．しかし，がん薬物療法中の下痢は体調のバロメータのひとつであり，体調管理の鍵となる症状である．患者の予想より反して悪化する可能性があるため，安易に捉えないよう指導が必要である．特に高齢者の場合は下痢の発症後急速に脱水へ傾くことがあるため，下痢が発症したら病院に連絡していただく，または，1日に○○回以上の下痢があった病院に連絡していただくなど具体的は連絡のタイミングを説明し対処の時期が遅れないような指導が必要である．

文献

1) 日本臨床腫瘍研究グループ：有害事象共通用語規準v4.0 日本語訳JCOG版（略称：CTCAE v4.0-JCOG）［CTCAE v4.03/MedDRA v12.0（日本語表記：MedDRA/J v20.1）対応-2017年9月12日］http://www.jcog.jp［最終アクセス2017年12月18日］
2) 国立がん研究センターがん情報サービス．化学療法を受けられる方へ http://ganjoho.jp［最終アクセス2017年11月14日］
3) 国立がん研究センター内科レジデント（編）．がん診療レジデントマニュアル，第5版，医学書院，東京，2010

Ⅴ．がん薬物療法の副作用対策とケア

11. 味覚障害

A 味覚障害とは

　味覚障害とは，味覚が消失している，もしくは味の感じ方に異常をきたすことをいう．濃い味でないと感じないもの（味覚減退）やまったく味を感じないもの（味覚消失），本来の味を異なった味に感じること（錯味）などがある．がん薬物療法による味覚障害の症状は，「何を食べても味がしない」「ある種の味だけ強く感じる」「砂を嚙んでいるようだ」などと表現することが多く，味覚障害の変化は人によって異なる．

B 発生機序

　味を感じる細胞（味蕾）は，味細胞が集まった小さな器官で，舌や軟口蓋に多く分布している．食物が口腔内に入り味の成分が唾液によって運搬され，舌にある味蕾という味のセンサーに触れることで味覚として感知される．その後，味の信号は，鼓索神経や舌咽神経を経て脳の視床下部に伝えられ，「甘味・苦味・酸味・塩味・旨味」の味として認知される（図1）．

唾液の減少
亜鉛欠乏

　味覚障害の原因は，主に唾液の減少，抗がん薬の直接作用や舌苔の付着や亜鉛欠乏などによる味蕾など味覚受容器官の機能低下，味蕾から中枢神経への伝達異常などがあげられる（図2）．

❶ 抗がん薬の影響による味蕾細胞の生成低下

　味蕾細胞は，約1ヵ月で新生・交代（ターンオーバー）を繰り返しており，細胞分裂の周期が短いため抗がん薬による影響を受けやすく，味蕾細胞の生成が低下することが味覚障害の原因となる．

❷ 口腔内の不衛生

　口腔内の清潔の保持ができなくなりことで舌苔やカンジダ症が発生しやすくなり，味蕾の入口にある味孔を塞ぎ，味覚の感受性が低下する．

❸ 唾液分泌量の減少

　唾液は，味の成分を味蕾に運搬する役割があるため，口腔内が乾燥し唾液が減少することで味覚障害を引き起こす．さらに唾液が減少することで，口腔内に細菌が繁殖しやすい状態となり，口内炎やカンジダなどの感染症の原因となる．また，放射線治療で耳の下やのどのまわりにある唾液腺が照射野に含まれると，唾

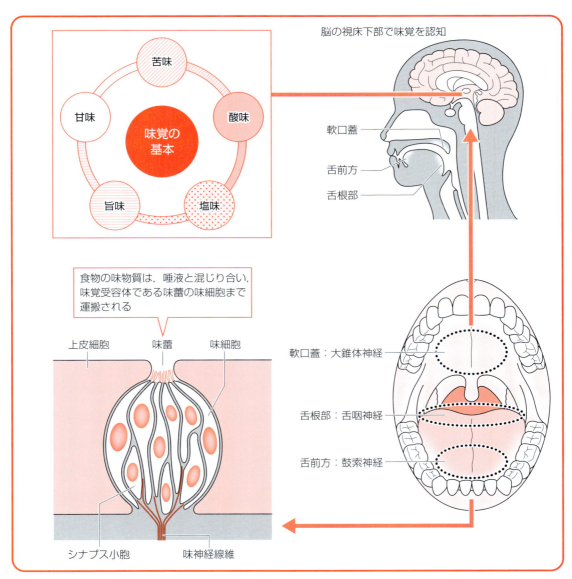

図1 味を感じる仕組み

液が出にくくなり、味を感知しにくくなる．特に頭頸部がんの放射線治療では，口腔内や咽頭などが照射野に含まれることが多いため，注意が必要となる．

❹ 亜鉛の欠乏

味蕾細胞が新生する時亜鉛が必要であり，フルオロウラシルなど亜鉛キレート作用（亜鉛の吸収を抑制する作用）を持つ薬剤を使用することで，亜鉛の吸収が阻害され，味蕾細胞のターンオーバーが遅れ味覚感受性の低下につながる．

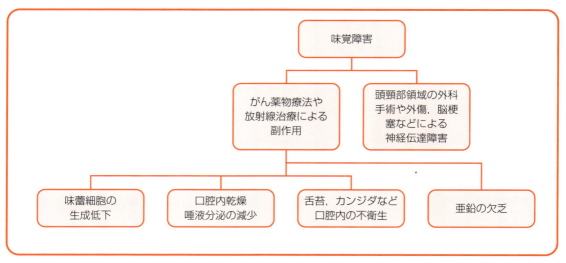

図2　味覚障害の原因

❺ 中枢への神経伝達障害

舌・咽頭部の悪性腫瘍手術や耳鼻科領域の手術，外傷，顔面神経麻痺や脳梗塞や外傷などが原因で，味蕾細胞から中枢への神経伝達が障害され，味覚障害が発生する．

C リスクアセスメント（表1）　

味覚障害は，多くのがん薬物療法によって発生する可能性があり，特にフルオロウラシルの場合は注意が必要である．がん薬物療法は放射線治療を併用することも多く，照射野によって唾液の減少や口腔粘膜の炎症なども発生し，症状を増強することがある．また，高齢者は加齢とともに味蕾細胞が減少し，唾液分泌量の減少も加わり，味覚の感受性が低下しやすくなる．

D 観察項目　

口腔内の観察を行い，唾液分泌量や乾燥の状態，口腔内の炎症や舌苔，カンジダなど感染症の有無などを観察する．患者自身がセルフモニタリングし，異常がある際は，早めに医療者へ報告できるようにセルフケア支援を行う．

患者，家族から治療開始前の食事習慣や食事の嗜好・好みの味つけ，現在食べられる食品や味つけなどの情報を具体的に把握することで，味覚障害の症状，程度を詳細に知ることができる．食事を調理する家族の有無，支援状況についても把握しておくことが重要となる．

食事摂取量や体重減少，アルブミン値や電解質，血清亜鉛値などの血液検査デー

表1　味覚障害を起こしやすい薬剤

薬効分類	一般名
がん化学療法薬	フルオロウラシル（5-FU）
	シクロホスファミド（エンドキサン）
	パクリタキセル（タキソール）
	ドセタキセル（タキソテール）
	ビンクリスチン（オンコビン）
	オキサリプラチン（エルプラット）
	シスプラチン（ランダ，ブリプラチン）
	ソラフェニブ（ネクサバール）
	トラスツズマブ（ハーセプチン）
	カペシタビン（ゼローダ）
	テガフール・ギメラシル・オテラシルカルシウム（TS-1）
	ベバシズマブ（アバスチン）
	ドキソルビシン（アドリアシン）
	エトポシド（ラステット，ベプシド）
	メトトレキサート（メソトレキセート）
	パニツムマブ（ベクティビックス）
	ゲムシタビン（ジェムザール）
	イリノテカン（トポシン，カンプト）
ホルモン製剤	リュープロレリン酢酸塩（リュープリン）
利尿薬	フロセミド（ラシックス）
選択的NK₁受容体拮抗型制吐薬	アプレピタント（イメンド）
副腎皮質ホルモン製剤	デキサメタゾン（デカドロン）
活性型葉酸製剤	レボホリナートカルシウム（アイソボリン）

（厚生労働省．重篤副作用疾患別対応マニュアル―薬物性味覚障害　https://www.pmda.go.jp/files/000145452.pdf [1] を参考に著者作成）

タなど栄養状態の変化を経時的に観察し，味覚障害の影響についてアセスメントを行うことが必要である．

E 対応とケア

味覚障害は，食欲の減退，食事摂取量の減少につながり，治療継続への意欲の低下，患者のQOL低下につながる．患者の症状に合わせたケアを行い，食生活を工夫することが重要となる．

❶ 口腔内の清潔保持

味覚障害の原因となる舌苔や感染症の予防は，毎食後の含嗽やブラッシングで口腔内を清潔に保つことが重要である．治療前より歯磨きの方法や回数など口腔ケアの習慣を把握し，患者のセルフケアの状況に合わせた口腔ケアの方法を具体的に提示する．義歯の衛生状態についても同様に指導し，必要時治療開始前に歯科受診し義歯治療やブラッシング指導を勧めることもよい．

V. がん薬物療法の副作用対策とケア

❷ 口腔内の乾燥予防

　　　　口腔内の乾燥を予防するため，食事の際はよく噛んで唾液の分泌を促進し，1日数回こまめに含嗽を行うことなど具体的な方法を提示しセルフケア支援を行う．また，唾液分泌量の減少が明らかな場合，人工唾液，口腔保湿剤などを使用することもよい．

❸ 亜鉛の補給

　　　　亜鉛が豊富な食品には，牡蠣，あさりや魚卵などの魚介類，レバーなどの肉類，ヒジキやわかめなどの海藻類，卵黄，あずき・きなこ・納豆などの豆類，そば粉や玄米などの穀類などがあげられる．血清亜鉛値が低下している場合は，亜鉛剤を投与し補強することもある．

❹ 食事の工夫（表2）

　　　　患者個々によって味の感じ方が異なるため，患者の症状に合った食事の対応が必要となる．

　　　　苦手な味を避け，口に合う味，口あたりがよく消化のよい食品を選び，食べたいものを食べられるだけ食べるように患者・家族で説明する．

　　　　「食べることができた」という満足感を得られるよう少量ずつ盛りつけるなど提供の方法も工夫が必要である．また，調理を行う家族などに対して，患者の嗜好

表2　食事の工夫

特定の味を強く感じる 「しょっぱく感じる」 「甘味を強く感じる」	○感じやすい味の食材と調味料を控える 　・塩味を強く感じる：塩，醤油などを控えてみる 　・甘味を強く感じる：砂糖，みりんなど控えてみる ○薄い味つけにしてみる
本来の味と異なって感じる 「苦く感じる」 「金属の味がする」	○塩味や醤油味を控える ○旨味や香りを利用し，アクセントになる味つけにする 　・汁物は，濃いめのだしをとり，三つ葉やネギなどの香りのあるものを添える 　・酢の物を取り入れる 　・ゆず，レモンなどの柑橘類，生姜汁や柑橘果汁など風味と香りを加える ○金属の味がするとき，スプーンはプラスチックや木製や陶器を使用する
味を感じにくい 「味がよくわからない」 「砂を噛んでいるよう」	○味つけは濃いめにする 　・カップめんやカレー，焼きそばなど ○味を感じやすい温度（人肌程度）にする ○カレー粉などの香辛料で味にアクセントをつける
唾液の分泌が減少している 「口のなかが渇いて，呑み込めない」	○口あたりよく，水分の多い食品を選ぶ 　・スープやおかゆ，そうめんやうどん，茶わん蒸し，ワンタン，豆腐，プリン，ゼリーなど ○片栗粉でとろみをつける

を考慮した食品や調理方法を提示し，栄養士の介入も行いながら多職種で支援していくことが重要である．

文献
1) 厚生労働省．重篤副作用疾患別対応マニュアル―薬物性味覚障害
  https://www.pmda.go.jp/files/000145452.pdf［最終アクセス 2017 年 11 月 14 日］
2) 田墨恵子．食欲不振・味覚障害．がん化学療法ケアガイド 改訂版，濱口恵子，本山清美（編），中山書店，東京，2012: p.89-96
3) 大路貴子．食欲不振・味覚障害．月刊ナーシング 2006; **26** (2): 44-48

12. 晚期障害

●● 性機能障害 ●●

A 定義

　　人の性反応は，生殖器官および内分泌器官の生理的反応だけでなく，心理社会的要素も関与している．がん薬物療法による性機能障害は，この生殖器官および内分泌器官の障害と心理社会的要素がかかわって発生する．性的欲求や性的興奮などの障害，性交痛などの身体的苦痛が具体的な性機能障害と呼ばれることが多い．しかし，これらの性機能障害に伴うパートナーとの人間関係の困難感を総合的に捉えていかなくてはならない．

B 発生機序

　　がん薬物療法に関連した性機能障害には，薬剤による生殖細胞への直接的な障害と，そのほかの原因，要因からくる間接的な影響によって起こるものがある．

　　抗がん薬による生殖細胞への直接的障害としては，男性の場合は精巣内の生殖細胞とテストステロンを分泌する間質細胞が障害されて，正常な精子形成の過程に影響を与えることによって起こる．女性の場合は，蓄積されている原子卵子細胞の減少，卵巣皮質の線維化，卵巣栄養血管の損傷，卵巣予備能の消失によって引き起こされる．このほかには，がん薬物療法の有害事象（悪心，倦怠感，皮膚変化によるボディイメージの障害，末梢神経障害）によるもの，支持療法（主に制吐薬）に伴う有害事象，不安やストレス，パートナーとの関係性などの心理的な影響によって引き起こされる（図1）．

C 性機能障害を起こしやすい薬剤

　　表1に示す．

D 観察項目（具体的な症状や徴候）

　　男性：精巣の萎縮，精子数の減少や運動障害・奇形，染色体異常，不妊，性欲低下，性反応・性的興奮の低下，勃起障害，射精障害．
　　女性：卵胞や卵子数の減少，不妊，早期閉経，無月経，性交痛，膣乾燥症，更年期症状（ホットフラッシュ，骨粗しょう症など），性欲低下，オルガズム低下．

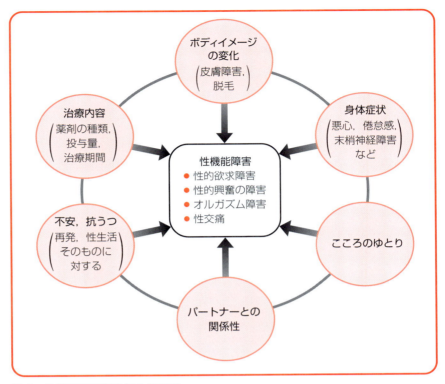

図1 性機能に影響を与える要因
（Annon JS. Journal of sex Education and Therapy 1976; Spring-Summer. 1-15 [3] を参考に著者作成）

表1 性機能障害を起こしやすい抗がん薬

リスク	治療薬
高リスク	○高用量のシクロホスファミド，プロカルバジン ○高用量のアルキル化薬＋放射線治療（全脳，または骨盤照射）
中間リスク	○中等量のシクロホスファミド，乳がんに対するAC＋タキサン系薬剤，モノクロナール抗体（ベバシズマブ），FOLFOX4，シスプラチン併用レジメン
低リスク	○アルキル化薬以外の薬剤を含む以下のレジメン 　　ABVD，CHOP ○シクロホスファミドを含む以下の乳がんレジメン 　　CMF，CEF，CAF
リスク不明	○モノクロナール抗体（トラスツズマブ，セツキシマブ），チロシンキナーゼ阻害薬（イマチニブ，エルロチニブ）

E 対応とケア

　性機能に関する有害事象は患者が表現しにくい問題であるため，医療者が意図的に介入する必要がある．治療開始時から，性機能障害の可能性を視野に入れ，患者やパートナーに情報提供を行い，相談し，必要に応じて生殖医療の専門家に

V. がん薬物療法の副作用対策とケア

表2 医療者の段階的関与に関する PLISSIT モデル

P：Permission（許可：性の相談ができることを伝える）	どの医療者にも対話可能．話をよく聴き，理解しようとする姿勢が必要
医療者が患者の性の悩み相談に応じる旨のメッセージを明確に患者に伝える．患者にとって性的側面が重要でなかったり，その時点における優先順位が低かったりした場合は，無理に性の話題を掘り起こす必要はない．	
LI：Limited Information（基本的情報を伝える）	
治療によって起こりうる性的合併症や，それらへの対処方法について，基本的情報を患者に伝える．性に関する患者用パンフレットなどをわたす．	
SS：Specific Suggestions（より詳細な情報を伝える）	ある程度の経験とトレーニングを積んだ医療者の対応が必要
それぞれの患者のセックスヒストリーに基づき，より個別的な問題に対処する．性的問題を引き起こす原因（性機能の障害，ボディ・イメージの変容，治療関連副作用，パートナーとの人間関係など）を特定し，それらの問題に対する対応策を患者とともに検討する．この段階に対応する医療者は，上記2段階よりも性相談に習熟している必要がある．	
IT：Intensive Therapy（専門家による集中的治療）	
以下の場合には，より専門のスタッフ（一般精神心理専門家，セックスカウンセラー）に紹介する． ・患者が抱える性的問題の重症化／長期化 ・発病前から未解決の性的問題の存在 ・性的虐待などのトラウマがある	

(Annon JS. Journal of sex Education and Therapy 1976; Spring-Summer. 1-15 [3])を参考に著者作成)

対応を依頼していく必要がある（表2）．

　性機能障害の問題にかかわることは専門職として大切なことという認識を持ち，ともに考える姿勢，考えるプロセスが重要である．また，「性」に対する価値観は個人差があるので，個人的な価値観を押しつけることのないように十分に注意する．

　障害発生の要因としてパートナーとの関係によるところも大きい．パートナーにも疾患や治療，副作用の理解をしてもらえるようにコミュニケーションをとっていくことも必要である．

　具体的な支援としては，男性には治療開始前に精子の凍結保存に関する情報提供を行う．女性の場合は，卵子保存，受精卵保存を行う場合，月経周期に合わせて採卵する必要があるので，抗がん薬治療を中断する必要があるので担当医との相談が必要になる．また，骨髄抑制時には感染や出血の問題から性行為時の注意を説明する必要がある．

成長発達障害

A 定義

　主に小児がんの治療終了後，疾患自体の侵襲や種々の治療の影響により起こると考えられる障害を晩期合併症と呼ぶ．特に小児期は成長，発達にとって大事な時期であり，晩期障害が患者のその後の人生において深刻な問題となることがあるため，大変重要な課題である．晩期障害は，内分泌障害，心機能障害，神経障害，骨の障害，歯科的な障害，視聴覚障害などあらゆる身体面に現れる．また，様々な精神・心理的障害もあり，非常に多彩である．晩期合併症は治療後数年から数十年後経過して明らかになってくることもある．

B 発生機序

　晩期合併症は原疾患と受けた治療内容に大きく影響される．放射線照射，抗がん薬，手術，輸血などの治療的要因の関連が強い．さらに，近年になって治療成績が飛躍的に向上した造血幹細胞移植や抗がん薬の大量投与は，晩期障害を増加させる要因となっている（表3）．

　内分泌の異常は，晩期障害のなかでも頻度が高い．なかでも低身長は，頭蓋放射線照射による下垂体からの成長ホルモン分泌低下が主要因と考えられている．白血病や悪性リンパ腫で中枢神経浸潤予防の頭蓋放射線照射で低身長に陥る．また，体重変化に関しては肥満およびやせが問題になる．肥満は頭蓋放射線照射との関係が深いとされており，やせは，治療後の腸管の吸収不全で起こるとされて

表3 晩期障害に関連する治療

晩期障害	関連する治療
低身長	頭蓋放射線照射，造血幹細胞移植
肥満	頭蓋放射線照射，脳腫瘍手術，ステロイド
甲状腺機能低下	頭蓋放射線照射，頸部放射線照射，胸部放射線照射，甲状腺手術
白質脳症	頭蓋放射線照射，メトトレキサート大量投与，メトトレキサート・シタラビン髄腔内投与
知能障害，認知障害	頭蓋放射線照射，メトトレキサート大量投与，メトトレキサート・シタラビン髄腔内投与
てんかん	メトトレキサート，シタラビンの化学療法
骨粗しょう症，大腿骨頭壊死	ステロイド
歯牙異常	頭蓋放射線照射，顔部放射線照射
心理・精神的障害	すべての治療

（前田美穂．日本医事新報 2004; 4205: 61-68 [6] を参考に著者作成）

いる．

　神経障害は，生命にかかわるまでの障害はないが，QOL 低下をもたらす．知能障害が最も多く，原因として白質脳症があげられる．白質脳症は中枢神経浸潤予防のための頭蓋放射線照射やメトトレキサートの髄腔内注射や大量投与が関与している．

C リスクアセスメント

　がん薬物療法における晩期合併症を発生しやすい抗がん薬は，大量メトトレキサート，大量シタラビン，長期ステロイド治療がある．これに，頭蓋内放射線治療が加わるとさらにリスクが高まる．

D 対応とケア（表4）

　小児がん経験者の長期予後やQOLの実態が明らかになり，それらを予防・治療・支援するための長期フォローアップの重要性が認識されるようになってきている．長期フォローアップを行っていくためには，まず医療者と患者がその必要性について共通認識を持つことが必要である．まずは，患者本人に対し病名，病態，治療内容について正しく説明することが重要である．そして，小児期から成

表4　長期フォローアップレベル

レベル	対象治療	フォロー提供	頻度	備考
一般健康管理	外科手術のみ	健康診断医，家庭医	1回/年	一般診療　当該臓器の機能評価
経過観察	低リスクの化学療法（投与量の少ないドキソルビシンやシクロホスファミドなど）	家庭医または長期フォロー外来	1回/年	一般診療　疑われる場合は必要な専門検査を行う
標準的フォローアップ	高リスクの化学療法（一定投与量以上のドキソルビシンやシクロホスファミドなど）自家末梢血肝細胞移植　全脳以外放射線照射など	長期フォロー外来	1回/年	成人期以降もフォローを行うことが望ましい
強化フォローアップ	全脳放射線照射　同種造血幹細胞移植　再発治療　脳腫瘍治療	長期フォロー外来	1回/年	治療関連晩期合併症に対する専門検査を行う　成人期以降もフォローが必要
要介入	晩期合併症の症状を有するまたは治療が必要	長期フォロー外来	1回/3〜6ヵ月	治療関連晩期合併症に対する専門検査および治療を行う

（JPLSG長期フォローアップガイドライン委員会　長期フォローアップガイドライン作成ワーキンググループ（編）．小児がん治療後の長期フォローアップガイドライン　2013，医薬ジャーナル社，大阪，2013[5]を参考に著者作成）

人期に移行する際に円滑に引継ぎがなされ，様々な合併症に対応できるスクリーニングと治療に対応できる診療体制を整えておくことが望ましい．

また，小児がん経験者が，いつでも必要な情報を入手でき，悩みを相談でき，適切な医療機関を受診できるように，教育的支援を家族とともに行っておくことが大切である．

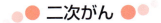

二次がん

A 定義

抗がん薬や放射線治療によって正常細胞が障害されるために，治療終了後数ヵ月，あるいは数年から数十年後に原発がんとは異なるがんを発症することをいう．がんに対する治療の進歩により生存率が上昇し生存期間も延長しているため，二次がんの頻度も高くなることが長期疫学調査により認識されるようになった．二次がんそのものによる死亡率も原発がんの再発に次いで高い．

B 発生機序

発生機序については，明確になっていないが，がん薬物療法や放射線治療によって，正常細胞の遺伝子変異，がん遺伝子（増殖促進）の活性化，がん遺伝子（増殖抑制）の不活性化，細胞のアポトーシスを調整する遺伝子の変化などによって起こるとされている．一般的な発がんの過程と似ているがDNA損傷の原因が抗がん薬や放射線治療という明確な原因が存在するところに違いがある．

C リスクアセスメント

二次がんのリスク要因としては，①疾患関連，②治療時の年齢，③治療関連，④その他（家族歴や生活スタイル）があげられる．
  ①疾患関連：悪性リンパ腫（ホジキンリンパ腫，非ホジキンリンパ腫），卵巣がん，乳がん，精巣腫瘍，小児でよくみられるがん腫で多く報告されている．
  ②治療時の年齢：発症時の年齢が若いとリスクが高い．小児よりもAYA（adolescent and young adult）世代で長期生存しているサバイバーの二次がんの発生リスクが高いことが報告されている．一方で原発がん同様に高齢となることで二次がん発症リスクは高まる
  ③治療関連：抗がん薬の種類としてはアルキル化薬，トポイソメラーゼⅡ阻害薬，プラチナ製剤があげられる．治療法では，高用量の抗がん薬使用，抗がん薬と放射線の併用や，造血幹細胞移植の実施がある．

V. がん薬物療法の副作用対策とケア

④その他の要因：原発がんと同様に，嗜好（たばこやアルコール），肥満，感染症（肝炎ウイルスやHPVなど）がリスクとなる．

D 観察項目

がん治療終了後も二次がんの発生リスクを認識し，定期的にがん検診を継続し，スクリーニングと長期的フォローを行っていくことが重要である．

E 対応とケア

患者に二次がん発生リスクがあることを十分に理解，認識してもらうことが必要である．患者情報の電子化は進んでいるが，患者が長期に生活していくなかではライフイベントによりその情報の管理が困難な場合が生じる．患者自身が受けた治療内容の情報を管理できるよう指導しておくこと望ましい．また，長期的にフォローをするなかで二次がんについての不安や質問ができる相談窓口を設けておくことも取り組んおきたいケアのひとつである．

文献
1) 渡邊知映．セクシュアリティの障害．看護技術 2006; **52**: 1102-1108
2) 高橋 都．乳がんと治療と性生活―臨床現場における効果的な性相談のために．臨床看護 2003; **29**: 1018-1023
3) Annon JS. A proposed conceptual scheme for the behavioral treatment of sexual problems. Journal of sex Education and Therapy 1976; Spring-Summer. 1-15
4) 日本がん看護学会教育・研究活動委員会コアカリキュラムワーキンググループ（編）．がん薬物療法に伴う有害事象―成長への影響―二次発がん．医学書院，東京，2017: p.178-183
5) JPLSG 長期フォローアップガイドライン委員会　長期フォローアップガイドライン作成ワーキンググループ（編）．小児がん治療後の長期フォローアップガイドライン　2013．医薬ジャーナル社，大阪，2013
6) 前田美穂．小児悪性腫瘍の晩期障害．日本医事新報 2004; **4205**: 61-68
7) 菅野かおり．がん化学療法後の二次がんの危険性と長期観察．がん看護 2012; **17**: 607-611
8) 佐藤禮子（監訳）．二次性悪性腫瘍．がん化学療法・バイオセラピー　看護実践ガイドライン．医学書院，東京，2009: p.290-298

Column 抗がん薬による認知機能障害（ケモブレイン）

❶ ケモブレインとは
　悪性腫瘍による中枢神経系への影響や治療に伴う中枢神経系障害を総称しているものであり[1]，抗がん薬と抑うつ状態との関連も示唆されている．多くは急な発症と短期間の出現といわれ，治療終了後に症状が改善する場合や治療後長期間続く場合もある．

❷ 症状
　抗がん薬による認知機能障害では，白質脳症や抗がん治療後の記憶力，思考力，集中力が一時的に低下する症状などがある．白質脳症は，急性期の神経毒性にて抗がん薬投薬後に，運動麻痺，硬直，けいれん，失調，認知症などの精神神経症状を呈し，意識障害を生じることもある症候群である．また，認知機能障害においては微細ではあるものの，言語性記憶や視覚性記憶，精神運動速度の低下，実行機能の低下など多岐にわたるとの報告がある[2]．

❸ メカニズム
　抗がん薬の作用機序に加えて，投薬方法や投薬量，併用療法の有無などが抗がん薬の神経毒性の発現に影響する[3]．また，認知機能への影響要因として，不眠や不安，抑うつの影響も考えられ，これらの精神・身体症状はがん患者では30〜40％と高頻度に認められる[1]（表1）．

表1　化学療法に伴う認知機能障害の背景に想定される発症機序

①直接傷害仮説	中枢神経内に入った抗がん薬が，直接神経細胞のDNAやRNA，微小管を傷害し，神経細胞のアポトーシスが誘導される．また類似した機序として，抗がん薬がastrocyteやmicrogliaなど周辺支持細胞を傷害し炎症反応を呈し，神経細胞を傷害することも想定される．
②二次的な機能障害説	抗がん薬の全身投与により，全身性の炎症反応が生じる．その結果生じたサイトカイン(IL-6, TNF-α)が中枢神経内に移行し，二次的な機能障害を生じる． 同様の病態は，全身性炎症疾患において炎症性サイトカイン濃度と脳体積，認知機能との関連が報告されている．
③間接傷害仮説	抗がん薬は腫瘍だけではなく全身の細胞に作用する．特に高濃度で曝露される血管内皮細胞は容易に傷害され血管炎を生じることは知られている．このような血管障害は大血管だけではなく末梢血管でも生じる．特に脳内では微小血管障害により虚血や循環障害が生じ，脳血液関門の機能障害が生じる．その結果，脳内浮腫や代謝障害を生じ，間接的に支持細胞に炎症を生じる結果，神経細胞が傷害される．

（日本がん看護学会教育・研究活動委員会 コアカリキュラムワーキンググループ（編）．がん看護コアカリキュラム日本版—手術・薬物療法・放射線療法・緩和ケア，医学書院，東京，2017: p.178 表Ⅱ-2-29 [a]［小川朝生．Cancer-brainとうつ病．Depression Frontier 2011; 9（1）: 87-94をもとに作成］より許諾を得て転載）

❹ 患者の体験
　患者は「ぼんやりする」，「言葉が出てこない」，「集中できない」などを自覚し，活動面では「一度に複数のことができない」，「物事を終わらせるのに時間がかかる」など生活に支障をきたすことがある．また，医療者も，患者自身でも抗がん薬治療が影響していることに気づかない場合もある．

❺ 看護ケアの実際

　抗がん薬による認知機能障害の鑑別のため，治療前の患者の生活状況の把握が重要である．特に高齢者においては認知機能障害の評価が必要であり，治療遂行のため，患者の安全の確保とそれぞれの症状に応じたケアの提供が重要となる．また，抗がん薬の薬剤アセスメント，ならびに支持療法などに伴う薬物療法との薬物相互作用機序にも注意が必要である．さらに認知機能障害に対する家族への教育が重要となる．

文献
1) 小川朝生．Cancer-brain とうつ病．Depression Frontier 2011; **9**: 87-94
2) Vardy J et al. Cancer and cancer-therapy related cognitive dysfunction: an international perspective from the Venice cognitive workshop. Ann Oncol 2008; **19**: 623-629
3) 前田隆司，安藤正志．【コンセンサス抗癌剤の副作用と対策】神経症状．コンセンサス癌治療 2006; **5** (4): 196-199

［参考文献］
a) 日本がん看護学会教育・研究活動委員会 コアカリキュラムワーキンググループ（編）．がん看護コアカリキュラム日本版—手術・薬物療法・放射線療法・緩和ケア，医学書院，東京，2017
b) 聖路加国際病院「ケモブレインの謎を解く」　hospital.luke.ac.jp/about/.../4/research_activities_4_2_1.pdf［最終アクセス 2017 年 11 月 14 日］

Ⅵ がん薬物療法を受ける患者・家族へのサポート

1. 意思決定支援

A 医師から患者と家族に説明する場面における看護師の役割

　意思決定とは，一定の目的を達成するために，複数の代替手段のなかからひとつの選択をすることによって行動方針を決定すること[1]である．がん薬物療法における意思決定は，はじめてがん薬物療法について説明を聞いて治療を受けるかどうかを決定するとき，今まで行っていた治療の効果がなくなる，あるいは，再発や転移のために，治療を変更するかどうかを決定するとき，がん薬物療法の効果がなくなり，がんに対する治療を中止して緩和医療への専念を決定するとき，などに行われる．がん薬物療法は繰り返し行われることが多く，患者はがんとともに生きる過程で何度も意思決定を求められる．さらに，意思決定は悪い知らせのあとに求められることが多い．悪い知らせに衝撃を受けている患者にとって，複数の選択肢のなかから自身の価値観に沿った行動を決めなければならないことは，非常に困難な体験であるといえる．

　2003年に改訂された日本看護協会の「看護者の倫理綱領」[2]では，「看護者は，人々の知る権利及び自己決定の権利を尊重し，その権利を擁護する」と明記されている．看護師は，患者が自身の価値観や意向を吟味しながら，納得して行動方針を決定できるように，その時期の患者の状況に合わせて支援する役割がある．意思決定を支援する際の看護師の役割を表1に，医師から説明を受ける患者と家族への支援の実際を表2に示す．

　身近な人のがん薬物療法の効果や有害事象の体験が，患者の意思決定に影響することがある．身近な人と患者の相違点を整理して，患者が自身の状況を理解して決定できるように支援する．患者が効果のあるがん薬物療法を拒否する場合は，

表1　意思決定を支援する際の看護師の役割
- 患者や家族の情報ニーズや気がかりを把握し，医師や他の医療スタッフに伝える「代弁者」としての役割
- 患者や家族に対し「情緒的サポート」を提供する役割
- 患者や家族に対する「情報提供者」としての役割
- 医師への「サポート」を提供する役割

（梅澤志乃．医師・看護師の連携と看護師が伝える悪い知らせ．がん医療におけるコミュニケーション・スキル，内富庸介ほか（編），医学書院，東京，2007: p.115-116より引用）

Ⅵ. がん薬物療法を受ける患者・家族へのサポート

表2 医師からの説明を受ける患者と家族への支援の実際

説明前	○現在の身体状況の認識を確認する． ○がん薬物療法の認識を確認する． ○現在の思い，気がかり，今後の意向，などを確認する． ○看護師は継続して支援する存在であることを，感じられるようにかかわる． ○患者と家族から得た情報を医師と共有する．
説明の場面	○プライバシーが保たれるように環境を整える． ○患者と家族に対して顔が見える場所に位置し，必要時，うなづいたりアイコンタクトを行うなど，緊迫した場を和らげるように心がける． ○患者と家族の理解は十分か，疑問点は聞けているかについて，表情や姿勢などから観察する． ○患者や家族と事前に話をした場合，もしくは患者と家族と看護師のあいだで信頼関係ができている場合で，患者や家族の意向が医師に伝わっていないと判断したときは，必要時，患者および家族の意向を医師に代弁する． ○患者自身が医師に質問したり思いを伝えることを通して，治療法や今後の見通しを医師と話し合い，納得して選択できるように支援する．
説明後	○医師の説明内容の理解を確認するときは，説明をどのように捉えたのかを患者の言葉で表現するように促す．説明を十分に理解できていないときは，言葉をわかりやすくして言い換えたり，説明を補足する．必要があれば，医師から再度説明が受けられるように調整する． ○患者が強い衝撃を受けて混乱しているときは，混乱する感情をそのまま受け止めて感情の表出を促し，効果的に傾聴することを通して，患者が自身の状況を落ち着いてみつめ，整理することができるように支援する． ○多職種チーム間で情報を共有する．

（梅澤志乃．医師・看護師の連携と看護師が伝える悪い知らせ．がん医療におけるコミュニケーション・スキル，内富庸介ほか（編），医学書院，東京，2007: p.116-124 を参考に著者作成）

患者のがんという病や，がん薬物療法の認識を尋ね，誤解がないかどうかを確認する．情報の不足があれば追加の説明を行い，誤解がある場合は修正する．がん薬物療法をすること，しないこと，それぞれの利益と不利益を理解したうえで，患者と家族が，悔いの残らない選択ができるように支援する．患者と家族の間で，がん薬物療法の考えが異なる場合は，がん薬物療法を受けるのは患者自身であることを踏まえて，家族の思いを受け止め，家族が患者を支えられるように支援する．

B 意思決定上の葛藤への支援

小山[3]によると，患者ががん治療を決める際に抱える葛藤は，生命を維持するために治療を選ばなければならないが，その治療を受けることによって生じる身体的苦痛や社会生活への影響，経済的負担などが患者の希望と異なる場合に生じる．そして，意思決定における葛藤を低下させるためには，「病気や治療の情報提供」「治療に対する意向の明確化」「感情の共有」といった介入が有効であると述べている．

オタワ意思決定支援ガイド

O'Connor は，意思決定を阻む障害を評価し，意思決定を支援するためのツールとして，オタワ意思決定支援ガイド（Ottawa Personal Decision Guide）[4]（表3）を

表3 オタワ意思決定支援ガイド（2015）

①意思決定を明確にする
- どのような意思決定に直面しているのか？
- この意思決定をする理由は何ですか？
- いつまでにその選択をしたいと思っていますか？
- あなたはどこまで選択していますか？　□それについては考えていない　□考えています　□選択間近です　□選択しました

②意思決定を探る
- 知識　あなたが知っている選択肢の利益とリスクをリストに表示する
- 価値　★を用いて，あなたにとっての利益とリスクの重みを評価する
- 不確かさ　あなたにとってもっとも重要な利益をもつ選択肢を選択する
　　　　　　あなたにとって，もっとも重要なリスクをもつ選択肢は避ける

	選択肢を選んだ理由 （利益/利点/長所）	どの程度重要なことか （★0 まったくない〜5 最大）	選択肢を避けた理由 （リスク/不利益/短所）	どの程度重要なことか （★0 まったくない〜5 最大）
選択肢#1				
選択肢#2				
選択肢#3				

どの選択肢をあなたは好みますか？　□#1　□#2　□#3　□不確か

サポート

ほかに誰かかかわる人はいますか？			
その人たちは，どの選択肢を好みますか？			
その人たちは，あなたにプレッシャーを与えていますか？	□はい □いいえ	□はい □いいえ	□はい □いいえ
あなたが選択をする際にどのような役割を好みますか？	□意思決定を共有すること □意見を聞いたあと自分自身で決める □誰かに決定を委ねる		

③自分の意思決定のニーズ（準備状態）を見極める
- 知識　あなたは各選択肢の利益とリスクを知っていますか？　□はい　□いいえ
- 価値　あなたは，どの利益とリスクがあなたにとって重要かについて明らかになっていますか？　□はい　□いいえ
- サポート　あなたは，選択するために必要なサポートやアドバイスを十分に受けられていますか？　□はい　□いいえ
- 確実性　あなたにとってもっともよい選択について明確になっていますか？　□はい　□いいえ

これらの質問の1つ以上に"いいえ"と答えた人は，決定を遅らせるか，考えを変えるか，選択に後悔を感じるか，あるいはわるい結果のためにほかのものを避難する可能性がありそうです．そのため，あなたのニーズに焦点化してステップ②と④を行うことが重要です

④ニーズをもとに次のステップを計画する

意思決定ニーズ	あなたが試してみたいもの
知識 あなたが十分に事実を認識していない場合	□選択肢の利益やリスクなどを詳細に調べる □質問をリストアップする □答えを見つける場所あるいは相談相手をリストアップする（例：図書館，医療者，カウンセラー）
価値 あなたにとってもっとも重要な利益とリスクが不確かな場合	□あなたにとってもっとも重要なことを見つけるためにステップ②で確認する □利益とリスクを体験し，それがどのようなものであるかを知っている人を見つける □決定したことをほかの人へ話す □ほかの人にとってもっとも重要だったことが何であるかについて書かれている本を読む □あなたにとってもっとも重要であったことについてほかの人と話し合う
サポート あなたが十分なサポートを得られていない場合	□信頼できる人とともにあなたの選択肢について話し合う（例：医療者，カウンセラー，家族，友人） □あなたの選択をサポートして助けてくれる人を見つける（例：資金，移動，子どもの世話）
あなたが特定の選択をすることにより他者からプレッシャーを感じたとき	□もっとも重要なことについて他者の意見に焦点をあてる □ほかの人とあなたのガイドを共有する □このガイドを完了することをほかの人へ依頼する．合意できる領域を見つける．あなたが事実に同意できないときは，情報を集める．あなたにとってもっとも重要なことに同意できないときは，他者の意見を検討する．ほかの人がもっとも重要であるという意見に耳を傾ける姿勢に変える． □あなたを支援してくれる中立的な立場の人を見つけ，その人を巻きこむ
不確かさ あなたにとって最良の選択について不明な点を感じた場合	□ステップ②と④を通してあなたのニーズに焦点化する
選択がむずかしいと思うほかの要因	あなたが必要とするほかのリスト

（川崎優子．がん患者の意思決定支援とは〜理論を活かした意思決定支援．がん看護 2016; 21: 21 より引用）

開発した．これは，患者と医療者が直面する障害を特定し，意思決定の各段階に進むのを助けるための枠組みとして利用することができる．患者は意思決定のプロセスを医療者と共有することができ，医療者は患者の価値観に基づいた意思決定を支援することが可能になる．

倫理的な判断を行う際の拠り所として，「自律の尊重」「善行」「無危害」「正義」の倫理原則がある．倫理の原則を用いて検討することで，釈然としない思いは何によるのか，なぜ判断に困惑するのか，判断の違いは何によるのかなど，問題を顕在化させることができ，解決のための検討事項をみつけることができるようになる．Jonsenらの臨床倫理4分割法（表4）は，倫理的な判断を行うために，多職種で情報を理解して検討するときに活用できる．患者の意向を尊重しつつ，多職種チームで意思決定を行う際に，看護師には意図的かつ細やかにチームアプローチを調整，推進する役割がある．

臨床倫理4分割法

表4 臨床倫理4分割法

■医学的適応（Medical Indication）	■患者の意向（Patient Preferences）
善行と無危害の原則 1. 患者の医学的問題は何か？ 病歴は？診断は？予後は？ 2. 急性か，慢性か，重体か，救急か？ 可逆的か？ 3. 治療の目標は何か？ 4. 治療が成功する確率は？ 5. 治療が奏効しない場合の計画は何か？ 6. 要約すると，この患者が医学的および看護的ケアからどのくらい利益を得られるか？また，どのように害を避けることができるか？	自律性尊重の原則 1. 患者には精神的判断能力と法的対応能力があるか？能力がないという証拠はあるか？ 2. 対応能力がある場合，患者は治療への意向についてどう言っているか？ 3. 患者は利益とリスクについて知らされ，それを理解し，同意しているか？ 4. 対応能力がない場合，適切な代理人は誰か？その代理人は意思決定に関して適切な基準を用いているか？ 5. 患者は以前に意向を示したことがあるか？事前指示はあるか？ 6. 患者は治療に非協力的か，または協力できない状態か？ その場合，なぜか？ 7. 要約すると，患者の選択権は倫理・法律上，最大限に尊重されているか？
■QOL（Quality of Life）	■周囲の状況（Contextual Features）
善行と無危害と自律性尊重の原則 1. 治療した場合，あるいはしなかった場合に，通常の生活に復帰できる見込みはどの程度か？ 2. 治療が成功した場合，患者にとって身体的，精神的，社会的に失うものは何か？ 3. 医療者による患者のQOL評価に偏見を抱かせる要因はあるか？ 4. 患者の現在の状態と予測される将来像は延命が望ましくないと判断されるかもしれない状態か？ 5. 治療をやめる計画やその倫理的根拠はあるか？ 6. 緩和ケアの計画はあるか？	忠実義務と公正の原則 1. 治療に関する決定に影響する家族の要因はあるか？ 2. 治療に関する決定に影響する医療者側（医師・看護師）の要因はあるか？ 3. 財政的・経済的要因はあるか？ 4. 宗教的・文化的要因はあるか？ 5. 守秘義務を制限する要因はあるか？ 6. 資源配分の問題はあるか？ 7. 治療に関する決定に法律はどのように影響するか？ 8. 臨床研究や教育は関係しているか？ 9. 医療者や施設側で利害対立はあるか？

（Jonsen AR et al. 臨床倫理学—臨床医学における倫理的決定のための実践的なアプローチ，第5版，赤林，朗ほか（監訳），新興医学出版社，東京，2006：p.13 より引用）

C 治療開始後の支援

　患者の思いや考えは，患者の身体の状況や心の状況によって常に揺れ動いている．その結果，決定したことに揺らぎが生じることもある．患者のこれまでの生き方や価値観，家族など重要他者の価値観，物理的・精神的なサポート力の有無が，有害事象や問題が生じたときの受け止め，治療を継続する力に影響を与える．揺らぐのは当然であることを伝えて寄り添いながら決定できるように支援し，必要があれば再度医師との面接が受けられるように調整する．また，決定が適切だったかという思いがある場合は，これまで最善の選択をしていると患者が感じられるように支援する．

　これまでに経験したことのない困難に直面してエネルギーを消耗すると，ほかの人にとってはささいな出来事であっても大きな困難と感じることがある．がんとともに生きる過程で出現する様々な困難を乗り越えながら自分らしく生きていくために，患者は自身の持つ生きる力を発揮する必要があり，看護師はこの力を高める支援を行う役割がある．エンパワーメントは，「人々が，自己の問題を発見し，解決し，自己の生活をコントロールしている感覚を得るために必要な資源を活用する能力について認識し，その能力を発揮し高めていく社会的な過程」[5]である．がん薬物療法を受けながら日常生活を営む意欲を維持するために，有害事象をできる限り予防・軽減し，患者と家族が，治療や療養生活を自己決定し，決定を実行することを通して，がん罹患やがん薬物療法により影響を受けた生活をコントロールできるように，患者と家族の力を引き出し，さらに強化できるように支援する．

D 治療中止時の支援

　がん薬物療法の中止は，患者と家族に，これまで乗り越えてきた治療経過が台無しになるような気持ちにさせたり，これからの人生に希望を見い出せなくなるなど，大きな衝撃を与える．さらに，がん薬物療法の中止と同時に，退院あるいは転院といった今後の療養の場の選択を求められることもある．この時期の患者と家族は，心理社会的な苦痛や実存的な苦痛を，特に強く感じている．

　情緒的サポートで大切なのは，基本的なコミュニケーション・スキルである．礼儀正しい態度で，プライバシーに配慮した落ち着いた場所で話せるように環境を整えて，患者が現状をどのように理解しているのか確認したうえで対話を行うことが大切である．会話が進んできたら，患者の感情の表出を促し対話を深める．感情の表出を促す技法として「NURSE」がある（表5）．「NURSE」は感情に焦点を当て，患者自身が自らの感情に気づき対処していけるように変容を促すことができる．また，患者が自身の抱えている問題に気づいたり，表面には出ていない

感情の表出を促す技法「NURSE」

VI. がん薬物療法を受ける患者・家族へのサポート

表5 NURSEを用いたコミュニケーション・スキル

技法	説明	例
Naming（命名）	患者にどのような感情が起きているのかに注目し，患者が表現した感情に命名する．患者は自身の感情に気づくきっかけになる．医療者は感情を認識したというメッセージを伝えることができる．	「これからのことが心配なのですね」
Understanding（理解）	患者の感情は理解できることを伝える．関係性を築くために重要である．	「そのような状況では，わたしもそう感じると思います」
Respecting（承認）	感情だけでなく，深い対話のなかから，その思いや行動，対処を含めて，心から承認する．共感を示すことができる．患者の力を強化することができる．	「よく頑張られましたね」
Supporting（支持）	医療者は患者とともに問題に向き合いたいということを伝える．患者のもとを離れることばにしないようにする．	「みんなでいっしょに考えますよ」
Exploring（探索）	患者の話から，さらに焦点化しながら質問し，それが患者にとってどのような意味を持つかを明確にする．	「どのようなことが心配か，もう少し詳しく聞かせていただけませんか」

（国立研究開発法人 国立がん研究センター東病院看護部（編）．患者の感情表出を促すNURSEを用いたコミュニケーションスキル，医学書院，東京，2015[b]）を参考に著者作成）

真のニーズに気づくことを助けることができる．患者が困難な状況にあっても，患者の価値観に沿った希望を見い出せるように，対話を深めることが大切である．

治療を中止するとき，多くの患者が「もうこれ以上何もできません」と告げられていたことが，遺族調査の結果で明らかになっている[6]．実際には，医師は丁寧にがん薬物療法中止の説明を行っていることが多いが，患者や家族は突き放されたような感覚を抱いている．治療期に医師と緩和ケアについて十分な対話を行った患者は，対話がなかった患者と比べて，精神的苦痛が小さく，死の直前に蘇生術などの積極的治療が行われる可能性が少なく，患者のQOL向上だけでなく遺族の抑うつも少なくなることが報告[7]されている．一方，がん薬物療法の中止を伝えることは主治医にとって最も負担のあるタスク[8]であり，患者の怒りや非難，苦悩と向き合うことは，主治医のバーンアウトに関連することが示唆[9]されている．死と向き合う患者と家族を精神的に支えるのは，時間と労力のかかることであるが，患者に最善の支援を提供するために，医療者のなかで最も患者の近くでかかわる看護師の支援が重要である．

文献

1) 内薗耕二ほか（監修）．看護学大辞典，第5版，メヂカルフレンド社，東京，2002：p.82
2) 日本看護協会．看護者の倫理綱領
https://www.nurse.or.jp/nursing/practice/rinri/rinri.html［最終アクセス2017年11月14日］
3) 小山富美子．がん患者のがん治療意思決定を促進する介入に関する文献レビュー．大阪医科大学看護研究雑誌 2017; **7**: 105-113
4) Ottawa Personal Decision Guide O'Connor, Stacey, Jacobsen. Ottawa Hospital Research

Institute & University of Ottawa, Canada, 2015
https://decisionaid.ohri.ca/decguide.html［最終アクセス 2017 年 11 月 14 日］
5) Gibson CH. A concept analysis of empowerment. Journal of Advance Nursing 1991; **16**: 354-361
6) Morita T et al. Communication about the ending of anticancer treatment and transition to palliative care. Ann Oncol 2004; **15**: 1551-1557
7) Wright AA et al. Associations between end-of-life discussions, patient mental health, medical care near death, and caregiver bereavement adjustment. JAMA 2008; **300**: 1665-1673
8) Baile WF et al. Oncologists' attitudes toward and practices in giving bad news: an exploratory study. J Clin Oncol 2002; **20**: 2189-2196
9) Trufelli DC et al. Burnout in cancer professionals: a systematic review and meta-analysis. Eur J Cancer Care 2008; **17**: 524-531

［参考文献］
a) 日本がん看護学会教育・研究活動委員会コアカリキュラムワーキンググループ（編）．がん看護コアカリキュラム日本版．医学書院．東京．2017
b) 国立研究開発法人 国立がん研究センター東病院看護部（編）．患者の感情表出を促すNURSE を用いたコミュニケーションスキル．医学書院．東京．2015
c) 田村恵子．抗がん剤治療の継続/中止について，希望と絶望の間を揺れ動く患者に，看護師はどうかかわり，サポートすることができるのか？ 緩和ケア 2016; **26** (3): 176-181

Ⅵ. がん薬物療法を受ける患者・家族へのサポート

Column 臨床試験と意思決定支援

❶ 臨床試験・治験の定義（図1）

　人体に対して変化を伴う介入研究を臨床試験という．新しい薬剤や治療法の有用性を検証し，よりよい標準治療の確立を目的としている．治験は，厚生労働省から新薬や医療機器の製造販売の承認を得るためのデータの収集を目的とした臨床試験であり，企業主導治験は未承認薬の安全性，効果の検証を行い厚生労働省への承認を目的とし，製薬企業から医師に依頼して行う治験である．

第1相試験	● 目的：安全性と適切な量の決定 ● 対象：標準治療が存在しない，あるいは標準治療では効果がなくなったがん患者． 　がん腫は特定しないことが多い	● ヒトに投与しても安全なのか？ ● どのくらいの投与量で効くのか？
第2相試験	● 目的：第1相試験で決定した推奨投与量を投与して，有効性，安全性の評価 ● 対象：特定のがん腫の患者	● どのがんに効くのか？ ● どのくらい効果があるのか？
第3相試験	● 目的：標準治療と比較し，有効性を検証（ベストサポーティブケアやプラセボ群と比較することもあり） ● 大規模なランダム化比較試験 ● 対象：特定のがん腫の患者	● 今までの治療（標準治療）より優れているのか？

↓ 承認申請

新しい治療法（標準治療）の確立

図1　臨床試験の流れ

❷ 臨床試験の意思決定支援

　臨床試験は実験的研究であるため，参加に伴うインフォームド・コンセントが重要となる．インフォームド・コンセントとは，「患者が開始前に十分な説明を受け，十分理解したうえで，自分の意思で参加に同意すること」である．

　看護師は，医師から「研究目的であること，試験の目的，方法，スケジュール，期待される効果と予測される有害事象，患者に守ってもらう事項や治験参加の自由と同意撤回の自由など」の説明を受け，患者が理解できているか確認を行う必要がある．補足説明を行い，必要時再度医師から説明の場を設けたりしながら，必要な情報を提供し患者の理解を助け，患者自身が意思決定できる支援を行うことが重要である．特に第1相試験に参加する患者は，標準治療が確立していない，あるいは標準治療をすべて行ったが効果がなくなった患者が対象となるため，「まだ何かやれることはないか，あきら

めたくない」という藁をもすがる思いで参加する患者が多い．試験の目的（未承認薬の毒性，安全性の評価）と患者の目的が大きくかけ離れている場合があるため，メリット，デメリットについて十分な理解を得たうえで看護師は患者の治験参加の意思決定を支え，治験終了まで心理的支援を行う．臨床試験に携わる看護師は，患者の意思決定を支援し，患者の人権を守り安全を確保する役割を担っている．

文献
1) 板橋耕太．臨床試験．がん診療レジデントマニュアル，第7版．国立がん研究センター内科レジデント（編），医学書院，東京，2016
2) 国立がん研究センターがん情報サービス　研究段階の医療（臨床試験，治験など）
http://ganjoho.jp/med_pro/med_info/medical_info/ct_details.html［最終アクセス 2017年11月14日］

Ⅵ. がん薬物療法を受ける患者・家族へのサポート

2. 患者の力を引き出す様々な支援

　がんの薬物療法は，全身療法であり根治目的で行う場合もあれば，腫瘍の縮小や症状コントロール目的で行う場合もあり，多くのがん患者が受ける治療である．近年，様々な新薬が開発され，以前より使用できる薬剤が増え，長期間にわたり治療を継続しながら生活をする患者が増加している．治療環境は，入院期間の短縮や外来での治療が可能となり，患者・家族の生活の変化を最小限にできるようになった．一方で薬剤管理や，副作用へのセルフケアが求められる．そんななかで患者は，治療による副作用症状や機能障害，がんによる身体症状による苦痛，病状の悪化への不安，脱毛などの外見の変化での動揺や先が見えないことのよる苛立ちなどの精神的苦痛，医療費などの金銭的な問題や仕事場との調整など社会的な苦痛，治療に関連した日常生活への影響（）が関連し合い，何らかの苦痛を抱えていることが多く，そのことが治療の選択や継続に影響する．また，患者の苦痛は患者をサポートする家族にも影響する．

　がん患者・家族は様々な苦痛を抱えながら治療を受け，日常生活や周囲との関係性の変化に対処していくこととなる．その際には，「問題に立ち向かっていく力」「選択していく力」「他人にサポートを求める力」などを発揮しながら，自分たちの力で乗り越えていくこととなる．ここでは患者・家族それぞれががんとつき合いながら生きるための力を引き出す支援について述べていく．

A 患者教室/サポートグループの活用

❶ 患者教室

　患者教室は，特定の内容に特化した集団での情報提供ツールである．病院内で開催され，内容によって各分野の専門家が企画・運営していることが多い．定期的に開催され，1時間程度で行われることが多く，患者・家族にとっては気軽に参加しやすい．病院独自で企画されているため，内容は各施設で異なる．国立がん研究センター中央病院（当院）では14の患者教室が開催されており，抗がん薬の副作用やリンパ浮腫，疼痛，乳がん術後ボディイメージの変化への対処などの治療や症状に関する教室や膵がん・胆道がんの患者と家族，脳腫瘍患者の家族などを対象とした疾患別の教室，栄養や睡眠，リラクセーションなど健康維持に関する教室，ハローワークや社会保険労務士による就労に関する相談会，AYA世代や親と子のサポートを目的とした教室が開催されている．

❷ サポートグループ

　サポートグループは医療従事者や専門家により企画・運営され，内容としては

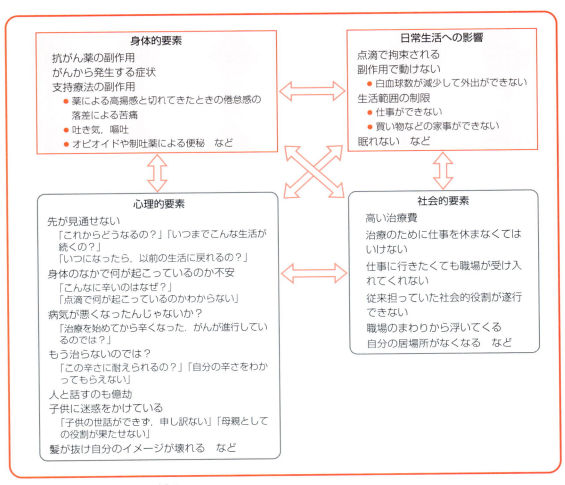

図1 治療中の苦痛の4つの側面
(NPO法人キャンサーリボンズ(編),がんの治療と暮らしのサポート実践ガイド〜通院・在宅治療の継続を支える,株式会社エス・エム・エス,東京,2017: p.11[a)]より許諾を得て転載)

がんとの向き合い方や必要な情報提供,リラクセーション訓練などを組み合わせてプログラム化しているものが多い.当院では「がんを知って歩む会」を年2コース開催しており,1コースは1セッション2時間で週1回4セッション行われる.内容はそれぞれのセッションでテーマが決まっており(表1),看護師がファシリテーターとなって進めている.

❸ 活用のメリットと注意点

これらのグループでの支援は,患者・家族が自身の体験を共有することができるため,孤独感を解消し,大きな安堵感が得られる.また,様々な困難に対処するための具体的で実践的な情報が得られ,困難を乗り越えた他の当事者をロールモデルにすることもできる.さらには自分のがん体験に基づいた知識によって他

VI. がん薬物療法を受ける患者・家族へのサポート

表1　「がんを知って歩む会」プログラムの概要

テーマ	目標	内容の概要
第1セッション がんについて学ぶ	①「がんを知って歩む会」の目的，目標を知り他のメンバーと知り合いになる ②がんについて基本的なことを学び，わからないこと，困ったことを話し合う	○自分の身体の構造と機能について知る ○がんについて知る ○がんの治療について知る ○医療関係者との関係で今までに"困ったこと"を出し合う
第2セッション 毎日の健康状態に対応する	①自分にとってどのような状態が最高の健康状態であるかを認識する ②健康問題をコントロールし，日常生活を送ることができるよう学ぶ	○がんは慢性疾患であることを理解する ○がん患者が当面する健康上の問題を知る ○健康を形づくる要素について考える ○食事と栄養についての知識を得る ○身体を動かすことの必要性を知る ○健康状態を保持し，毎日の生活を営むための行動について学ぶ
第3セッション 自分の気持ちを理解し，自分の気持ちを他の人に伝える方法を知る	①自分の気持ちを理解し，自分の気持ちを他の人に伝える方法を知る ②ストレスを理解し，ストレスに対処する方法を知る ③がん治療によって生じる身体的変化が与える影響を考える	○自分の気持ちを人に伝える大切さについて考える ○自分の"本音"がどんな思いか考える ○本人と家族が体験している気持ちを表現し，お互いにわかり合う困難さを認識する ○自分のコミュニケーションスタイルの特色を考える ○ストレスについて考える ○ストレスや緊張を軽減する方法を学ぶ ○がん治療に伴う身体的変化が与える影響を考える
第4セッション 各種の援助システムと活用できる資源を知る（卒業と評価）	①各種の援助資源を知り，また個人的な情報を整理する必要性を認識する ②限りある命の尊さを再認識し，生きる意味を真剣にみつめる目を養う	○がん患者を援助するサービスや組織について知る ○個人の情報の整理と伝達方法について知り，その必要性について認識する ○「がんを知って歩む会」に参加したことを通しての自己の成長・変化について振り返る ○コース内容について評価する ○卒業パーティーへの参加を通して，お互いの貢献に感謝する ○ともにいること，ともに成長し続けていることを祝う

（季羽倭文子，丸口ミサエ（監修）．がん患者と家族のサポートプログラム「がんを知って歩む会」の基本と実践．青海社，東京，2005: p.51 [1]より引用）

の患者を支援する力に気づき，自尊心を取り戻すことができる[1]という利点がある．しかし，すべての患者・家族がグループでの支援を希望するとは限らず，知らない人との関係性を築くことに躊躇したり，がんを忘れたい，参加するための体力や精神的エネルギーがないと感じる人もいるため，紹介する場合は，どのような支援を求めているのかを把握したうえで紹介し，参加は患者・家族の選択に委ねるように配慮する．また，開催情報を自ら得られるよう，パンフレットを作成したり，ホームページで紹介するなどの工夫が必要である．

B 入退院を繰り返す治療経過を考慮した支援

　薬物治療を受ける患者は治療内容によっては入退院を繰り返す．また，外来通院による薬物治療中の患者でも副作用や合併症への対処，病状の悪化によっても入院の必要性が生じるが，そのような場合，症状コントロールを行いながらの入退院を繰り返す生活を余儀なくされる．薬物治療によって入院が必要となる場合は，治療スケジュールを伝え，入院の時期や治療期間を患者・家族が把握することで仕事の調整や家族からのサポートが受けやすくなる．薬物による副作用症状については出現時期や対処方法についてあらかじめオリエンテーションを実施し，セルフケアができるように支援していくことで，自己効力感を感じ，対処する力を高めることができる．一方で病状悪化による症状は急激に出現することが多く，身体的な苦痛に伴い，精神的に不安定になったり，生活へのサポートが必要となることも多く周囲との関係性が変化する．患者，家族は予測ができず，急激な変化への対応に戸惑うことも少なくない．医療者は，患者・家族の生活背景を把握し，生活するうえでの不安や心配事について耳を傾け，必要なサポートを受けられるよう他職種と連携を図り，それぞれのニーズに合った支援が受けられるよう調整していく．特に，高齢の独居者や夫婦世帯は周囲のサポートがなく，症状や，生活変化にうまく対処できない場合もある．外来からスクリーニングを行い，必要に応じて医療ソーシャルワーカー（MSW）と連携を取りながら介護保険の申請や地域包括支援センターへの紹介につなげたり，訪問看護や訪問介護の導入など社会資源をどう活用するかなどケアマネジャーと検討するなどして地域の支援が受けられるように調整することが必要である．病院内だけではなく，地域との連携も視野に入れ支援を考えていくことで，より安心した療養環境を整えることが可能となる．

C 家族支援

　がん患者の家族は，患者の治療や生活を支える中心となる．そのため，患者の状態変化によって，家族内の役割関係やコミュニケーションに変化が生じ家族関係に変化が生じる．患者を支えること一生懸命となるがゆえに自分のことを考える余裕がなく，家族が強い不安や憂うつを認めることもある．家族のサポートは何よりも患者にとって心強いものであり，患者の力になる家族への支援も重要である．

　家族への支援としては，積極的に声を掛け気持ちが表出できるようにコミュニケーションをとり，一生懸命支援していることを労い，気持ちを受け止めることで，家族の苦悩に寄り添うことができる．また，患者の話をよく聞きいっしょに答えを探すなどの"患者への接し方を伝える"や，がんに関する正確な情報収集や

ストレスへの対処方法など"家族ができることを伝える"など，具体的な支援方法を伝え，ともに患者をサポートすることで，家族支援だけでなく患者支援にもつながっていく．

医療者は，身近な相談役としての役割を果たす必要があるが，直接の医療提供者であるため相談しにくい場合もあるため，相談窓口について情報提供をすることも有用である．がん診療連携拠点病院に設置されている「がん相談支援センター」では，がんに関する治療や療養生活，地域の医療機関など幅広い相談内容に無料で対応している．相談は，誰でも行うことができ，相談員は看護師やMSWが担っている．また，看護相談外来や電話相談を行なっている施設もある．病院以外でも，地域で気軽に相談ができる「まちの保健室」や，がんによって影響を受けた人々がくつろぎ，安心して話せるような環境を提供し，力を取り戻すことをコンセプトとした「マギーズ東京」など，患者を含めがんによって影響を受けているすべての人が相談できるように様々な場所が整えられてきている．

様々な支援について述べてきたが，医療者が患者・家族の抱えているすべての問題を解決することは難しい．しかし，どのような気持ちなのか，気がかりなことはどんなことか，と患者・家族の状況を理解し，頑張りを労い，できることはないかといっしょに考え，コミュニケーションをとることは可能である．そのような対応が患者・家族の強力なサポーターとなるための第一歩である．

文献
1) 季羽倭文子，丸口ミサエ（監修）．がん患者と家族のサポートプログラム「がんを知って歩む会」の基本と実践．青海社，東京，2005: p.17

[参考文献]
a) NPO法人キャンサーリボンズ（編）．がんの治療と暮らしのサポート実践ガイド〜通院・在宅治療の継続を支える．株式会社エス・エム・エス，東京，2017
b) 近藤まゆみ．臨床・がんサバイバーシップ "生き抜く力を高めるかかわり"．仲村書林，東京，2015
c) 近藤まゆみ，嶺岸秀子（編著）．がんサバイバーシップ—がんとともに生きる人びとへの看護ケア．医歯薬出版，東京，2006

3. チーム医療

A チーム医療とは

　厚生労働省はチーム医療を,「医療に従事する多種多様な医療スタッフが,おのおのの高い専門性を前提に,目的と情報を共有し,業務を分担しつつも互いに連携・補完し合い,患者の状況に的確に対応した医療を提供すること」[1] としている.

　日本はがん対策基本法を定め,平成29年に第3期のがん対策推進基本計画が見直された.その強化項目として「放射線療法,化学療法,手術療法のさらなる充実とチーム医療の推進」などが掲げられた.また,日本看護協会では看護者の倫理綱領において,「看護者は,ほかの看護者および保健医療福祉関係者とともに協働して看護を提供する」とし,チーム医療の重要性やチームでアプローチすることの責務を示している[2〜4].

B がん薬物療法にかかわる多職種の活用

　がん医療におけるチーム医療は,医師,看護師,薬剤師,管理栄養士,医療ソーシャルワーカー(MSW),心理療法士,作業療法士,理学療法士,宗教家,心のカウンセラーなど異なる職種の専門職が連携・協働するチームを編成し,患者や家族が持つ多様なニーズに柔軟に対応していく医療体制であり,各専門職が垣根を越えて横断的・有機的に活動することで患者の治療や療養に関する総合的な判断や評価を得ることができ,結果として患者や家族にとっての医療の質・QOLの向上を目指した医療である[5].

　がん薬物療法においては,新規抗がん薬の高額化といった経済的問題や高齢がん患者の増加などの社会的問題があり,MSWを含めたチームアプローチは必要不可欠である.効果的なチームアプローチのためには,①専門性志向,②患者志向,③職種構成志向,⑤協働志向の4つの要素があり,各要素のバランスを保つことが重要となる[2](表1).

　さらに,短期入院レジメンや経口抗がん薬などに代表される外来通院での継続的な治療によって,がん薬物療法におけるがん治療は入院から外来・在宅に移行している.治療完遂のためには有害事象などに対する在宅でのセルフケアが重要となる.そのためには病院内では,入院病棟と外来間でチームメンバーが連携し,患者に対して継続した医療を行うことが求められる.また,外来抗がん薬治療中の患者は,PS(performance status)も自立し,通院できていることから訪問看護師に結びつくことが少ないが,状況によっては訪問看護師とつなぎ,在宅と病院との看看連携を図りながらがん患者の治療継続と生活を支援していく必要がある[6].

Ⅵ. がん薬物療法を受ける患者・家族へのサポート

表1 チームアプローチのための4つの要素

要素	内容	各要素が強い場合のデメリット
専門性志向	各職種が専門性を発揮すること	専門志向性が強すぎると各専門職の専門性が追求され、それが患者にとって最善なのかという視点を見失う危険性がある.
患者志向	患者が中心であること	患者志向が行き過ぎると、医療従事者の行為は患者の言動に左右され、医療・ケアとして必要なことがなされなくなり、各職種の専門性もいかされない.
職種構成志向	複数の職種がかかわること	職種構成志向のみでは、病院内に存在するチームのメンバーとして認識されず、活用されない危険性がある.
協働志向	複数の職種が、専門的な仕事を分担するだけでなく、互いに協力していくこと. 対等な立場で尊敬し合い、協力して業務を行う	協働志向性が行き過ぎると専門性を発揮していると捉えにくく、他職種に役割を委譲しすぎたり、患者のニーズとの間にズレが生じたりする可能性がある.

（濱口恵子. チーム医療. 系統看護学講座 別巻 緩和ケア, 第2版, 恒藤 暁, 内布敦子（編）, 医学書院, 東京, 2014: p.22 [2] および細田満和子.「チーム医療」とは何か―医療とケアに生かす社会学からのアプローチ, 日本看護協会出版会, 2012: p.32-37, p.204-214 を参考に著者作成）

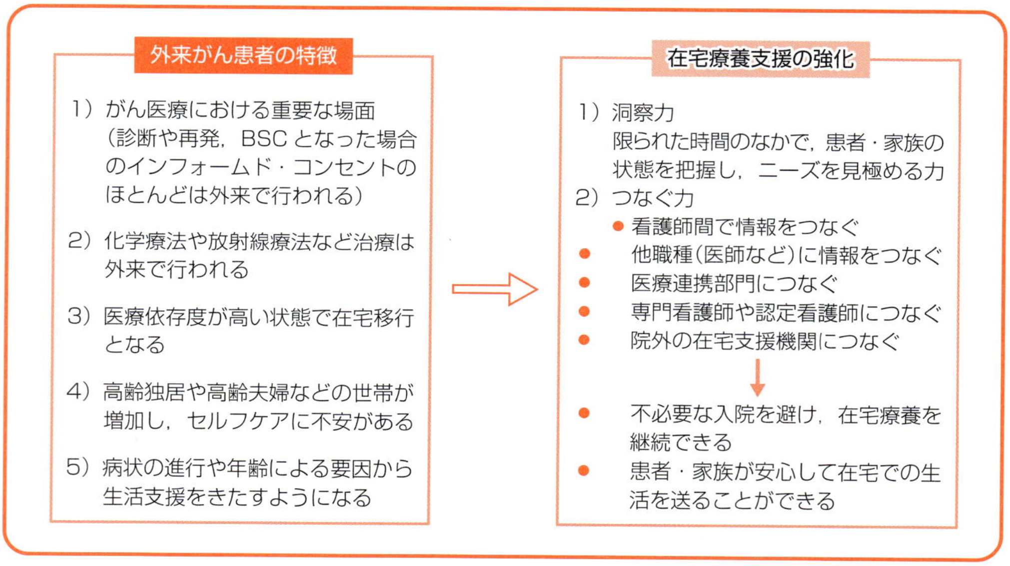

外来がん患者の特徴

1) がん医療における重要な場面（診断や再発, BSC となった場合のインフォームド・コンセントのほとんどは外来で行われる）
2) 化学療法や放射線療法など治療は外来で行われる
3) 医療依存度が高い状態で在宅移行となる
4) 高齢独居や高齢夫婦などの世帯が増加し、セルフケアに不安がある
5) 病状の進行や年齢による要因から生活支援をきたすようになる

→

在宅療養支援の強化

1) 洞察力
   限られた時間のなかで、患者・家族の状態を把握し、ニーズを見極める力
2) つなぐ力
   - 看護師間で情報をつなぐ
   - 他職種（医師など）に情報をつなぐ
   - 医療連携部門につなぐ
   - 専門看護師や認定看護師につなぐ
   - 院外の在宅支援機関につなぐ

   - 不必要な入院を避け、在宅療養を継続できる
   - 患者・家族が安心して在宅での生活を送ることができる

図1 外来における在宅療養支援の特徴と看護師の役割
（嶋中ますみ. 病棟・外来でのがん患者のシームレスな療養支援に必要な基礎知識とスキル.《がん看護実践ガイド》がん患者へのシームレスな療養支援, 渡邉眞理, 清水奈緒美（編）, 医学書院, 東京, 2015: p.56 より許諾を得て転載）

（図1）. そのためには，他施設，訪問看護ステーションなどの地域の医療機関や行政との連携が重要となり，医療機関内のチームアプローチに加え，地域の社会資源を含めたチーム医療の展開がより必要となる（図2）. これは厚生労働省が推進している高齢者の尊厳の保持と自立生活の支援の目的のもとで，可能な限り住み慣れた地域で，自分らしい暮らしを人生の最期まで続けることができるよう，地域の包括的な支援・サービス提供体制である地域包括ケアシステム[7]が，高齢がん患者のがん薬物物療法の継続においてもチーム医療として必要であることを示しているといえる.

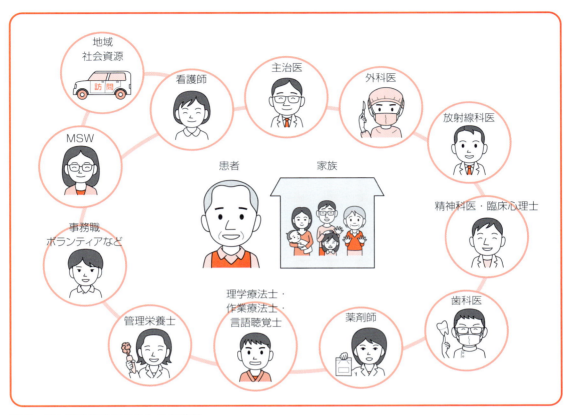

図2 がん薬物療法にかかわる多職種

C チームの目標を共有することの意義

多様な専門職種で構成されるチーム医療においては、医療の不確実性(選択された医療・ケアの効果がその人に現れているとは限らない)によって、ひとりひとりの患者にとって何がよいのかを患者・家族・医療従事者が情報を共有したうえで話し合い、医療・ケアの目標(ゴール)を設定することが必要である[2]。特にがん薬物療法においては、その治療効果が不確かであり、患者・家族が期待する効果が必ず現れるとは限らない。さらに治療における有害事象によって、身体的、精神的、社会的苦痛を伴いながら治療を継続し、闘病生活を送る。そのような患者・家族を支えるチームにおいて、それぞれのメンバーが専門性を発揮するためには目標を設定し、共有することが重要となる(図3)。

D チームメンバーの専門性を理解したコミュニケーションの重要性

より効果的なチーム医療を行うためには、それぞれのチームメンバーが責任を

Ⅵ. がん薬物療法を受ける患者・家族へのサポート

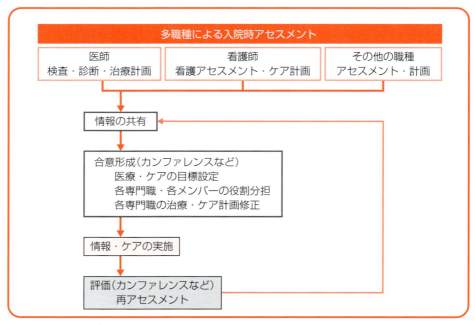

図3 チームの目標設定
(濱口恵子．チーム医療．系統看護学講座 別巻 緩和ケア，第2版，恒藤 暁，内布敦子(編)．医学書院，東京，2014: p.22 [2]) および細田満和子．「チーム医療」とは何か―医療とケアに生かす社会学からのアプローチ，日本看護協会出版会，2012: p.32-37, p.204-214 を参考に著者作成))

持ち，患者・家族にかかわっていくことが重要である．しかし，各メンバーは専門職であるがゆえに「患者支援のため」という視点からでもその考え方や行動には違いがある．たとえば職種間での違いや，同じ看護職においても医療機関の看護師と地域で支援する訪問看護師において考え方の違いはある．一方で，この違いをメンバー同士が認めつつそれぞれの知識や技術を補うことが，単一の職種ではできない効果的な患者支援を実現することにつながる．そのためチームメンバーの専門性を理解したうえでコミュニケーションを図っていくことが重要となる(表2)．

E 情報共有のためのカンファレンスの活用

患者・家族のニーズや課題(患者への病状説明の内容と患者・家族の反応，患者・家族の意向，現在の病状と治療方針，現在の症状と緩和方法，予測できる予後，今後出現する可能性のある症状，家族の状況と介護力，経済状況など)について，どの職種にも理解できるように，系統的に簡潔にまとめ，情報交換をどのように行うかを早期に確認し，カンファレンスなどを行うことが必要である．それぞれの専門分野の視点から情報を分析・共通理解がはかられ，患者の問題の多様性・優先性・緊急性を考慮して，合意形成された計画と援助ができているかを把

表2 がん患者の療養支援における多職種の専門性と役割

職種	専門性に基づいた役割
医療ソーシャルワーカー（MSW）	（社会福祉の視点からの介入） ○経済的，心理的，社会的問題の解決や調整の援助 ○制度利用に関する助言 ○退院や転院の調整
薬剤師	○服薬アドヒアランスに応じた薬剤管理の工夫 　a）内服継続しやすい処方への変更（1日3回内服から1回内服の薬剤への変更など） 　b）使用しやすい剤形への変更（内服薬から貼付薬への変更など） 　c）管理しやすい処方の工夫（一包化など） ○薬剤の整理（本当に必要な薬剤のみに整理する） ○院外調剤薬局との連携・調整，情報提供
管理栄養士	○在宅での食事のとり方のポイントについてのアドバイス 　（栄養のバランスにこだわり過ぎない，少量の頻回食を試みる，食事を作る人の負担を軽くする，経済的負担の少ないものを利用するなど） ○科学技術を応用した経口摂取療法の紹介（がん患者の症状改善を促す栄養剤，摂食回復支援食など） ○宅配食，通信販売などの紹介
リハビリテーションスタッフ	○病状の進行に伴うADLやIADLの変化に応じた動作の工夫や苦痛を増強させないようにするための体位や動作の工夫についての介入 ○自宅の状況に応じた動き方についての介入 ○療養環境の整備についての助言
専門チーム	【緩和ケアチーム】 ○在宅や療養先で実施可能な症状緩和手段についての介入 ○複雑な医療管理に関する調整 【栄養サポートチーム】 ○栄養管理の工夫についてのアドバイス
専門・認定看護師	○それぞれの専門性を踏まえて，在宅で実施可能な処置方法への工夫や安楽に過ごせるための生活の工夫への介入とアドバイス 〈例〉がん化学療法看護認定看護師：病状，受けているがん薬物療法における有害事象について，その出現時期や程度，対応方法や生活上の注意などのセルフケアについて，さらに在宅における曝露対策についてのアドバイスなど

（嶋中ますみ．病棟・外来でのがん患者のシームレスな療養支援に必要な基礎知識とスキル．《がん看護実践ガイド》がん患者へのシームレスな療養支援，渡邉眞理，清水奈緒美（編），医学書院，東京，2015：p.55より許諾を得て転載）

握しておく[8]．また，患者は医師には自分の本心が言えず，看護師やMSWなどには自分の本心を伝えることがある．そのような情報もチームで共有して協働することが大切である．さらに，在宅における治療が行われるなかで患者・家族のQOLが高まるためには，医療機関と地域の社会資源との協働や連携が効果的に行われるようカンファレンスでの意見交換が重要である．看護師は，患者の状態に合わせた支援やケアを複数の専門職とともに検討していくなかで，協働としての相互性，目標の共有，リソースの共有，広い視野で考えること，対話といった内容が促進されるよう，コーディネーターとしての機能を発揮することが求められる[8]（図4）．

Ⅵ. がん薬物療法を受ける患者・家族へのサポート

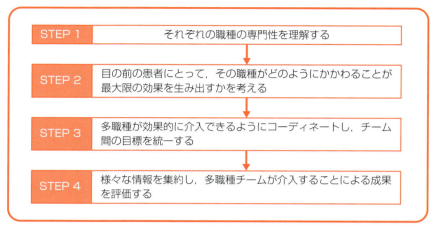

図4　多職種協働における看護師の役割
　　（嶋中ますみ．病棟・外来でのがん患者のシームレスな療養支援に必要な基礎知識とスキル．《がん看護実践ガイド》がん患者へのシームレスな療養支援，渡邉眞理，清水奈緒美（編），医学書院，東京，2015：p.54 より許諾を得て転載）

文献

1) 厚生労働省．チーム医療の推進について（チーム医療の推進に関する検討会 報告書）
　　http://www.mhlw.go.jp/shingi/2010/03/s0319-9.html［最終アクセス 2017 年 11 月 14 日］
2) 恒藤　暁，内布敦子（編）．系統看護学講座　別巻　緩和ケア，医学書院，東京，2014：p.13-32
3) 厚生労働省．がん対策推進基本計画
　　http://www.mhlw.go.jp/stf/seisakunitsuite/bunya/0000183313.html［最終アクセス 2017 年 11 月 14 日］
4) 日本看護協会．看護者の倫理綱領
　　https://www.nurse.or.jp/nursing/practice/rinri/rinri.html［最終アクセス 2017 年 11 月 14 日］
5) 大西和子，飯野京子（編）．がん看護学―臨床に活かすがん看護の基礎と実践，ヌーヴェルヒロカワ，東京，2013
6) 中島朋子．がんサバイバーへの支援―今できるサポート/ケアとは．がん看護 2016；**21**：702-705
7) 厚生労働省．地域包括ケアシステム
　　http://www.mhlw.go.jp/stf/seisakunitsuite/bunya/hukushi_kaigo/kaigo_koureisha/chiiki-houkatsu/［最終アクセス 2017 年 11 月 14 日］
8) 日本がん看護学会教育・研究活動委員会コアカリキュラムワーキンググループ．がん看護コアカリキュラム日本版―手術・薬物療法・放射線療法・緩和ケア，医学書院，東京，2017：p.344

4. がんサバイバーシップ

A がんサバイバーシップとは

❶ がんサバイバーシップの概念の基盤[1]

がんサバイバーシップの概念，考え方が本邦のがん医療で広く取り上げられるようになったのは，近年のことであるが，がん看護の領域ではそれよりも早い段階から着目してきた．がんの「治癒」を目指すだけでなく，「再発」や「転移」という疾患の経過や「治癒」が期待できない場合があったとしても，その人が「がんとともに生きる」ことを支えること，そのために必要な看護師のあり方，考え方に大きな意義を見い出してきたからだと考える．

1986年に設立された米国がんサバイバーシップ連合（National Coalition for Cancer Survivorship）は，「がんサバイバーシップとは，長期生存を意味するものではなく，がんという疾患や治療効果の有無ということを超えて，がんと診断されたときから人生の最期までがん生存者であり続けるという新しいがん生存の概念である」という考え方を打ち出した．がん患者や家族とのかかわりのなかでは，「治癒」を目指して治療を乗り越えていくことだけでない，「がん」という疾患を得て体験する様々なことやそれまでのその人の人生の価値から，「がんとともに生きる」ことから生み出されるものがたくさんあることを教えられる．「5年生存率」や「10年生存率」などで区切られた治療の成果にとらわれず，病気があったとしてもその人なりの生き方や過ごし方を大切にできるよう「がんとともに生きる」ことそのものが「がんサバイバーシップ」の基盤となっているといえる．

❷ がんサバイバーの体験

がんサバイバーの体験を考えるとき，Susan Leighが示した「がんサバイバーシップの4つの季節」で説明されることが多い[1,2]．この4つの季節は，表1に示すとおりである．この4つの季節は一方向のみに流れていくだけでなく，それぞれの「季節」を行き来することもある．がんサバイバーの体験は病気や治療の経過，その人のライフイベントなどによって一様ではない．

がんサバイバーが，がんの診断を受け，治療を選択して，がんとともに生きるうえでは，患者自身の「力」が必要である．自分自身に起こっていることを知り，理解し，これから生じることを受け止めながら対処していく力である．重要な意思決定を行い，日常生活や社会生活を維持し，自分の人生を大切に歩むために自分自身を護り，支える「セルフアドボカシー」は重要である．「セルフアドボカシー」の具体的な内容としては，米国でがん患者への心理教育のひとつとして開発，公開されている「Cancer Survival Toolbox」[3]が役立つ．そこでは，「コミュニ

Ⅵ．がん薬物療法を受ける患者・家族へのサポート

表1　がんサバイバーの4つの季節の体験

	急性期の生存の時期	延長された生存の時期	長期的に安定した生存の時期	終末期の生存の時期
がんサバイバーの体験・特徴	○診断された直後から初回の治療コース（手術，化学療法，放射線療法など）が完了する時期 ○がんの診断を受け，自分の病気や治療について知る ○身体的な生存が焦点となると同時に，全人的な苦悩・苦痛の体験をする ○周りの人に自分の病気をどのように伝えるか考える ○自分に合った治療を選択する ○求めれば医療職者と接触する機会を活用できる ○患者同士での交流がある ○外来通院で治療を受ける ○仕事・学業との両立を考える	○病気が治療に反応して一区切りした時点から，維持療法などを継続する時期 ○医療職者や周囲の人々からのサポートを受ける機会が減る ○治療による身体・心理的な変化や後遺症・ボディイメージの変化がある ○以前の自分とは違うことに戸惑う ○日々の体調管理を行いながら，再発・転移の不安がある（未来への不確かさ・がんから解放されない感覚） ○社会復帰を試みる（周囲の無理解や差別に直面することもある） ○自分らしい新しい生き方を探求する	○長期生存者の時期 ○ほとんどの人は治療を経て慢性期となり，自覚症状は減少し検査結果も正常化する ○普通の生活を取り戻す ○がんのことをあまり考えず，周囲のサポートを必要としなくなる ○周囲からは変化がないように見える ○自分なりの新しい生き方を模索する ○自分のがん体験をほかの人に伝える ○完全にがんから解放されない感覚が続く ○合併症や二次がん，性・生殖の問題が生じる ○がんの再燃があれば治療を再開する	○死に近づいていく時期 ○死の直前まで，最期までがんとともに"生きる"存在である ○がんの進行度や症状は個別的にあらわれ，それに対応する（痛み，むくみ，倦怠感，腹部膨満感，呼吸困難などのつらさ） ○自分の価値観や人生の信念を大事にしながら，どのような生き方をするかを考える ○その人の信念や価値に沿って治療を選択する ○自分らしさと役割の喪失に対する無念を感じることもある

（文献2を参考に著者作成）

ケーション」「情報収集」「意思決定」「問題解決」「交渉」「公に権利を述べること」「はじめて診断された人のための第一歩」の7つが基本スキルとして紹介されている．

B がんサバイバーシップの支援で取り上げる問題・課題

❶ がんの治療後を生きるということ

　がんの早期診断が可能になり，また，治療技術も進歩・発展し，がんとともに生きる期間は長くなっている．診断から治療までの期間よりも，治療を乗り越え，維持療法や症状コントロールを続け，そうして病院から離れてからの期間は長く，がんとのつきあいは様々な形で続く．がんの治療後をどう生き抜くか，ということは重要なトピックになり，治療後の「がんサバイバーシップ」や「がんサバイバーシップケアプラン」のガイドラインなどが注目されるようになっている．

❷ NCCNガイドライン「Survivorship ver.2. 2017年版」の概要[4]

　がんサバイバーシップに関するガイドラインを公開しているNCCNによると，

その定義は「がんと診断されたそのときから，その人自身の人生全体を通して，その個人はがんサバイバーとして考慮される．家族や友人，ケアギバーもまた，がんの影響を受ける人たちである．ガイドラインでは，成人がん患者への診断や治療の影響に焦点を当て，健康全般，身体的・心理的状態，健康行動，専門的・個人的社会役割機能，セクシュアリティ，経済的問題などへの影響の可能性についても含めている．」と説明されている．がんサバイバーシップ支援では，がんの診断や治療に関連して，その人の人生全体で起こりうる様々な問題への対処を考え，支えることが求められている．

項目は大きく「全般的なサバイバーシップの原則」「晩期障害／長期間にわたる心理社会的・身体的問題」「予防的健康管理」の3つに分けられる．主な内容は表2に示すとおりである．がんの診断を受けて，治療を受けている最中でも，治療が終了した後でも，がんそのものやがんの治療による影響が予測される身体・心理・社会的問題について，患者・家族に情報提供し，必要に応じて長期的にフォローアップしていくべき項目があげられている．

❸ 日本で取り上げられる社会的問題

がん対策推進基本計画（第2期・第3期）においても，がん患者の社会的問題への対応は喫緊の課題として取り上げられている．「がんになっても安心して暮らせる社会の構築」という全体目標のもと検討されたがん対策は，日本のがんサバイバーシップ支援の重要課題を示している．

a．就労に関すること

働く世代のがん罹患は非常に多く，仕事を続けながらがん治療を継続することへのニーズも高まっている．また，社会の状況から，退職後の再就職や安定した収入を維持することの困難さもあり，がん罹患によって仕事を失うことは，生きがいや社会のなかの存在価値を見失うことにもつながりかねない問題となっている．がん治療と仕事をいかに両立していくかという問題は，診断されたときから始まり，治療経過を通してともに考える必要がある．

b．AYA世代がん患者の増加

近年，若年層のがん患者の増加も問題視されている．AYA世代は，心身ともに成長・発達の途上にあり，人生の様々な経験やイベントも多く，その時期のがん罹患の衝撃や影響は大きい．思春期・若年成人の時期に自分ががんに罹患することなどほとんど考えたことがない状態で診断を受け，病気を知り，治療を意思決定する．そして，治療に伴う妊孕性の温存，就学・就労への影響，外見の変化，友人・知人との関係の変化など多様な問題に直面する．患者の家族や職場・学校の仲間なども壮年期・若年期にあり，家族支援や社会の理解を得るための支援も重要になる．

c．家族形態の変化・高齢者の増加

少子・高齢化が加速化し，単身世帯や夫婦のみの世帯も多くなっている．高齢

VI. がん薬物療法を受ける患者・家族へのサポート

表2 NCCN ガイドライン ver.2. 2017 年版の概要

項目		スクリーニング・アセスメントなどの概要
全般的なサバイバーシップの原則	定義やガイドラインの考え方	○がんと診断されたそのときから，その人自身の人生全体を通して，その個人はがんサバイバーとして考慮される．家族や友人，ケアギバーもまた，がんの影響を受ける人たちである． ○ガイドラインでは，成人がん患者への診断や治療の影響に焦点を当て，健康全般，身体的・心理的状態，健康行動，専門的・個人的社会役割機能，セクシュアリティ，経済的問題などへの影響の可能性についても含めている．
	経時的にアセスメントする項目	○二次がんのスクリーニング： ・遺伝的素因・家族性要因などを考慮したハイリスク腫瘍（乳がん，卵巣がん，大腸がんなど） ・喫煙・受動喫煙などの環境からの曝露因子 ・がん治療（放射線治療，抗がん薬治療，その他の薬剤）による影響 ○がん罹患歴のある患者にかかわる医療者が観察しておく必要がある事項：全身状態や生じた症状をアセスメントするとき考慮すること ・現在の原疾患の状態，身体機能的状態（PS） ・薬剤の投与状況（OTC 薬品やサプリメントも含む） ・合併症（体重変化，喫煙歴，飲酒歴なども含む） ・がんの治療歴，家族歴，心理社会的要因
晩期障害／長期間にわたる心理社会的・身体的問題	アントラサイクリン系抗がん薬投与後の心機能障害	○心不全兆候・症状のアセスメント ○日常生活の変化 ○心不全のリスク因子評価（高血圧，脂質異常，糖尿病，家族歴，アントラサイクリン系抗がん薬の累積投与量，心駆出率，他の不整脈・心疾患，喫煙，肥満） ○薬剤投与歴，飲酒量 ○がんの罹患・治療歴
	不安，抑うつ，気分障害	○コントロールが困難な不安や心配事の影響の有無（気持ちが休まらない，疲れやすい，集中力の低下や忘れっぽさ，苛立ち，筋緊張，睡眠障害など） ○突然の恐怖感や極度の不快感による影響の有無（動悸，発汗，震え，息切れ・呼吸困難，胸痛・胸部不快，吐き気・腹部の違和感，めまい・ふらつき，冷え・ほてり，感覚異常，現実的でない気分，コントロールを失う恐怖感，死の恐怖） ○心的外傷後ストレス障害（PTSD）に関連する症状の有無（フラッシュバックのような再体験，過去を思い起こすことへの拒否感，ネガティブな感情，過覚醒） ○うつ症状の有無（抑うつ・悲しみ・虚無感・希望のなさ，無関心・活動低下，体重変化，睡眠障害，活力欠如，無価値感・罪悪感，集中力の低下，希死念慮）
	認知機能障害	○神経学的異常の有無 ○脳神経系の疾患やがんの転移 ○発症時期や症状の起こり方 ○年齢的なリスク因子の考慮 ○これまでの経過・がんの治療歴 ○処方薬や OTC 薬品・サプリメントなどの使用 ○認知機能に関するケアギバーのアセスメント ○IADL の評価 ○認知機能に影響を与えたと考えられる治療歴 ○影響因子のアセスメント（薬剤，心理的状態，症状の苦痛，合併症，アルコールや認知機能に影響するものの使用）

（文献 4 より筆者が翻訳して作成）

者の独居生活者も多く，生活習慣病や認知症など加齢による疾患を複数抱えながら，ひとりでがん治療を受けている患者も少なくない．地域社会の支援体制や社会資源の有効活用は欠かせない課題となる．外来通院による治療継続中や，治療

表2 つづき

項目		スクリーニング・アセスメントなどの概要
晩期障害／長期間にわたる心理社会的・身体的問題	倦怠感・易疲労感	○スクリーニングツールを用いた症状評価 ○症状の程度に応じたアセスメント 　・倦怠感・易疲労感の発症時期，起こり方，関連要因，心身機能への影響度 　・原病の状態：病期・転移・再発等，病態，治療歴，病状による症状 　・影響因子：アルコール類，心機能障害，内分泌・代謝異常，肺機能障害，腎機能障害，貧血，関節炎 ○処方薬・OTC薬品の影響 ○心理的・情緒的影響 ○睡眠障害 ○痛み ○栄養面の問題 ○筋骨格系の異常
	更年期障害	[女性] ○症状・兆候：ホットフラッシュ・寝汗，膣乾燥，尿路系障害，性機能障害，睡眠障害，気分障害・うつ，認知機能障害，関節痛・筋肉痛，倦怠感 ○関連する健康上のリスク：骨粗鬆症・骨折，循環器疾患 [男性（アンドロゲン遮断療法によるもの）] ○症状・健康上のリスク：急性腎障害，貧血，関節痛・筋肉痛，循環器疾患，認知機能障害，筋肉量の減少と体脂肪増加，気分障害・うつ，糖尿病，倦怠感，乳房肥大，骨粗鬆症・骨折，性機能障害，睡眠障害，睾丸萎縮，体毛が薄くなる，ホットフラッシュ・寝汗，静脈血栓症
	痛み	[がんやがん治療による痛みの有無や程度，状態のアセスメント] ○神経障害性の痛み ○慢性の痛み（四肢切断後，乳房切除後，喉頭摘出後，頸部切開後など） ○筋肉痛・関節痛 ○骨格系の痛み ○筋肉系の痛み ○消化器・泌尿器・骨盤内臓器の痛み ○リンパ浮腫 ○放射線治療後の痛み
	性機能障害	○アセスメント・評価：がん治療歴，性機能に影響する治療の有無，ホルモン遮断による症状・兆候，専門家への相談，性機能障害に関連する処方薬などの情報，男性のテストステロン状態 ○症状評価 　・女性の場合：閉経後症状，膣乾燥，膣の不快感・違和感・痛み 　　　　　　　　不安，うつなど精神的心配事などの苦痛による諸症状 　　　　　　　　性行為による痛み，オルガズム障害，性欲減退，他 　・男性の場合：勃起障害，射精に関する問題，オルガズム障害，性欲減退 　　　　　　　　不安，うつなど精神的心配事などの苦痛による諸症状，他
	睡眠障害	[スクリーニング] ○入眠や睡眠の持続や早く目覚めてしまうなどの問題があるか？ ○通常では不適切な時間帯に寝入ってしまうことがあるか？ ○睡眠中に呼吸が止まっていると言われたことがあるか？ [影響因子のアセスメント] ○合併症や薬剤使用，アルコールなどの影響 ○心理面・情緒面の変化 ○神経学的異常，精神疾患 ○睡眠に影響する日常生活習慣 ○身体症状 ○仕事の時間帯 ○ストレス対処法 [睡眠そのもののアセスメント] ○就寝・起床時間，睡眠の長さ，不快感の評価，覚醒状態・起床時状態，居眠りの頻度，睡眠中の夢，睡眠の中断，サーカディアンリズムの障害，など

Ⅵ. がん薬物療法を受ける患者・家族へのサポート

表2 つづき

項目		スクリーニング・アセスメントなどの概要
予防的健康管理	健康的な生活習慣	[運動・身体活動] ○1週間に少なくとも150分程度の中等度の運動，もしくは75分程度の強い運動を行う． ○主要な筋肉群のトレーニングを1週間に2~3セット行う． ○主要な筋肉群のストレッチを1週間に少なくとも2日行う． ○日常生活において，階段を使う，手前のパーキングを利用するなどして歩行や運動に心がける．長時間の座位は避けて，動く． [栄養・食事と体重管理] ○過度な体重増加・減少を避け，理想体重維持に努める． ○体重変化が何らかの疾患やがんの病状変化に関連している場合を考慮しておく． ○栄養面やカロリー摂取を考慮したバランスの良い食事を心がける． ○体重は毎日測定し，増加や減少の程度を確認する． ○メタボリック症候群やBMIに留意する(外来受診時などに確認する) ○がん治療経過を考慮できる専門家による栄養相談を活用する． [サプリメントの利用] ○サプリメントの利用はほとんどのがんサバイバーに推奨されない(エビデンスがない) ○がんの再発や発症を予防するためのサプリメントやビタミン類の効果についてのデータはわずかである． ○サプリメントによるビタミン類の補充は食事から摂取する場合に十分に置き換わるものではない． ○サプリメントの利用に関してはその目的や理由をよく確認し，がんやがんの治療に理解のある栄養士などに相談する． ○いくつかのがん種では，その治療によるビタミン欠乏が生じることがあるので，栄養状態についてアセスメントしておく．
	免疫機能・感染症	[感染症のリスクアセスメント] ○基礎疾患 ○脾臓摘出後 ○化学療法歴 ○モノクローナル抗体薬の投与歴 ○放射線治療歴 ○コルチコステロイドの使用 ○造血幹細胞移植歴 ○感染症の曝露歴 ○輸血歴 [ワクチン接種] ○ワクチン接種については，移植後患者とそれ以外では対応が異なる． (＊筆者注：日本と米国でも対応が異なるものがあるので，施設の方針を確認する必要あり) ○B型肝炎ワクチン，季節性インフルエンザワクチン，肺炎球菌ワクチン，破傷風・ジフテリア・百日咳ワクチン，ヒトパピローマウイルスワクチンなどについて，年齢やリスクに応じて対応する．

終了後の療養生活を長期的に支援する社会の仕組みが求められる．

d．医療費の増大による経済的負担

分子標的治療薬など新規開発薬剤が次々と導入され，治療効果が高まることで治療期間も長くなると，高額な治療費を支払い続けることは患者・家族にとって大きな負担となる．その恩恵を受ける機会が多くなった一方で，非常に高額な薬

剤費による経済的負担が増加していることも社会的問題のひとつである．経済的負担の大きさゆえに，治療を延期・断念するケースも生じている．

C がんサバイバーシップの支援における看護師の役割

　がん薬物療法は，患者の生命を救い，がんの診断後の人生や生活を充実して過ごすための重要な治療である．看護師はその治療の現場に直接的に深くかかわっており，抗がん薬の投与が確実・安全・安楽に実施される責任を負っている．がん薬物療法は患者ががんとともに生きる中での重要な体験になるので，そのなかで果たす看護師の役割の意義は大きい．

　がん薬物療法では，患者と家族が主体的に取り組んでいくことが，治療継続を支え，自己効力感を高め，自己コントロール感を取り戻す過程になり，がんとともに生きる力，すなわち，がんサバイバーシップにつながる．そこでは，ケアリング・パートナーシップとエンパワーメントの理念を基盤としたかかわりを行うことが重要と考える．

　ケアリング・パートナーシップは，看護の中心的概念であるケアリングを基盤として，看護師が患者・家族とともに歩む姿勢をもち，かかわり続けることである．患者・家族の持つ生きる力の豊かさと強さを信じ，それを互いに確かめ合い，がんとともに生きるなかで発揮していくことを支え合う患者・家族と看護師の関係性である．そして，それは，看護師が患者と家族を力づけ，勇気づけ，ともに歩むエンパワーメントの過程そのもので，がんの診断を受けたそのときから生じる様々な問題や課題を解決する過程を，患者・家族とともに歩む，がんサバイバーシップの支援における重要な看護師の役割と考える．

文献
1) 近藤まゆみ，嶺岸秀子（編著）．がんサバイバーシップ―がんとともに生きる人びとへの看護ケア．医歯薬出版，東京，2006
2) 近藤まゆみ．がんサバイバーシップとケア．特集がんサバイバーへの支援～今できるサポート／ケアとは．がん看護 206; **21**: 671-674
3) NCCS: Cancer Survival Toolbox. https://www.canceradvocacy.org/resources/cancer-survival-toolbox/［最終アクセス 2017 年 11 月 10 日］
4) NCCN Clinical Practice Guidelines in Oncology (NCCN Guidelines®) : Survivorship version2.2017. https://www.nccn.org/professionals/physician_gls/pdf/［最終アクセス 2017 年 11 月 10 日］

Column　AYA世代

❶ AYA世代とは

　AYA（adolescent and young adult）世代とは，思春期・若年成人世代を指す．明確な年齢の定義はないが，米国NCIでは15〜29歳の患者の統計データを収集・解析しており，NCCNガイドラインでは15〜39歳を対象としている[1]．日本では，15歳から39歳までを対象とすることが多い．

❷ AYA世代の特徴

　治療・ケアは，小児領域で取り扱われることもあれば，成人領域で取り扱われることもある．施設の状況，疾患によって，治療が小児レジメンで行われたり，成人レジメンで行われたりすることがあるため，治療成績が蓄積されにくく，生存率や奏効率が向上しない現状がある．ケアにおいても，思春期世代は小児看護の対象とされ，疾患によっては成長・発達の経過のなかで成人看護の場に移行し，ケアのはざまに置かれやすい傾向にある．

　AYA世代は，年齢からみても，成長・発達の最中にあり，学校，仕事，人間関係，家族など様々な社会生活での役割や立場を作り上げていく段階にある．身体的にも心理的にも社会的にも変化のなかにあり，その本人自身も変化を捉えて対処することに悩んだり戸惑ったりしている．その最中にがん罹患がわかり，治療を受けていくためには，若い人生のなかで向き合っていたものを中断したり，諦めたりすることを余儀なくされる場合がある．また，AYA世代の患者を取り巻く家族や友人も若い，ということにも留意する必要がある．

❸ AYA世代のがん医療・看護の課題

　小児でもなく成人でもないひとつの世代領域としてAYA世代を捉えて，治療やケアを改善していくことを課題とした研究や治療の取り組みが近年多くなった．がん対策加速化プランにおいても，小児がん・AYA世代のがんについての対策強化が取り上げられている[2]．AYA世代患者では，治療経過中に直面する問題や対処方法に関して，社会生活を自立して営む成人期患者とは異なる十分な配慮が必要である．特に，就学・就労・生殖機能の温存などに関する情報や相談体制などが十分とはいえず，患者それぞれの状況やニーズに応じた情報提供，晩期合併症などに対する治療後のフォローアップも含めた診療・相談支援体制の整備，治療中から退院後の幅広い学業・就職・就労における支援体制の整備などが求められている．

　AYA世代がん患者の治療では，薬物療法が奏効することも多く，長期にわたる治療やその後の晩期合併症への対応，これらを踏まえた継続的なフォローアップ看護が必要である．看護師には，外来や在宅での療養生活で活用できる社会資源の活用，ピアサポート，学校や職場の支援などについて相談・調整役割を担うことも期待される．

　また，小児やAYA世代の緩和ケアについては，家族への依存度が高く，家族の離職や休職などの社会的・経済的負担も大きいという指摘がある．患者の両親，きょうだい，友人，配偶者や子供への影響は患者同様大きく，それぞれの年齢や社会背景，対処能力を考慮した支援を要する．end-of-life discussionやグリーフケアにおいても，患者と患者にとって大切な人たちへの十分な配慮とケアは看護師の重要な役割である．

文献

1) NCCN Clinical Practice Guidelines in Oncology (NCCN Guidelines®). Adolescent and Young Adult (AYA) Oncology　https://www.nccn.org/professionals/physician_gls/pdf/aya.pdf［最終アクセス2017年11月14日］
2) 厚生労働省ホームページ．がん対策加速化プランについて
http://www.mhlw.go.jp/stf/houdou/0000107743.html［最終アクセス2017年11月14日］

5. アドヒアランス・セルフケア支援

A コンプライアンスとアドヒアランス

コンプライアンス (compliance) とアドヒアランス (adherence) は病気の管理に必要な事柄，すなわちセルフケアを患者がどのように実行するかを示す用語である．コンプライアンスは，新英和中辞典によると「応じること」「応諾」「追従」などと訳される．指示された養生法に従う能力，医療者から指示された事柄を患者が順守しているかどうかを表している．一方，アドヒアランスは，医療者からの指示を患者が前向きに取り組む意思を表している．ケアや内服を行う際に，その意義や効果を理解したうえで，患者自身が前向きに取り組もうとすることである．自分自身を支える責任を持ち，自分を支えるためにたゆまず努力をすることとされている．コンプライアンスは患者と医療従事者の関係が一方向になりがちであることから，看護ではアドヒアランスの考え方が主流となっている．服薬支援においてコンコーダンス (concordance) という考え方も取り入れられている．コンコーダンスは患者に決定権があり，相互に相手の意見を尊重しながら，医療者と患者の意見の一致を目指すことが特徴である（図1）．アドヒアランスやコンコーダンスでは，患者が自ら判断するための十分な情報や知識を持っていることが前提である．そのため，コンプライアンスをまったく用いないのではなく，状況に

コンコーダンス

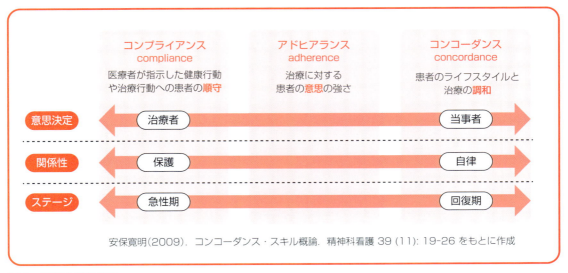

安保寛明 (2009). コンコーダンス・スキル概論. 精神科看護 39 (11): 19-26 をもとに作成

図1 服薬支援の概念
（安保寛明, 武藤教志. コンコーダンス―服薬支援のあたらしい考え方. コンコーダンス―患者の気持ちに寄り添うためのスキル21, 医学書院, 東京, 2010: p.56-68 [3] より引用）

より使い分けることが有用であるといった考え方もある．たとえば，がんと告げられはじめてがん薬物療法を受けるような不安が強い状況では，医療者からの説明を理解し，主体的に判断することや取り組むことができない可能性がある．この段階では必要性や意義を伝えながら，最低限実施すべきことを提示し，遵守してもらうようにコンプライアンスを高める介入を行う．抗がん薬治療を一度経験すると，患者は医療者からの説明を自らの体験を通して理解を深め，主体的にセルフケアに取り組むことができるため，アドヒアランス向上を目指したかかわりを行う．

B アドヒアランス向上のためのケア

WHOはアドヒアランスに影響する要因として，「保健医療システム・ヘルスケアチーム側の要因」「社会経済的要因」「治療関連の要因」「患者関連の要因」「病態に関連した要因」の5つをあげている（表1）．アドヒアランス向上のためには，①セルフケアを継続する理由や必要性が理解できること，②行うことがシンプル

表1　アドヒアランスに影響する要因

要因	概要
保健医療システムとヘルスケアチーム側の要因	○患者，家族・医療者の三者の信頼関係 ○患者・家族への十分な指導と理解の確認 ○患者・家族が希望する信頼できる人への指導 ○患者・家族とうまく協力するための対話のスキル ○関係する医療スタッフ間での情報共有・役割分担
社会的・経済的要因	○医療施設・機関と自宅との距離（遠方だと交通費負担は大きくなる） ○発病急性期の働けなかった期間分の賃金などの損益 ○使用薬剤が高価で，長期間負担が続くこと ○日常生活の日課が影響すること
健康関連の（病態に関連した）要因	○患者自身が現時点で体験している身体症状や苦痛 ○体力が消耗した状態でないか，痛みはないか ○病状進行により，患者自身が自立性を失っていくこと ○助けを求める気力・意欲・体力が低下すること
治療関連の要因	○治療や投薬の計画が複雑であること ○1日のスケジュールと服薬時間などの調整が必要 ○薬剤の副作用や相互作用が苦痛を伴うこと ○1日に何度も服薬時間などをつくらなければならないこと ○治療の効果がみられないとき ○新しい治療法を提案されるとき
患者関連の要因	○患者自身が自分の病気や治療に対してどのような姿勢を示しているか ○患者自身の要望はどのようなものか ○患者自身が活用できるサポート資源には何があるか ○心理社会的ストレスになるものはないか ○過去の成功体験あるいは不安要因となる経験 ○患者自身が体の変化を観察し，報告できるか ○患者自身の前向きな姿勢や回復への意欲

（日本造血細胞移植学会（編）．同種造血細胞移植後フォローアップ看護．南江堂，東京，2014: p.79より許諾を得て転載）

で負担にならないこと，③今までの生活習慣や信念を大きく変更しなくてもできることになっているか，考慮することが重要である．そのうえで，患者の言動から何がアドヒアランスに影響しているのかを把握したうえで，セルフケアを継続するための支援を行う．

C 副作用対策のセルフケア支援

がん薬物療法には様々な合併症・副作用があり，これらの症状に患者自らが気づき，対処するといったセルフケアが求められる．加えて，最近は分子標的治療薬や免疫チェックポイント阻害薬などがん薬物療法に用いられる薬剤の種類が増加し，起こりうる合併症・副作用が複雑で多岐にわたる．患者教育の機会は，患者と家族のセルフケアを支援する効果的な手段である．セルフケア支援では，患者と家族が自分の状況や予測されるリスクを判断し，効果的な対処ができることを目指す．がん薬物療法開始前に治療計画に関する情報，副作用とその対策，日常生活の注意点などをあらかじめ患者と家族に説明することは，不安の軽減にもつながる．

症状対策のセルフケア支援を効果的に実践する有用なモデルとして，症状マネジメントのための統合的アプローチ（The Integrated Approach to Symptom Management：IASM）（図2）を紹介する．このモデルはオレムのセルフケア理論を基

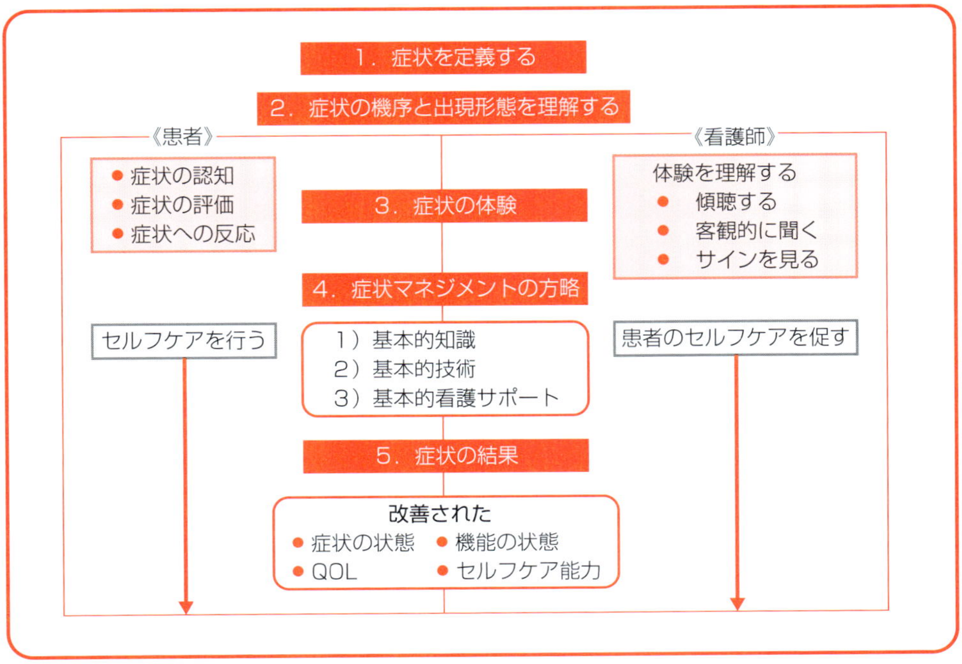

IASM

図2 症状マネジメントの統合的アプローチ（Larsonら）
（パトリシア・J・ラーソン（著），和泉成子（訳）．Symptom Management—看護婦の役割と責任，Symptom Management—患者主体の症状マネジメントの概念と臨床応用．別冊ナーシング・トゥデイ 1998; 12: 32-45 [4]より引用）

盤として，多くの研究や臨床実践報告を総括して構築されたものである．このなかで症状マネジメントの方略として，①基本的知識の提供，②基本的技術の習得，③基本的な看護サポートの提供の3点があげられている．基本的知識の提供は，必要最小限の知識の量を決定し，提供するとされている．一度にたくさんの情報を与えることによって，情報が整理できず重要な情報が見落とされたり，混乱したりするのを防ぐ．また，患者の理解度に合わせて，反応をみながら情報提供することが重要である．理解を深めるためには，根拠についてもわかりやすく説明し，図やパンフレットを効果的に用いるとよい．基本的技術の習得については，患者の能力をアセスメントし，必要最小限の技術の量を決め，指導する．今必要な技術は何か，患者の話を十分に傾聴し，明らかにする．方法は患者が正確に行え，長続きできるものが望ましい．また，行ったことの効果を評価する技術を知ってもらうことも大切である．繰り返し行い，効果を評価して，実施しやすいように修正していく．基本的な看護サポートの提供として，看護師は患者を理解していることやサポートする意思があることを明確に示す．患者ができていることについてはそれを伝え，続けられるように励ましていくことで，自己効力感を高めることができる．また，できていない部分はセルフケアを強要せず，看護師が代償できることを保証することも必要である．自信のない患者や不安な患者には，より頻繁に支援するのはもちろんだが，セルフケア能力のある患者でも，確認のためにある程度は見守りや支援を行うことが大切である．

D 服薬のセルフケア支援

近年，分子標的治療薬などの経口抗がん薬が多く用いられるようになり，治療の場が外来中心となっている．外来で経口抗がん薬が導入をされることも珍しくないため，正しく，確実な内服管理ができるように支援することが非常に重要である．薬剤師と協働し，患者の服薬アドヒアランスを確認し，実際の服薬状況を把握する．服薬が継続されない場合には，服薬できなかった原因を探り，多職種によるアプローチも必要である．また，高齢がん患者の増加に伴い，内服薬の自己管理が難しい場合も増えてきた．患者のセルフケア能力を見極めるとともに，ケアギバーの有無やケアギバーがどの程度服薬管理に協力が得られるか，確認することも重要となる．

文献
[参考文献]
1) 黒江ゆり子．病いの慢性性 Chronicity と生活者という視点―コンプライアンスとアドヒアランスについて．看護研究 2002; **35**: 287-301
2) 森 文子．セルフケア支援に活かす患者教育と情報・支援．がん化学療法看護スキルアップテキスト，丸口ミサヱほか（編），南江堂，東京，2009: p.146-152
3) 安保寛明，武藤教志．コンコーダンス―服薬支援のあたらしい考え方．コンコーダンス―患者の気持ちに寄り添うためのスキル21，医学書院，東京，2010: p.56-68

4) パトリシア・J・ラーソン（著），和泉成子（訳）．Symptom Management―看護婦の役割と責任．Symptom Management―患者主体の症状マネジメントの概念と臨床応用．別冊ナーシング・トゥデイ 1998; **12**: 32-45
5) 森　文子．移植後長期フォローアップ看護におけるセルフケア支援．同種造血細胞移植後フォローアップ看護．日本造血細胞移植学会（編），南江堂，東京，2014: p.78-83
6) World Health Organization. Adherence to long-term therapies-evidence for action, 2013

Ⅵ．がん薬物療法を受ける患者・家族へのサポート

6. 社会的サポート

　近年，高齢がん患者の薬物療法や外来通院での薬物療法・分子標的治療薬など内服による薬物療法など，副作用対策が進み，入院以外による治療方法が増えてきている．がん薬物療法を受ける患者・家族への支援として，それら治療に関連したケアや教育的支援を行うだけでなく，生活者として捉え幅広い支援が必要なことはがん対策基本法の改正内容などからも明らかである．
　この項では，がん薬物療法を受ける患者・家族への社会的サポートとして必要な看護介入や社会資源・制度について説明する．

A 退院支援

　退院支援とは，「患者が抱える『退院後も継続すると予測される問題』について，入院時からアセスメントし，患者背景を加味してマネジメントを行い，患者が望む生活の場へ移行するプロセスを支援すること」[1]とされ，入院中の治療・診療の支援だけでなく，退院後の療養生活を見据えた支援を入院早期から行うことは看護師としての重要な役割であることは広く認識され，取り組まれてきている．
　特にがん薬物療法では，入院中に導入した治療が退院後の体調管理や服薬行動に影響を及ぼす．たとえば，退院後に骨髄抑制期を迎える患者では，感染予防行動の励行が重要となる．退院支援では，一般的な感染予防行動に加え，患者個々の生活背景や習慣・就労内容などの個別性を踏まえた指導を考えることが必要である．内服による薬物療法を行う高齢がん患者の場合では，服薬アドヒアランスを高められるよう，家族を巻き込んだ指導や服薬管理方法の検討，治療を行う医療機関内での支援だけでなく，地域の薬局や訪問看護師との連携を入院中から図ることなども介入として考えられる．
　がん薬物療法における退院支援では，図1の流れを入院早期から始めることが重要である．

B 社会資源

❶ 訪問看護

　医療保険・介護保険いずれかの制度により利用できる．自宅療養中の患者の体調管理や副作用対策の支援・指導・相談，家族への介護相談など，病院での看護と同様に患者・家族にとって身近な相談者としての役割が果たされる．また，患者が抱える不安や疑問を主治医へ適切に相談できるよう助言したり，時に代弁者として支援する．

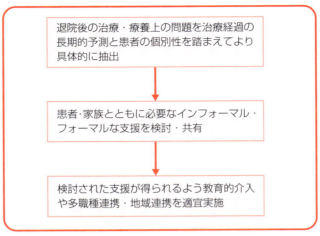

図1　がん薬物療法における退院支援の流れ

❷ かかりつけ医・訪問診療

　　がん以外に併存疾患を抱える患者は珍しくなく，高齢がん患者ではなおさらのことである．がん専門病院で治療を受ける患者の場合，他併存疾患については他医療機関で治療を受けていることが多く，がん治療医と他医療機関の間で必要な情報共有を適切に行うことは，安全ながん治療・併存疾患の治療の実施において重要である．また，高齢がん患者の場合，訪問診療を受けつつがん治療を受けることも時にあり，かかりつけ医同様の連携が求められている．

❸ 居宅介護支援事業所（ケアマネジャー）

　　介護保険制度を利用して身体機能や療養生活を維持し，がん治療を受ける高齢がん患者は少なくない．がん治療上の患者・在宅療養支援者双方に関して配慮すべき事項（例：感染予防や曝露対策）の共有や，自宅での療養状況を踏まえた治療方針の検討などで，居宅介護支援事業所のケアマネジャーは重要な連携役を果たす．
　　退院支援でも，退院前カンファレンスなどが推進されており，ケアマネジャーとの連携が積極的に行われている．

C 経済的支援

　　日本の医療制度は，社会保険方式による国民皆保険制度を取り，医療費の一部が公的医療保険で保障され，国民の誰もが必要な医療を受けることが可能になっている．
　　被保険者である患者の医療費負担は，年齢や収入により1～3割の自己負担割合が定められている．しかし，がん薬物療法は，維持療法として長期間にわたり，時に治療法を変えながら継続することが多い．近年，分子標的治療薬などの新しい薬

Ⅵ. がん薬物療法を受ける患者・家族へのサポート

剤が保険適用となり治療に導入されているが，その費用は高額であることが多い．

そのような治療が患者・家族の生活の過度な負担とならないよう，経済的支援として各種社会保険・助成制度が設けられている．ここでは大多数の患者・患児が利用する制度について説明する．

❶ 高額療養費制度

患者の医療費負担が1～3割であっても，前述のような治療を行えば，自己負担額は高額なものとなる．そこで，家計に対する医療費の自己負担が過重とならないよう，月ごと（暦月）の自己負担限度額を超えた場合に，その超えた金額を支給する制度が「高額療養費制度」である．この制度の利用は高額ながん薬物療法を受ける患者にとって重要な経済的支援制度である．なお，ひと月の自己負担上限額は，年齢や所得によって異なっている．

過去12ヵ月以内に3回以上，上限額に達した場合，4回目からは「多数回該当」の適応となり，上限額がさらに下がるため，治療が長期化した場合の経済的支援が厚くなる（表1）．

支給申請方法は，一般的には支給申請書による申請だが，加入している医療保険や年齢・所得により異なるため，加入している保険者へ確認することを勧める．

表1　厚生労働省：高額療養費制度を利用される皆様へ＜69歳以下の方の上限額の場合＞

適用区分		ひと月上限額	多数回該当の場合
ア	年収約1,160万円～	252,600円＋（医療費－842,000）×1%	140,100円
イ	年収約770～約1,160万円	167,400円＋（医療費－558,000）×1%	93,000円
ウ	年収約370～約770万円	80,100円＋（医療費－267,000）×1%	44,400円
エ	～年収370万円	57,600円	44,400円
オ	住民税非課税者	35,400円	24,600円

(http://www.mhlw.go.jp/file/06-Seisakujouhou-12400000-Hokenkyoku/0000158838.pdf) [最終アクセス2017年11月14日]

❷ 高額医療・高額介護合算療養費制度

がん薬物療法を受ける高齢がん患者は増えており，治療を受けながら介護保険サービスを活用し療養生活を送る患者も少なくない．医療・介護保険サービスの利用により自己負担額が高額となる患者に対し，費用の自己負担額の合算額に上限を設け，限度額を超えた額を支給する制度である．

この制度は，年単位で負担額を捉え，高額療養費制度同様収入や年齢により，限度額が設けられている（図2）．

❸ 小児慢性特定疾病医療費助成制度

児童の健全育成を目的として，疾患の治療方法の確立と普及，患者家庭の医療

図2 高額介護合算療養費制度について
（http://www.mhlw.go.jp/bunya/shakaihosho/iryouseido01/images/ info02d-37e.png）[最終アクセス2017年11月14日]

費の負担軽減につながるよう，医療費の自己負担分を補助するものである．

18歳未満（引き続き治療が必要であると認められる場合は，20歳未満も対象）を対象とし，対象疾病14疾患722疾病のなかに，悪性新生物が含まれている．

世帯年収に応じ，自己負担の上限額が設けられており，上限を超えた分がこの制度により助成される（図3）．

このほかにも経済的支援制度は複数設けられている．看護師は，初診時から患者・家族に対しこれら制度の情報提供と活用を勧め，経済的問題による受療行動の中断などを避けられるように支援することが求められる．

D 就労支援

薬物療法だけに限らず，がん治療の向上によりがん罹患・受療後も長期生存する患者・がん経験者は増えてきている．しかし現在，がんは40歳代以上の死因第1位であり，壮年期のがん罹患は患者・家族の生活において大きな問題となりうる．

がん治療を受けながらも，これまでどおりの生活を望む患者・家族は多いが，実際には治療・療養と仕事の両立が困難となり，やむを得ず離職をするがん患者は少なくない．

国は平成24年のがん対策推進基本計画の見直しから，「がん患者の就労を含めた社会的な問題」が重点課題として盛り込み，がん診療連携拠点病院での就労と治療の両立を目指した支援を推進している．

そのなかでは治療を終えた患者が復職するための支援や情報提供だけでなく，

Ⅵ．がん薬物療法を受ける患者・家族へのサポート

小児慢性特定疾病の医療費助成に係る自己負担上限額

(単位：円)

階層区分	年収の目安（夫婦2人子1人世帯）		自己負担上限額（患者負担割合：2割、外来+入院）					
			原則			既認定者【経過措置3年】		
			一般	重症（※）	人工呼吸器等装着者	一般	現行の重症患者	人工呼吸器等装着者
Ⅰ	生活保護等		0			0		
Ⅱ	市町村民税非課税	低所得Ⅰ（～約80万）	1,250		500	1,250	1,250	500
Ⅲ		低所得Ⅱ（～約200万）	2,500			2,500		
Ⅳ	一般所得Ⅰ（～市区町村民税7.1万円未満、～約430万）		5,000	2,500		2,500	2,500	
Ⅴ	一般所得Ⅱ（～市区町村民税25.1万円未満、～約850万）		10,000	5,000		5,000		
Ⅵ	上位所得（市区町村民税25.1万円～、約850万～）		15,000	10,000		10,000		
入院時の食費			1/2自己負担			自己負担なし		

※重症：①高額な医療費が長期的に継続する者（医療費総額が5万円/月（例えば医療保険の2割負担の場合、医療の自己負担が1万円/月）を超える月が年間6回以上ある場合）、②現行の重症患者基準に適合するもの、のいずれかに該当．

図3 小児慢性特定疾病の医療費助成に係る自己負担上限額
(https://www.shouman.jp/assist/expenses) [最終アクセス2017年11月14日]

　治療中の患者の体調に配慮しつつ，治療と就労が両立できるような仕組みの検討なども求められている．
　このがん対策推進基本計画の改正を踏まえ，がん診療連携拠点病院などの相談支援センター相談員が中心となり，がん患者の就労や経済面の相談支援・情報発信などに取り組んでいる．
　相談支援の内容には，「治療との両立をどう会社に相談したらよいか？」「休職や退職後の経済的問題の解決法は？」「治療後の復職について，医師とどのように相談していけばよいか？」など，治療と仕事の両立や経済的相談だけでなく，就労に関する医療者とのコミュニケーションに関する支援など，患者と医療者間の橋渡し役も担っている．
　看護師にとって，就労や経済面の支援などは直接介入し難い分野と捉えられる事もあるが，がん患者の治療を身近で支援する者として，患者を生活者として捉え，そのニーズに早期に気づき，必要な支援につなげることも重要な看護介入であると考える．

文献
1) 日本看護協会（編）．看護がつなぐ・ささえる在宅療養―ケアをつなぐ退院支援・退院調整と訪問看護の基盤強化．平成23年版看護白書，p.32

7. 心理的サポート

　入院・外来でがん薬物療法を継続する患者の多くは治療効果や再発への不安やつらい副作用症状の出現によるストレス，不眠などの様々な心理的問題を抱えている．患者の心理的な問題についての適切なアセスメントと十分な支援が必要である．患者とともにある家族も病気に対する不安や介護に伴うストレスを抱えており，家族を含めた支援を行っていく．

A 通常の心理的反応

　がん患者はがんの診断とともに衝撃を受け，がんという生命の危機への防衛機制として否認が始まる．そのほか，絶望感を感じたり，怒りや取引といって防衛機制を状況に応じて使って心のバランスを保ち，一貫として希望を持ち続ける．がんの臨床経過に沿って段階的に心理過程を踏んでいくというよりは，混在した機制を同時に持っていると理解したほうがよい[1]といわれている．

　がん薬物療法を行っている患者は，治療開始や継続に関連した意思決定を繰り返し行い，治療効果に対する希望と，治療に伴う副作用の出現や不確かな治療効果に不安を感じ，揺らぎながら治療を継続している（図1）[2]．

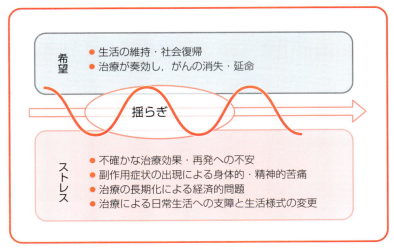

図1　がん薬物療法を継続する患者の揺らぎ
　　（小松浩子ほか．系統看護学講座　別巻　がん看護学，医学書院，東京，2013：p.160 [2]を参考に著者作成）

B 問題になる心理的反応の理解

❶ 不安

　がん薬物療法を受ける患者・家族の多くは不確かな治療効果，再発に対する不安，副作用症状による身体的・精神的苦痛，経済的な問題などの様々なストレスを抱えている．

　患者の多くはがん薬物療法による脱毛，爪や皮膚の色調の変化などボディイメージの変化を経験し，衝撃を受ける．また，患者はがんによる疼痛などの辛い症状を抱えていることも多く，治療によるしびれや疼痛などの苦痛症状の出現は，いつまで症状を抱えて生活を続けていかなくてはいけないのかといった不安をさらに増強させる．

　小川ら[3)]は通常の不安と病的な不安を区別するポイントとして以下をあげている．

①脅威の程度に対して，通常予測されるよりも著しく強い不安症状が出現している場合
②時間が経っても不安が軽減しない場合
③パニック発作など，強い症状が出現する場合
④誤った信念を持っている場合（すぐに死んでしまうなど）
⑤日常機能に支障をきたす場合

　病的な不安は，全般的なQOLの低下と関連し，身体症状に対する懸念が増すことが示されており，対応が必要となる．

　看護師は，不安を感じている内容，日常生活への支障などを確認し，病的な不安を見極め，つらい患者・家族を見過ごさず対応していくことが求められる．

❷ 睡眠障害

　がん薬物療法の副作用による悪心やしびれ，倦怠感などのつらい症状や，入院などの環境の変化や持続的な点滴などの身体的なストレスによって睡眠障害が引き起こされ，不眠の原因となる．オキサリプラチンによる末梢神経障害のしびれによって睡眠の質が悪化することが明らかになっている[4)]．また，ステロイドの開始に伴い，不眠や一過性の気分の高揚・不安の増悪が出現することがある．

　患者の睡眠状況を確認し，睡眠障害に関連している症状，使用薬剤の影響，睡眠障害による日常生活への影響をアセスメントし，睡眠状況の改善に向けて支援を行っていくことが必要である．

❸ 抑うつ・うつ病

　抑うつの症状として，①抑うつ気分，②興味や喜びの喪失，③食思不振・体重減少，④睡眠障害，⑥易疲労・気力減退，⑦無価値感・罪悪感，⑧集中力低下，

⑨希死念慮があげられる．①もしくは②を含む5つ以上の症状が2週間以上持続している場合，大うつ病と診断される[5]．

抑うつ症状を出現させる代表的なものはステロイドとインターフェロンで，インターフェロンでは使用患者の3〜4割に認められ，軽度の抑うつを呈する場合から，焦燥感の顕著なものまで様々である[6]．また，ステロイドはがん薬物療法の制吐薬として多く使用されているため注意が必要である．それ以外にも，苦痛を伴う副作用症状の出現などによって抑うつを呈する場合もある．

また，うつ病に関してはがんの種類，病気を問わず，概ね4〜7％のがん患者に認められ，自殺，患者のQOLの全般的低下，がん治療に対するアドヒアランス低下，生存期間の短縮，家族の精神的負担の増大，入院期間の長期化といった様々な側面に影響を与えるといわれている[7]．

患者のうつ病の既往の有無，抗精神病薬の服薬状況，自殺企図の可能性，日常生活への支障についてもアセスメントを行っていき，精神科医を含めた多職種での対応が必要となっていく．

❹ せん妄

せん妄は様々ながん薬物療法に関連した状況によって引き起こされる．悪心・嘔吐，食欲不振による経口摂取不良，脱水，好中球減少に伴う感染症，薬剤による肝機能障害などによってせん妄となりうる．また，それ以外にもがんの骨転移に伴う高カルシウム血症などの電解質異常，疼痛などの対症療法により使用されるオピオイドなどの薬剤がせん妄を引き起こすことがある．高齢者のがん罹患の増加による認知症の合併によりせん妄が引き起こされることも多い．

看護師はせん妄のハイリスク患者のスクリーニング，せん妄の早期発見を行うことが重要である．また，原因についてアセスメントを行っていく．家族を含めた患者の日常生活の状況や睡眠状況などを確認していく．家族の患者の状況に関して「いつもと違う」という気づきがせん妄の早期発見につながるため，特にせん妄ハイリスクの患者・家族にはせん妄について事前に説明を行い，理解と協力を得ていくことが必要である．せん妄が発症するとセルフケアの障害を生じ，治療の継続が困難となることがあるため注意が必要である．

❺ 認知症

がん薬物療法の進歩により，高齢のがん患者に治療を行うことも増加している．認知症は，高齢者の合併疾患のひとつとして重要である．認知症自体がセルフケアの障害を引き起こし，さらにはがん薬物療法によって引き起こされる様々な症状への対処を困難とさせることがある．認知症の症状として抑うつ症状が出現することがあることや，患者はちょっとした環境の変化や身体症状の出現によりせん妄が引き起こされやすいため，対応が必要となる．

また，高齢の患者はがん薬物療法に伴う通院の支援が必要となったり，せん妄

やセルフケア能力の低下から家族の支援が十分でなければ治療の継続が困難となることも多い．

認知機能，意思決定能力，現在の生活の状況，起こりうる副作用症状への対応の可否，家族のサポート状況，家族の精神的・身体的負担なども含めてのアセスメントが必要となる．また，治療継続中に認知症の症状が進行することが予想されるため，定期的なアセスメントを行っていくことが求められる．

C 心理的問題に対する看護師の支援

患者・家族の心理的サポートを行っていくために，看護師はがん薬物療法を受ける患者・家族の全人的苦痛を十分にアセスメントし，対応することが求められる．

気持ちのつらさのスクリーニングツールとして「つらさと支障の寒暖計」，「ワンクエスチョンインタビュー」[8]などを活用し，さらに必要な情報を患者・家族の話を十分に聴きながら確認していく．感情の表出を促し，不安を感じたり，気分が落ち込んだり，気持ちが揺らいだりすることに対して共感し，看護師としてサポートしていくことを伝えていく．適切な時期に患者・家族の個別性に合わせた内容で情報提供を行う

精神科などの専門医への受診を躊躇する患者も多いが，がんとともに生きていくためにつらい時期を乗り越えていくためのひとつの手段として必要であることを情報提供し，うつ病などの治療が必要な患者を見逃さないようにしていく．また，副作用などの症状が十分に緩和できるように，多職種で協働して患者・家族を支援していくことが必要である．

文献
1) 小川朝生ほか（編）．精神腫瘍学クリニカルエッセンス，創造出版，東京，2012: p.49-50
2) 小松浩子ほか．系統看護学講座　別巻　がん看護学，医学書院，東京，2013: p.160
3) 小川朝生ほか（編）．精神腫瘍学クリニカルエッセンス，創造出版，東京，2012: p.67
4) 藤本桂子ほか．Oxaliplatinによる末梢神経障害「しびれ」を経験する大腸がん患者の精神的ストレス内容と対処．日本がん看護学会誌 2016; **30** (2): 63-70
5) 国立がん研究センター内科レジデント（編）．がん診療レジデントマニュアル，第7版，医学書院，東京，2016: p.396
6) 小川朝生ほか（編）．精神腫瘍学クリニカルエッセンス，創造出版，東京，2012: p.10
7) 小川朝生ほか（編）．精神腫瘍学クリニカルエッセンス，創造出版，東京，2012: p.120
8) 国立がん研究センター精神腫瘍学研究部ホームページ　http://ncc.go.jp

［参考文献］
a) 八尋陽子ほか．外来がん化学療法を受ける患者の心理的側面に関する文献検討．日本看護研究学会雑誌 2012; **35**: 129-136

Column 希少がん

❶ 希少がんとは

希少がんは，人口10万人あたり6人ほどの罹患しかないまれな疾患の総称である．脳腫瘍，肉腫，胚細胞腫瘍などがその代表例であるが，多種多様な疾患を含む．「希少がん医療・支援のあり方に関する検討会」（厚生労働省・平成27年開催）においては，「概ね罹患率人口10万人あたり6例未満，数が少ないため診療・受療上の課題が他のがん種に比べて大きい」がん種と定義されている[1]．

❷ 希少がんの特徴と課題

まれな疾患のため，診断・治療に精通した医療機関が少なく，症状出現から診断確定・治療開始までに時間を要してしまうことも多い．また，治療法の選択肢も少なく，診断時点で予後不良の場合も多い．資料・情報，研究成果も少ないため，医療者も患者も情報を得ることに困難を抱える．患者や家族は，身体症状や診断や治療の定まらない不安を長く抱えていることが多い．また，AYA世代で希少がんに罹患する患者も多く，患者を取り巻く家族や友人も若年で，心理社会的問題は複雑かつ多岐にわたる．

診断が確定し，治療が開始されると，薬物療法が奏効するものもあり，薬物療法と手術療法を組み合わせ，約1年近い治療期間を経て，社会復帰する患者もいる．一方で，診断や治療方針が定まらないまま病状が進行し，専門医の診断時には，すでに治療適応がない状態であることも少なくない．

希少がん医療の提供については，患者や情報の集約化による専門診療施設の機能強化，診療対応できる医療機関と地域の拠点病院などによる連携の強化が期待されている．それらが広く周知されることは，医療者や患者・家族の困難感や不安の軽減につながる．しかし，診療の集約化は，患者の居住地によっては受診や通院が困難で受療の断念につながるという懸念もある．第3期がん対策推進基本計画では，専門施設と地域の拠点病院などが連携を強化するだけでなく，希少がん診療にかかわる医療従事者の育成や専門家以外の医療従事者への啓発も重要な課題とされ，遠隔医療や経済的支援，相談支援，情報発信などの充実も期待されている[2]．

❸ 希少がん治療における看護師の役割

患者・家族は，診断・治療が定まらず自分たちがどうなっていくのかわからない不安や緊張，恐怖を抱えて過ごした経過のなか，思いもよらない「希少がん」の判明に衝撃を受けていることを踏まえ，看護師には気持ちを受け止め，整理するかかわりが求められる．希少がんの種類や病状により，選択される治療方針は異なるが，医師からの方針説明では厳しい予後についても伝えられる場合があり，心身の危機的状況への支援や治療方針の理解，意思決定の支援が必要になる．

薬物療法が選択されることは多く，長期的な治療計画を踏まえたセルフケア支援が重要である．強い不安や緊張のなか，治療を開始する患者・家族の思いを理解し，受け止め，必要な情報提供をタイミングよく行う．病状により集中治療室などのバックアップ体制も必要とされ，医療者間の連携体制を強化することにより，患者の不安の軽減に努める．薬物療法を繰り返すなかで得られる自己効力感や達成感をがんとともに生きる希望につなげられる支援も大切である．

文献

1) 厚生労働省ホームページ．「希少がん医療・支援のあり方に関する検討会報告書」
http://www.mhlw.go.jp/stf/shingi2/0000095430.html［最終アクセス2017年11月14日］
2) 厚生労働省ホームページ．「がん対策推進基本計画（第3期）」
http://www.mhlw.go.jp/stf/houdou/0000181704.html［最終アクセス2017年11月14日］

VIII 在宅でがん薬物療法を受ける患者のケア

1. 外来化学療法の今

A 背景

がん対策基本法

がん対策基本法（平成18年法律第98号）に基づき，がん対策推進基本計画が平成19年6月に策定され，基本計画に基づきがん対策が進められてきた．平成20年3月1日にがん診療連携拠点病院の整備に関する指針が明らかにされ，「外来化学療法室」を設置することが医療施設の要件のひとつとなった．がん対策推進基本計画は策定後，5年毎に見直しが行われている．

外来化学療法が増加している背景は表1のとおりである．

表1 外来化学療法が増加している背景
1. 新規抗がん薬の開発により，外来で化学療法を行うことが可能となった．
2. 支持療法薬の開発により，副作用の症状マネジメントを行うことが可能となった．
3. 静脈ポートの普及，各種ガイドラインの制定により有害事象のマネジメント能力の向上が図れている．
4. 医療経済の側面からは，在院日数短縮や包括医療制度の導入（DPC：diagnosis procedure combination），診療報酬改定による外来化学療法加算の引き上げや高額な新規抗がん薬の適応拡大がある．

B 外来化学療法加算

外来化学療法加算および外来化学療法加算の施設基準を表2に示す．

なお，診療報酬改定については最新の情報を参照されたい（厚生労働省．診療報酬改定について http://www.mhlw.go.jp/stf/seisakunitsuite/bunya/0000106421.html）．2017年現在の外来化学療法加算は表3に示す．

C 要件

外来化学療法を安全に実施するためには，施設の設備や体制を整え必要がある．また，患者側も医師からの説明を十分に理解したうえで治療に同意し，治療に臨む必要がある．施設側・患者の条件については表4に示す．

Ⅶ. 在宅でがん薬物療法を受ける患者のケア

表2　外来化学療法加算の施設基準

1. 外来化学療法を行うにつき必要な体制が整備されていること.
2. 外来化学療法を行うにつき必要な機器および，十分な専用施設を有している.

外来化学療法加算1施設基準（平成28年4月診療報酬改定より）	外来化学療法加算2施設基準（平成28年4月診療報酬改定より）
1. 外来化学療法を実施するための専用のベッド（点滴注射による化学療法を実施するに適したリクライニングシートなどを含む.）を有する治療室を保有していること．なお，外来化学療法を実施している間は，当該治療室を外来化学療法その他の点滴注射（輸血を含む.）以外の目的で使用することは認められないものであること. 2. 化学療法の経験を5年以上有する専任の常勤医師が勤務していること. 3. 化学療法の経験を5年以上有する専任の常勤看護師が化学療法を実施している時間帯において常時当該治療室に勤務していること. 4. 化学療法に係る調剤の経験を5年以上有する専任の常勤薬剤師が勤務していること. 5. 急変時などの緊急時に当該患者が入院できる体制が確保されていること又は他の保険医療機関との連携により緊急時に当該患者が入院できる体制が整備されていること. 6. 実施される化学療法のレジメン（治療内容）の妥当性を評価し，承認する委員会を開催していること. 当該委員会は，化学療法に携わる各診療科の医師の代表者（代表者数は，複数診療科の場合は，それぞれの診療科で1名以上（1診療科の場合は，2名以上）の代表者であること.），業務に携わる看護師および薬剤師から構成されるもので，少なくとも年1回開催されるものとする.	1. 外来化学療法を実施するための専用のベッド（点滴注射による化学療法を実施するに適したリクライニングシートなどを含む.）を有する治療室を保有していること．なお，外来化学療法を実施している間は，当該治療室を外来化学療法その他の点滴注射（輸血を含む.）以外の目的で使用することは認められないものであること. 2. 化学療法の経験を有する専任の常勤看護師が化学療法を実施している時間帯において常時当該治療室に勤務していること. 3. 当該化学療法につき専任の常勤薬剤師が勤務していること. 4. 急変時などの緊急時に当該患者が入院できる体制が確保されていること又は他の保険医療機関との連携により緊急時に当該患者が入院できる体制が整備されていること. 5. 外来化学療法加算の届出にあたっては，関節リウマチ患者およびクローン病患者に対するインフリキシマブ製剤の投与についても，悪性腫瘍の患者に対する抗悪性腫瘍剤の投与と同等の体制を確保することが原則であるが，常勤薬剤師の確保が直ちに困難な場合であって，既に関節リウマチ患者およびクローン病患者の診療を行っている診療所であって，改正前の外来化学療法加算の算定を行っている診療所については，外来化学療法加算2の届出を行うことができる.

（関東信越厚生局．施設基準の届け出等　https://kouseikyoku.mhlw.go.jp/kantoshinetsu/shinsei/shido_kansa/shitei_kijun/h28/documents/280304tokukei.pdf [d]）を参考に著者作成）

表3　外来化学療法加算（平成28年度診療報酬改定）

	外来化学療法加算1		外来化学療法加算2	
	外来化学療法加算A	外来化学療法加算B	外来化学療法加算A	外来化学療法加算B
15歳以上	820点	670点	740点	470点
15歳未満	600点	450点	640点	370点

（厚生労働省．平成28年度診療報酬改定について　http://www.mhlw.go.jp/file.jsp?id=335762&name=file/06-Seisakujouhou-12400000-Hokenkyoku/0000114818.pdf [c]）を参考に著者作成）

D　チーム医療

　外来化学療法に必要なシステムとして，専任の医師・看護師・薬剤師など多職種の連携が重要である．各専門職種がそれぞれの役割を担うことによって，治療体制を整備していくことが必要である（表5）．

表4 要件

外来化学療法を受ける患者の治療条件	外来化学療法を行う施設の設備・体制についての必要条件
1. がんの告知を受けている． 2. 自分の病状を理解している． 3. 自分の受けるがん化学療法について十分説明を受け，理解できている． 　データ・医師からの説明内容・治療に関して理解がある． 　在宅における患者や家族からの状態把握が可能である． 4. 自分にとって必要なセルフケアが可能である． 　患者教育を受けている． 　急変時など緊急時に入院できる体制が確保できている． 　PS（peformance status）0〜1である． 　治療を受ける臓器機能が十分保持されている． 　治療内容はエビデンスに基づいている．	1. がん化学療法に精通した医師・薬剤師・看護師など多職種の連携 2. レジメンの管理，指示の統一 3. マニュアルやガイドラインの作成と定期的な見直し 4. エラーを防止するシステム 5. 緊急時に迅速に対応できる体制 6. 外来における患者教育 7. 他部門との連携 8. 外来化学療法運営を検討する場

（文献 e, f を参考に抜粋して著者作成）

表5 職種別のチーム医療の役割

医師	薬剤師	看護師
1. 新しい治療・プロトコールがスタートする場合は，必ず事前に説明・勉強会を実施． 2. 情報の共有化の徹底 3. 確実な指示 4. 当番医との連携 5. 看護師とのコミュニケーションスキル 6. チーム医療の実施 7. 急性期副作用に対応	1. 迅速な抗がん薬調製の強化 2. 薬剤調製の連絡（投与時間に制限があるレジメンの取り決めなど） 3. 医師からの指示の実施・レジメンの確認 4. 患者への薬剤指導 5. 医師・看護師との定例ミーティングの開催	1. 適切な知識のもと安全・確実な投与管理 2. 副作用症状のマネジメント 　a. 副作用症状の予防と緩和 　b. 患者・家族へのセルフケア支援 3. 副作用症状以外の症状マネジメント 4. 意思決定支援 5. 不安を軽減する情報収集 6. 信頼関係の構築 7. 安全や緊急時のためのシステム作り 8. チーム医療の推進 9. セルフケア支援

（文献 e, f を参考に抜粋して著者作成）

E 患者教育

　外来化学療法は1回で治療が終了するわけではなく，治療を継続していくことが必要となる．患者が治療を継続していくためには，患者教育は重要である．患者教育の目的は患者が化学療法や副作用を理解し，主体的に取り組むことである．

　患者教育の目標としては，患者が化学療法の副作用を理解し，適切に対処して自己管理することができる，また化学療法に取り組み意欲を保つことである．そのため，看護師は患者の身体的・精神的・社会的な支援や必要な援助をしていく必要がある．

　セルフケア支援のための患者教育の流れを図1に示す．

Ⅶ. 在宅でがん薬物療法を受ける患者のケア

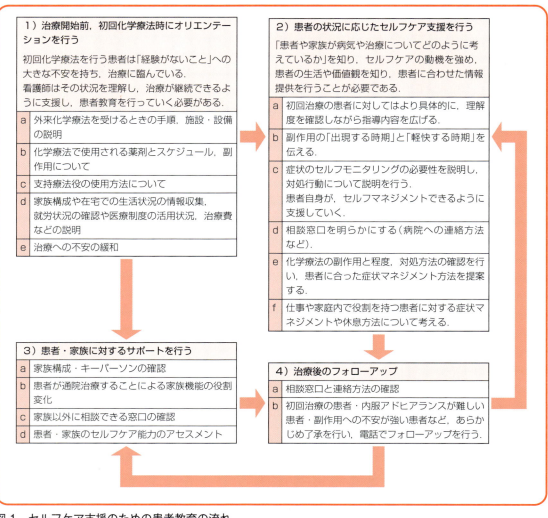

図1 セルフケア支援のための患者教育の流れ

F サポーティブケアセンター

　国立がん研究センター東病院（当院）のサポーティブケアセンターでは，身体的，心理的，社会的問題を統合し，適切なリソースや医療チームおよび地域と連携し，継続した支援を行うことで，がん患者やその家族が，適切なケアを受け，主体的に対処する力を強めるような介入を行っている．外来患者だけではなく，入院患者がスムーズに在宅療養に移行できるように，入院前の外来受診時，入院早期からの在宅療養を見越した支援，地域との連携の窓口となっている．また，患者，家族の相談窓口の役割もあり，がん相談支援センターのスタッフとともに医師，看護師，薬剤師，MSWなどが担当している（図2）．近年増加している高齢者や独居のサポート支援の問題や，働く世代の経済的な問題など，患者，家族が安心

1. 外来化学療法の今

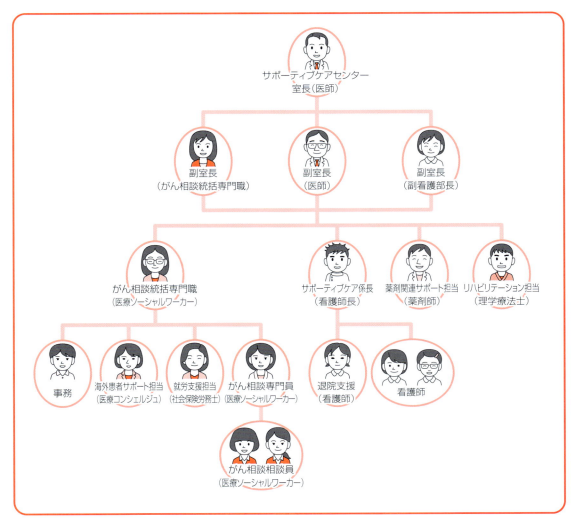

図2 サポーティブケアセンター，がん総合支援センターのスタッフ
（国立がん研究センター東病院ホームページより http://www.ncc.go.jp/jp/ncce/index.html）

して治療が継続できるために，サポーティブケアセンターは重要な役割を担っている．

サポーティブケアセンターの看護師の役割としては外来，入院，地域連携の3つに分けられている（表6）．

当院のサポーティブケアセンター看護師による外来患者の継続支援対応件数は月平均156件，また，患者・家族からの相談内容（呼吸器内科）では，家族自身の相談が22％，身体症状の相談が20％，がん診断，治療に関する相談が18％，社会的な問題に関する相談が13％であった．家族自身の相談内容では，診断前，診断後から治療前，治療期で内容が異なる（表7）．家族からの相談が多いことから，がん患者のみならず家族への支援も重要になり，がん患者と家族とをいっしょに

Ⅶ. 在宅でがん薬物療法を受ける患者のケア

表6 サポーティブケアセンター看護師の役割

外来	入院を視野に入れた患者だけでなく，外来ベースで経過する患者への継続的な支援を図る
入院	在宅療養生活において患者・家族がセルフケアできる，また，円滑に地域と連携できるように，入院早期からの在宅療養を見越した支援を図る
地域連携	シームレスな連携の継続のため，看看連携（病院看護師‐訪問看護ステーション）の強化を図る

表7 家族自身に関する相談内容

時期	カテゴリー
診断前	1. 今後起こりうる悪い知らせに対する不安 2. キーパーソンとしての役割に関する不安 3. 未知の治療に対する心構えを持ちたいとの思い 4. 患者の精神的負担を察する思い
診断後から治療開始前	1. 治療開始までに患者の状態が悪化することへの不安 2. 告知後の患者の精神面のサポートに対する不安 3. キーパーソンとして治療の意思決定にかかわる不安 4. 医師とのコミュニケーション不足への不安
治療期	1. 病状悪化や予後に関する不安 2. 現実化してきたサポートに対する不安 3. 患者の状態をよりよく維持するための家族の苦労 4. 医療者に対する不満 5. 治療に伴う合併症のリスクに対する不安 6. 治療方針が決まるまでの不安

（国立がん研究センター東病院サポーティブケアセンター資料より）

支えていくことが必要となってくる．化学療法を受ける患者の看護では，通院治療を受けながら日常生活を継続できるように支援する必要がある．高齢化社会に伴い，がん薬物療法を受ける患者においても高齢化，また患者をサポートする家族も高齢であることがある．高齢で独居である患者や老々介護で周囲にサポート力のない患者は，セルフケアが十分に行えず，悪心や倦怠感などから生活に支障をきたす，緊急時の対応に遅れるなどの問題が考えられる．外来化学療法室看護師は，患者や家族のセルフケア能力を適切にアセスメントし，必要な支援は何か，どの時期に必要になるかをサポーティブケアセンターの看護師へ相談，連携を取り，訪問看護の導入などや地域でのサポート支援が得られるようにする必要がある．また，サポーティブケアセンター看護師が入院から外来治療へ移行する患者の橋わたしとなり，外来化学療法看護師へ退院後の患者が外来治療を継続できるために必要な情報を提供し，患者がスムーズに治療を継続できるように連携を取っている．精神的疾患を持つ患者や，精神的に不安が強く病院への依存性が強い患者などには，外来看護師，サポーティブケアセンター看護師，外来化学療法室看護師がそれぞれの役割を明確にし，必要な支援が適切に実施できるように定期的にカンファレンスを実施している．

入院患者において，退院・在宅療養支援に求められることは，早期からの療養

生活のアセスメント（可能ならば入院前から），支援を必要とするケースを発見し，多職種による患者個々のアセスメント，ニーズに合わせた計画の立案・実施・評価と定期的なモニタリングであり，サポーティブケアセンターの看護師やMSWが早期から介入，また入院から外来，地域へと継続して支援ができる仕組み作りも必要となる．当院では，患者情報シートを用いて，患者の情報が一元化されているため，入院から外来へ，また外来から入院へ移行した場合でも，必要な支援が継続できる仕組みとなっている．患者情報シートを用いて在宅療養支援のアセスメントをすることで，経験の浅い看護師でも必要な情報をとり，患者・家族の必要な支援を導き出すことができ，早期介入につながっている．

地域連携では，訪問看護師よりの電話の問い合わせは平均43.9件/月，診察時の同席依頼や，診察時の状況，ケア方法についてなどの問合せ内容となっている．院内研修に地域の看護師も参加ができるようインフォメーションを行うことや，訪問看護師からの意見を取り入れ，看護サマリーを改訂するなど，地域連携を強めることで，がん患者・家族が安心して在宅療養に移行できると考える．免疫治療などの治療法も年々開発されてきており，また従来の治療法においても支持療法の適切な使用で外来治療が可能となってきていることで今後も外来治療は増加してくる．地域格差がないようクリティカルパスの運用や，好中球減少時には地域の病院と連携し，G-CSF製剤を適切に投与できるなど，必要なサポートが地域でも提供できる仕組み作りが必要となる．

G ホットライン

外来で抗がん薬治療を受ける患者は，入院とは異なり，外来診察時や，抗がん薬治療中などの短時間でセルフケアについて医療者から説明を受け自宅へ帰る．そのため，安全な治療を継続するためには，患者自身で体調を管理し，問題がある場合には，速やかに対応できるシステムが必要となってくる．そのシステムには，患者の年齢や理解度，レジメンによる副作用の程度などをアセスメントし，医療者側から患者の状態を確認するテレフォンフォローアップや，発熱時や食欲不振，また支持療法薬の内服方法など患者が症状に対して対応困難な場合や，不安な点などを相談するホットラインなどがある．

ホットラインでは，患者自身からの発信が重要となってくるため，自宅で体調管理を実施し，病院へ連絡する必要がある症状を理解する必要がある．しかし，前述したように，外来治療を受ける患者は短時間での説明となるため，一度に十分な理解を得ることは難しい．そこで，病院へ連絡する必要がある症状はどのようなものか，また治療を受けることで自身の体調がどのように変化しているのかがわかるようなツールが必要となってくる．当院では治療日誌を使用しており，治療日誌には，病院へ連絡する必要がある症状，連絡方法，また体温や食事摂取量，排便状況などの症状が記入できるようになっている．治療日誌を使用するこ

Ⅶ．在宅でがん薬物療法を受ける患者のケア

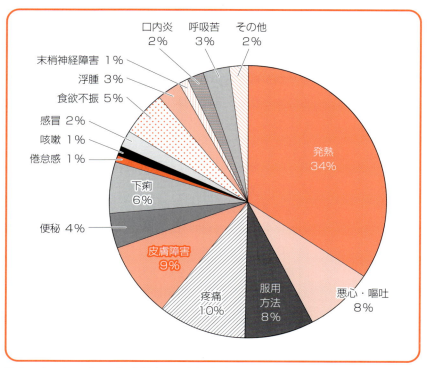

図3 ホットラインで相談対応した身体症状

とで，患者自身が体調を観察でき，対応困難な場合にはホットラインへとつなげることができる．当院ではホットラインの対象は，外来で治療を受ける患者であり，時間帯は平日の8：30～17：15の間は，直接外来化学療法室へ，夜間や休日は，病院へ連絡するシステムになっている．外来治療が増加傾向にあるため，ホットラインの件数も2014年度は2,274件，2015年度は2,507件，2016年度は2,519件と増加傾向にある．1日平均は10件程度であり，身体的症状についての相談内容は，発熱，下痢，皮膚障害，悪心などが主である（図3）．また，内服方法についての相談もみられる．ホットラインは，外来化学療法室の薬剤師や看護師が対応するが，必要時医師へ確認している．対応については，発熱時，悪心・嘔吐時，下痢症状について，各トリアージのフローチャートがあり，発症した時期，持続期間，程度，使用した支持療法薬の有無，水分摂取が可能かなどを確認し，対応できるマニュアルとなっている．発熱時のフローチャートを図4に示す．これらより，薬剤師，看護師は統一した対応，また患者へ適切な対応が取ることができている．

　今後，外来治療はさらに増加すると考えられる．安全な治療を提供するとともに，患者が安心して治療を継続できるように，病院でどのような対応ができるの

発熱時のトリアージ

1. 外来化学療法の今

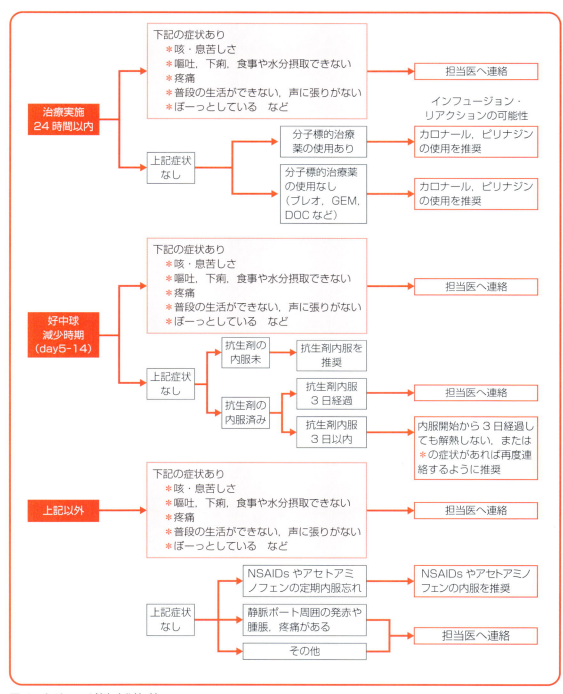

図4 トリアージ例（発熱時）

かを考えていく必要がある.

文献

［参考文献］
a) 厚生労働省．がん対策推進基本計画の概要
http://www.mhlw.go.jp/bunya/kenkou/dl/gan_keikaku01.pdf［最終アクセス 2017 年 11 月 14 日］
b) 厚生労働省．がん診療連携拠点病院等
http://www.mhlw.go.jp/topics/2006/02/tp0201-2.html［最終アクセス 2017 年 11 月 14 日］
c) 厚生労働省．平成 28 年度診療報酬改定について
http://www.mhlw.go.jp/file.jsp?id=335762&name=file/06-Seisakujouhou-12400000-Hokenkyoku/0000114818.pdf［最終アクセス 2017 年 11 月 14 日］
d) 関東信越厚生局．施設基準の届け出等　https://kouseikyoku.mhlw.go.jp/kantoshinetsu/shinsei/shido_kansa/shitei_kijun/h28/documents/280304tokukei.pdf［最終アクセス 2017 年 11 月 14 日］
e) 内山由美子ほか．確実・安全・安楽な抗がん剤の投与管理．がん化学療法看護スキルアップテキスト，丸口ミサヱほか（編），南江堂，東京，2009: p.157-161
f) 国立がんセンター中央病院通院治療センター．がん外来化学療法マニュアル，南江堂，東京，2009

Column　がん薬物療法中のリハビリテーション

　がん薬物療法は，比較的治療期間が長く，治療に伴う副作用や廃用などの問題に直面することが多い．過去の報告では，がん患者の治療中の活動量は，診断前の10％まで低下し，治療後でも診断前の30％までしか回復しないとされており，身体機能は容易に低下するおそれがある[1]．

　治療を継続するためには，PS (performance status) の維持が必要であるとともに，無事に治療を完遂したあとも，治療前の日常生活に近づけるようにすることが大切である．そのため，治療と併行し，リハビリテーションを適切に実施し活動量を維持することが重要となる．

　がん薬物療法中のリハビリテーションは，身体機能・心理面の改善やQOLの改善などに有用であり，安全に実施できることが証明されている[2]．

　しかし，がん薬物療法中のリハビリテーションには，いくつかの注意が必要である．1つ目は，アセスメントである．年齢，性別，既往歴，合併症の有無，生活習慣や身体機能などの患者特性は異なり，とても重要である[3]．それらの違いは，治療の副作用や，それに伴う廃用の程度に影響する．特に再発症例，進行がん患者はもとより，高齢がん患者や，生活習慣病の合併患者の場合は，治療の及ぼす影響がより複雑化しやすく注意が必要である[4]．

　2つ目はレジメンごとに異なる治療計画に沿ったリスク管理と，それに基づくリハビリテーション計画である．副作用の時期によっては，運動自体が過負荷となってしまうおそれがあり注意が必要である．副作用は，治療内容により発現時期・期間など異なるものの，ある程度予測でき有用に活用したい．以下に，注意が必要な骨髄抑制を例に事項をあげる．

　①白血球減少症：特に好中球減少による易感染性に注意する．リハビリテーションにおいては，標準予防策の実施やスペースの配慮などに注意が必要である．

　　　500/mL以下：感染症の発症率が増大
　　　100/mL以下：敗血症など重篤な感染症の発症率の増大[5]

　②貧血：運動時の倦怠感や呼吸困難感などの自覚症状の有無の確認が必要である．
虚血性心疾患の既往がある症例に関しては，ヘモグロビンは9g/dL以上を維持することが必要とされている[5]．

　③血小板減少：血小板減少は，出血リスクを伴いリハビリテーション実施に際して負荷量の調整の配慮が必要である．

　　　30,000〜50,000/mL：重くない負荷（1kg以下）での筋力トレーニングまで
　　　20,000〜30,000/mL：基本動作訓練もしくは，低負荷の自動・他動運動まで
　　　20,000/mL以下：主治医の許可のもと歩行などセルフケアや必要最低限のADL訓練のみとする[6]

　がん薬物療法中のリハビリテーションは，リスクとベネフィットを理解したうえで，目標・計画を医師・薬剤師・看護師・療法士のチームで共有し，最大限実施していくことが重要である．

文献

1) Kerry S. Coumeya, Exercise Motivation and Behavior Change. Handbook of Cancer Survivorship, Springer, 2012: p.113-132
2) 日本リハビリテーション医学会，がんのリハビリテーションガイドライン策定委員会（編）．がんのリハビリテーションガイドライン．金原出版，東京，2013: p.120-132
3) 立松典篤，岡山太郎．がん患者の運動療法（2）放射線療法と化学療法，緩和ケア．運動療法学，石川　朗ほか（編），中山書店，東京，2014: p.103-112
4) 石川愛子，立松典篤．がんのリハビリテーションQ&A，辻　哲也（編）．中外医学社，東京，2015: p.59-70
5) 奥村　学，岩切智美．化学療法による有害事象に対する支持療法．がんチーム医療スタッフのためのがん治療と化学療法，第3版，有森和彦（監修），じほう，東京，2012: p.354-355
6) 五味大輔，大山　優．Oncologic Emergenciesと全身管理．がん治療エッセンシャルガイド，第2版，佐藤隆美ほか（編），南山堂，東京，2012: p.53-67

2. 経口抗がん薬の服薬管理
①薬剤師による服薬管理・指導の実際

A 外来経口抗がん薬治療

現在，経口抗がん薬や支持療法薬の開発が進み，外来での治療が主流となってきた．薬自体の特性から，抗がん薬の副作用は，重篤化したり，治療の継続や患者の生活の質（quality of life：QOL）に影響したりすることがあるため，外来抗がん薬治療においては，セルフマネジメントを含めた副作用対策が不可欠である．また，分子標的治療薬の増加に伴い，副作用が多様化しており，それについての情報を患者に提供することも必要となってきた．さらに，経口抗がん薬においては，服薬アドヒアランスと治療効果に関係があることが近年報告され[1,2]，薬剤師による服薬管理・指導の徹底が求められている．

アドヒアランス

B 外来化学療法における臨床薬剤師の役割

これまで，がん患者において，臨床薬剤師の役割を評価する前向き臨床試験の報告は少ないが[3,4]，そこでは，アドヒアランスや解決した Drug Related Problems の件数，患者満足度，他職種のアンケート調査などが評価されており，アドヒアランス向上を主目的とした臨床試験では，薬剤師介入群で治療期間の延長も報告されている．日本においても，外来抗がん薬治療における薬剤師の介入が患者の知識向上や不安軽減に寄与することが報告されている[5]．

C pharmaceutical care

pharmaceutical care は，「患者の QOL を改善するという成果を目的とした責任ある薬物に関するケアの提供」であり「医薬品の流通および情報管理責任を，患者への薬物治療に関する責任として捉えて，患者のケアをする薬学」であると，1990 年 Hepler と Strand により提唱された[6]．これは，臨床薬剤師の役割を体系化し，薬物治療において，薬剤師が薬学的な観点から介入し，治療成績の改善を目指すものである．pharmaceutical care の段階的アプローチは，2006 年に発行された「薬剤師業務の発展—患者ケアを中心に」初版（国際薬剤師・薬学連合（FIP）/WHO 薬局業務規範（Good Pharmacy Practice：GPP）に関する実践ハンドブック）に示されている．それは，薬剤師が，医薬品およびその他の保健医療用品の供給を行い，患者への適切な情報および助言の提供，および，その使用結果にかかわるモニタリングを行う，という一連の流れに関する手引きであり，それぞれの内容につい

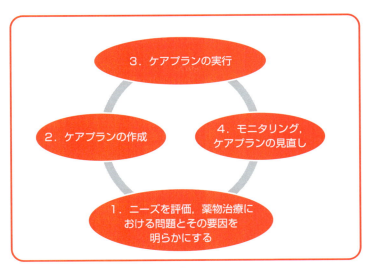

図1　pharmaceutical care の流れ

て提示されている．

　pharmaceutical care の流れについて，図1に示す．

　1のニーズの評価や Drug Related Problems を明らかにするステップでは，患者・介護者と話をしたり，医療チームに相談したり，患者の薬歴や診療記録を確認したりする．患者の訴えのなかには，明らかに抗がん薬による副作用である場合と，疾患に伴う症状や術後の症状，または，生活習慣や治療に対する不安，ストレスに伴う症状である場合があり，その判断は次のプランに直結するため，慎重に評価する必要がある．

　Drug Related Problems について，Cipolle らが提案した分類を表1に示す．

　ステップ2のプランを立てるのは，問題がある人だけでよい．副作用もみられず，遅発性の副作用もない抗がん薬の治療であれば，薬剤師の介入を継続する必要はない．複数の問題がある患者においても，問題解決の優先順位を設定する．外来治療においては，日常生活への支障の状況と治療継続が最優先と考える．そのため，たとえば，疼痛などで日常生活に支障がある状況であれば，治療と併行して積極的に除痛を図るよう患者へアプローチすることもある．逆に，仕事や家事との両立に悩む患者においては，支持療法の充実より，最低限の支持療法で患者の手間やストレスを減らす方向で相談をする．支持療法については，患者の希望や実現可能性などを検討する．患者とのコミュニケーションを十分にとることでアドヒアランスを向上させるよう努める．

　ステップ3のケアプランの実行としては，実際には医師や看護師への提案や患者指導を行う．処方提案については，患者の臓器機能や併用薬剤に配慮し，エビデンス，ガイドライン，適正使用ガイドなどに基づいて行う．

　そして，ステップ4で実際に得られたアウトカム（治療成果）を治療目標と照ら

表1　Drug Related Problems の分類

1. Appropriate induction for the medication
   必要な処方がない
   不必要な処方薬を飲んでいる
2. The most effective medication
   用量が間違っている
   適切な薬剤が選択されていない
   患者の状態の変化に合わせて薬剤が変更されていない
3. The safest medication
   用量が間違っている
   服用期間が間違っている
   薬剤アレルギー・疾患禁忌・相互作用の観点から変更が必要
   副作用が出ている
4. Patient adherence and convenience
   経済的に服用継続が難しい
   飲み込めない
   服用意義や服用方法が理解できない
   宗教など，患者自身の考え方

（薬剤師業務の発展—患者ケアを中心に，初版より引用）

し合わせて評価する．その際に，代替プランが必要となるかもしれない．また，問題が解消され，新たな問題が現れるかもしれない．随時，ケアプランを修正し，患者が継続的な治療を受けられるようにする．

D 抗がん薬のアドヒアランス

　抗がん薬のアドヒアランスについては，全体で20〜100％と報告されている．各薬剤での報告は，タモキシフェンの80％，カペシタビンの90％と，一般薬である高脂血症治療薬の60％という報告と比べ比較的高い[7〜9]．一方，イマチニブにおいては，そのアドヒアランスと治療効果についての関係も報告されている．

　ただし，抗がん薬においては，飲み忘れ（under dose）が問題となる一方で，毒性発現のために休薬しなければならないときに服用してしまうこと（実際には over dose）も問題となることがある．外来での治療においては，毒性発現時のマネジメントを委ねることは難しい．そのため，患者の理解が得られるまで重ね重ね指導する．また，その判断ができないと予想される場合には，判断を委ねず，病院へ連絡すること，主治医もしくは医療スタッフへの相談を徹底するよう指導する．「飲み忘れ」以上に「副作用が発現していても飲み続けてしまう」リスクをどのように回避するか，医療スタッフ間で検討しておくことが重要である．

E 薬剤師外来の実際

　国立がん研究センター中央病院薬剤部では，2014年より経口抗がん薬治療に対する取り組みを始めた．

まずは，近隣薬局の薬剤師に対し，病院内での薬剤管理指導に関する研修や副作用に対する支持療法の使用方法，毒性の評価方法などの講義を行い，薬局薬剤師も外来患者のサポートの一端を担えるよう準備を行った．また，病院薬剤師による患者面談と医師の治療方針を伝えたうえで行う薬局薬剤師による電話モニタリングを組み合わせた医薬薬連携モデルを構築するための前向きの臨床試験を行い，患者指導の難しさが明らかになった．同時に，外来の患者指導の重要性も明らかとなった．

2015年からは，医師から依頼のあった経口抗がん薬治療を行う患者に対し，薬剤師外来を行っている．以前は1F薬剤部の一室で薬剤師外来を行っていたが，2016年9月からは，患者サポート研究開発センター内に場所を移した．また，当初は，いくつかの抗がん薬に限定していたが，2016年10月より，すべての経口抗がん薬を対象として薬剤師外来を行っている．初回は，医師の診察後に，相互作用や用法用量の確認を行ったうえで，薬剤の服用方法，副作用の発現時期，対処法などを説明する．2回目以降は，医師の診察前に，毒性評価やアドヒアランス，支持療法に対する理解などを確認し，セルフメディケーションが可能だと判断できるまで継続的にフォローを行い，前述の pharmaceutical care を実践している．

経口抗がん薬のアドヒアランスを向上させるためには，患者の苦痛，訴えを把握することは重要である．現在の外来化学療法で患者が最もつらいと感じる内容の上位5項目を表2に示す．

家族への配慮や職場やその他の人間関係を維持するために，患者は治療と生活を両立させる必要があり，副作用に悩むことが多い．しかし，副作用の発現をゼロにすることは難しく，外来では，QOLを落とさず治療を継続するためには，支持療法が必要であるということを理解させ実践できるよう説明を行っている．子育て，家事，仕事の状況など生活のタイムスケジュールによりできることできないことを切り分け，患者自身が取り組める状態のセルフケアを提案している．年齢による理解力の違い，家族や隣人の協力者の有無，精神的な負担状況など，ア

表2　化学療法で患者が最もつらいと感じる内容

症状
1. 家族への影響
2. 脱毛
3. 全身倦怠感
4. 仕事・家事への影響
5. 社会活動への影響
6. 性機能障害
7. 貧血（立ちくらみ）
8. 下痢
9. 体重増加
10. 息切れ

(Carelle N et al. Cancer 2002; 95: 155-163 [10] より引用)

ドヒアランスを得るために必要な要素は多岐にわたる．支持療法は多くなりがちであるが，できる限りシンプルに，薬剤だけに頼らず，外来看護師とも連携し，薬剤を使わないケアの充実も図るように心がけている．評価する副作用と提案する支持療法の一覧を表3に示す．

2017年に入り，薬剤師外来は月にのべ約200人の患者が利用している．最も依頼の多い薬剤は，S-1およびカペシタビンである．毒性発現時の休薬が必要となるため，患者の理解が十分に得られるまで外来を継続している．皮膚障害のあるEGFR-TKIにおける薬剤師外来は，季節の変化で使用する外用剤の基剤を変更するため，1年程度フォローが必要になる．術後やlast lineなど，治療のlineによってもニーズが異なる．BSCへの移行期は薬剤も増え，患者も不安になるため，患者・介護者が安心した療養環境が整うまで，希望があればフォローを行っている．

表3　経口抗がん薬治療中に評価する副作用と提案する支持療法

副作用	提案する支持療法や生活の工夫
悪心	制吐薬の提案，服用方法の提案
嘔吐	制吐薬の提案，服用方法の提案
食欲不振	味覚障害などの有無を確認し，食事内容の工夫を提案する
便秘	下剤の提案，服用方法の提案
下痢	止痢剤の提案，服用方法の提案
口腔粘膜炎	含嗽薬や外用剤の提案
倦怠感	休薬や減量の検討
脱毛	―
手掌・足底発赤知覚症候群	外用剤の提案，使用方法の提案
高血圧	降圧薬の提案
皮疹	外用剤の提案，使用方法の提案
皮膚乾燥	外用剤の提案，使用方法の提案
爪囲炎	外用剤の提案，使用方法の提案，看護師による洗浄指導
爪の変化	―
流涙	外用剤の提案

F　薬剤師と他職種の連携

「薬剤師業務の発展―患者ケアを中心に」初版では，pharmaceutical careを薬剤師だけで行うべきでなく，患者，医師，看護師，その他の医療スタッフと協同で行うことが必須であると記載されている．薬剤師外来では，医師の外来と離れた場所で行うことで，また，個室で行うことで，患者の本音や詳細な情報を聞き取れる利点があるが，一方，治療方針の共有，情報の共有，患者の抱える問題に関するディスカッションが必要である．外来を担当する薬剤師は，医療チームの一員としてその責務を果たしていることを忘れずに業務にあたることが重要である．

文献

1) Kawabata R et al. Examination of factors influencing continuity of S-1 adjuvant chemotherapy for gastric cancer patients. Gan To Kagaku Ryoho 2012; **39**: 1205-1208
2) Ibrahim AR et al. Pooradherence is the mainreason for loss of CCyR and imatinib failure for chronic myeloid leukemia patients on long-term therapy. Blood 2011; **117**: 3733-3736
3) Simons S et al. Enhancing adherence to capecitabine chemotherapy by means of multidisciplinary pharmaceutical care. Support Care Cancer 2011; **19**: 1009-1018
4) Yeoh TT et al. The impact of medication therapy management in older oncology patients. Support Care Cancer 2013; **21**: 1287-1293
5) Kimura M et al. Evaluation of the role and usefulness of a pharmacist outpatient service for patients undergoing monotherapy with oral anti-cancer agents. J Oncol Pharm Pract 2017; **23**: 413-421
6) Hepler CD et al. Opportunities and responsibilities in pharmaceutical care. Am J Hosp Pharm 1990; **47**: 533-543
7) Doshi JA et al. Impact of a prescription copayment increase on lipid-lowering medication adherence in veterans. Circulation 2009; **119**: 390-397
8) Partridge AH et al. Adherence to initial adjuvant anastrozole therapy among women with early-stage breast cancer. J Clin Oncol 2008; **26**: 556-562
9) Simons S et al. Enhancing adherence to capecitabine chemotherapy by means of multidisciplinary pharmaceutical care. Support Care Cancer 2011; **19**: 1009-1018
10) Carelle N et al. Changing patient perceptions of the side effects of cancer chemotherapy. Cancer 2002; **95**: 155-163

2. 経口抗がん薬の服薬管理
②服薬アドヒアランスのための患者教育と看護師の役割

A 経口抗がん薬服薬のアドヒアランス

アドヒアランス

「アドヒアランス」とは，患者が治療方針・内容の決定に参加し，その決定に従ってより主体的に治療に臨むことである．医師の指示に従って，指示どおりに服薬できていることを意味するコンプライアンスの考え方から，患者がより主体的に治療を進めていくというアドヒアランスの考え方が重要視されるようになってきている．アドヒアランスの前提として，患者と医療従事者との関係が対等で，信頼関係が確立していることが重要である[1]．「服薬アドヒアランス」とは，患者が自発的な協力によって処方どおりに服薬することであり，患者の役割は推奨事項を受動的に受け入れることではなく，積極的に治療プロセスに参加することである[2]．

経口抗がん薬による治療は，静脈による抗がん薬と比較し通院による拘束時間が短く，仕事や家庭での生活を行いながら外来で治療を継続できるという利点がある．一方経口抗がん薬の最終的な服薬管理は患者自身で行うことから，服薬管理やセルフケアが適切に行われなければ，有害事象に対処できず重篤化する危険性があり，治療を中止せざるを得ない状況になる可能性がある．服薬アドヒアランスが適切に保たれていることは安全で効果的な治療の成功のために重要となる[3]．

服薬アドヒアランスに影響を及ぼす患者の意識を調査した報告[4]では，服薬アドヒアランスのよい患者は，自分自身の病気や治療に関心があり，薬を飲むことに対する効果や必要性を感じ，飲み忘れない意識が高いこと，また主治医に言いたいことが伝えられている，医療従事者を信頼しているという意識が高いことが報告されている．一方服薬アドヒアランスの悪い患者では，服用回数や服用時間が複雑である，薬が飲みにくい，薬を飲むことに抵抗があるという意識が高いことが報告されている．このように様々な要因により，服薬アドヒアランスが不良となった状況では，その患者が規定量を正しく服用しなかったノンアドヒアランスの症例にもかかわらず，薬剤で十分な治療効果が得られず疾患進行のリスクが高い患者「非奏効例」と誤って判定されるおそれがある[2]．医療チームはアドヒアランスの重要性を認識し，患者が服薬管理を自分自身で行うことをどのように学ぶか，薬物療法に合わせ生活習慣をどのように変える必要があるか，十分な服薬指導や情報提供が行われる環境が整えられているか考える必要がある．

患者の服薬アドヒアランスを評価するにはいくつかの方法がある．客観的方法として，体内薬物や代謝物の測定，服薬を直接観察する方法がある．また，主観的方法として，患者への調査，家族への調査，薬剤の残数のカウント，処方薬の

補充のチェック，ICチップをつけた薬剤容器による電子モニタリングなどがある．どの手法も利点と欠点があり絶対の基準はないが臨床のなかでは慎重に検討する必要がある[2]．外来診療域のなかでは患者による主観的な報告（服薬日誌）を医療者がいっしょに検討することが現実的である．医療者は，患者の行動に影響を与える患者自身の動機づけや健康への信念，習慣，アドヒアランスに影響を与える要因を理解し，柔軟に調整する必要がある．

B 患者教育

　経口抗がん薬の効果を最大限に発揮させ，安全に治療を行うために患者が主体的に服薬管理に参加し，副作用出現時に適切に対処できるために患者の状況に応じた患者教育が必要となる．アドヒアランスを低下させる要因を患者と共有し，対策をともに考えることは重要である．患者に服薬に関する指導を行う際，患者自身がそれを受け入れる体制となっているか確認をする．患者の精神状況，認知状況，身体症状，経済的な不安など患者が主体的に治療に向き合うことに影響を及ぼす状況がある場合は，それらの調整を検討する必要がある．患者が情報を受け入れるのに望ましいタイミングは，患者から質問されたときであり，「自分は何をすればよいのか」と課題に焦点があたっているときである[2]．決められた情報を一度にすべて提供するのではなく，患者の状況に応じて，何をいつ行うべきか明確に伝える．次回受診のタイミングを考慮してそれまでに自宅で起こりうる状況を出現時期とともに整理し，複雑な情報は図や表にして提示する．

　服薬指導の際，確認する項目を表1[2,5,6]に示す．

C 看護師の役割（表2）

　患者が主体的に，「治療に参加する」という意識を持つことが経口抗がん薬のアドヒアランスを高める重要な要素となる[6]．がん診断後の不安や衝撃のなかにある場合，治療の提示を患者が想定していなかった場合，再発の告知後に治療法として提示された場合など患者が主体的に治療に参加する準備が整っていない場合もある．看護師は，患者が自身の疾患や治療をどのように受け止めているか，医師の説明をどのように理解しているか，疑問や不安を持っていないか確認する．また，患者がどのようなことを大切にしているのか，患者の生活背景を把握し優先順位として考えていることや価値観を確認する．精神的な支援が優先と判断した場合は，必要に応じて専門家のリソースも活用し患者や家族の支援を行う．

　治療開始時にすでに身体的症状がある場合は，あらたに副作用を伴う経口抗がん薬を患者自身で服薬管理することが難しい可能性がある．薬剤や支持療法でできるだけ症状コントロールを行い，経口抗がん薬を使用することで身体的症状が緩和されることが期待される場合は治療の目的や症状緩和の可能性を患者が理解

Ⅶ. 在宅でがん薬物療法を受ける患者のケア

表1　服薬指導で確認する項目と看護介入のポイント

服薬指導で確認する項目	看護師からの具体的な声かけ例	看護介入・アセスメントのポイント
治療の理解度	医師から経口抗がん薬の治療についてどのように説明を受けていますか？ 医師から今回の治療の目的はどのように聞いていますか？	抗がん薬であること，経口薬であることを理解できているか 治療の目的，治療に期待する程度，治療の見通しをどのように認識しているか 薬剤名を知っているか 治療スケジュールは理解できているか 治療費は理解できているか
患者のセルフケア状況	服薬管理の方法や副作用の対処方法についてお伝えしてもよいでしょうか 治療の話をする前に気がかりになっていることはありませんか？ 正しく忘れないように内服するためにご自身でどのような工夫ができそうですか？	患者の精神状況，認知状況，判断能力は，服薬管理を行うことが可能な程度であるか 治療目的，スケジュール，副作用出現時期，対処方法が理解できているか 患者自身が治療に参加するという意識が持てるよう，治療を受ける準備を整える支援を行う たとえばカレンダーに書く，時計をセットする，服薬ボックスを使う，などの例を提示する 自宅で実施可能な方法を患者自身が主体的に考える機会をつくる
治療前の全身状態	食欲はありますか？食事は十分に口からとることができていますか？ 内服薬を使うことが難しくなりそうな症状がありますか？　たとえば吐き気や嘔吐，体に痛いところがありますか？ お口のなかに痛いところや口内炎，気になる歯はありますか？	バイタルサイン，PSは安全に治療を開始できる程度か 栄養状態の低下はないか 前治療の影響による身体症状はないか 治療開始後感染の要因となる口腔内の衛生環境悪化，う歯，義歯不適合などはないか
副作用の理解度	副作用についてどのようなイメージを持っていますか？ これまで体験した副作用はどのようなものがありましたか？ これまでは副作用にどのように対処してきましたか？ 次回受診までに出てくると予測される副作用の時期，対処方法を確認していきましょう	副作用に対する知識はどの程度か 副作用がなぜ起きるか理解できているか これまでの体験や情報，対処行動より，どのようなイメージや不安を持っているか 副作用の出現時期や対処方法を理解できているか 支持療法薬の使い方は理解できているか 患者が認識している情報で異なる内容は丁寧に修正を行い，次回受診までに出てくると予測される副作用に主に焦点をあてて時期や対処方法を伝えていく 支持療法薬の使い方は服薬のてびきやパンフレットを活用し，自宅でも確認できる方法を伝えていく
自宅で困ったときの対処方法	自宅で予測される困りごとについて，対処方法を確認していきましょう これまでは副作用にどのように対処してきましたか？ 次回受診までに出てくると予測される副作用の時期，対処方法を確認していきましょう	自宅で予測される副作用について対処方法を理解できているか 内服忘れや内服困難時の対処方法は理解できているか 経口薬を嘔吐した場合の対処方法は理解できているか 患者が自宅で行った対処方法を振り返り，状況に応じて追加を提案する
病院への連絡方法と連絡先	このような状況になったら，この電話番号のここ宛てに連絡してください．	医療者に連絡する際の具体的なタイミングと連絡先名称，連絡可能な時間帯を伝える 副作用による症状では，医療者に連絡を必要とする症状の程度を具体的に提示し，このような状況になったらここの番号に連絡してください，と判断の基準を提示しておく どのように判断すればいいか迷ったときも病院に連絡をとるように患者・家族へ伝えておく

表1 つづき

服薬指導で確認する項目	看護師からの具体的な声かけ例	看護介入・アセスメントのポイント
家族・周囲のサポート状況	ご家族やまわりの方からの協力は治療を続けていくうえで大きな支えとなります．ご家族や友人，パートナーの方に具体的に協力を依頼していきましょう	同居の家族はいるか，家族構成，年齢，関係，健康状態を確認する 患者が信頼している人は誰か 通院のつき添いや身のまわりの世話を依頼できる人はいるか 家族は治療目的，スケジュール，副作用の出現時期と対処方法，医療者に連絡する際のタイミングを理解できているか
服薬手段の理解度と薬の取り扱い方法	食べものや薬が飲みこみづらいと感じることはありますか？ 薬を袋やシートから取り出しづらいと感じることはありますか？ 薬の名前や説明文書が読みづらい，見えにくいと感じることはありますか？ 普段薬はどのような方法で内服していますか？ 薬の効果に影響が出る可能性があるので，指示がない限りつぶしたり噛んだりしないで内服してください 薬の効果に影響が出る可能性があるので，高温や光，湿気をさけて保管してください 薬を過剰に内服した場合，ほかの人が薬を内服してしまった場合，病院に連絡をしてください のみ忘れた薬，残った薬は次回来院時に持参してください	自宅で予測される副作用について対処方法を理解できているか 内服忘れや内服困難時の対処方法は理解できているか 経口薬を嘔吐した場合の対処方法は理解できているか 患者が自宅で行った対処方法を振り返り，状況に応じて追加を提案する 医療者に連絡する際の具体的なタイミングと連絡先名称，連絡可能な時間帯を伝える 副作用による症状では，医療者に連絡を必要とする症状の程度を具体的に提示し，このような状況になったらここの番号に連絡してください，と判断の基準を提示しておく どのように判断すればいいか迷ったときも病院に連絡をとるように患者・家族へ伝えておく 経口からの服薬が可能か 薬剤をシートや袋から取り出して保持することが可能か 薬剤を識別する視力は保たれているか 食べ物の飲み込みづらさや，薬の取り出しづらさ，薬剤名や説明文書が見えづらくなっていないか確認する 普段錠剤やタブレットをどのような方法で内服しているか（水で内服しているのか，噛んだりつぶしたりしていないか） 薬は家のなかのどの場所で保管されているか確認する これまで内服で困ったときがあった場合どのように対処してきたか 薬の取り扱い方法，保管方法を理解できているか もし薬を過剰に内服した場合，他者が患者の薬を内服してしまった場合，すぐに医療者に連絡するように伝えておく

できるよう伝えていく．

　看護師は，患者が安全に経口抗がん薬治療を行うための服薬管理が可能かアセスメントする必要がある．服薬管理には，患者が治療目的，治療スケジュール，副作用の出現時期と予防方法，症状出現時の対処方法を理解し，行動できることが必要となる．看護師は，患者の年齢，病状，精神状況，認知状況，これまでの

Ⅶ. 在宅でがん薬物療法を受ける患者のケア

表1 つづき

服薬指導で確認する項目	看護師からの具体的な声かけ例	看護介入・アセスメントのポイント
服薬方法	薬剤名，用法，用量，服薬時間，休薬期間を確認していきましょう カレンダーや服薬のてびき，薬剤パンフレットなど続けていける方法を考えてみましょう 普段の生活でどのタイミングで内服するか確認していきましょう	服薬方法を正しく理解できているか 服薬方法遵守のためのツールを利用しているか 患者の日常生活のなかに服薬スケジュールを取り入れる際調整が必要となるか カレンダーや服薬の手引き，薬剤パンフレットなど服薬方法遵守のためのツールを活用することを提案し，患者自身が継続可能な方法を考えてみるよう伝えていく これまでの生活のなかに服薬スケジュールを取り入れていく必要があり，どのタイミングで内服するか具体的に想起してもらい確認を行っていく
併用薬	ほかに使用している経口薬，サプリメント，健康食品などはありますか？ お薬手帳に記入していないもので普段使っている薬や健康食品はありますか？	経口抗がん薬と併用することで影響のある薬剤や食品を使用していないか お薬手帳に記載していないもので普段使っている薬剤はないか，ハーブやサプリメントも患者が気づかず使用を継続している場合もあるため，内容の確認をする
薬剤の入手方法	院外処方ではどこで薬を受け取る予定にしていますか？ 薬の費用に関してご心配なことがあれば教えてください	投薬スケジュールに間に合うように入手できる手段を確保しているか かかりつけ薬局やお薬手帳などの活用ができているか 薬剤費用に関して経済的困難が生じていないか
曝露予防方法	抗がん薬は尿，便，唾液，体液に残り排泄されます．家庭でも適切に対策を行うことが可能です．薬の取り扱い，トイレ，洗濯，お風呂などで必要な対策をとっていきましょう	曝露予防の必要性と方法を理解しているか 経口抗がん薬も静脈投与の抗がん薬と同様に，曝露予防対策を講じることが必要なことを伝える 経口抗がん薬の曝露予防対策は最終投与日から，その消失半減期の4～5倍の期間を目安に実施することを伝える トイレでは尿や便が飛び散らないように座って排泄すること，流すときは便器の蓋をすること，水圧が十分でないときは複数回流すことを説明する 患者が嘔吐した場合は処理する際，ガウン，マスク，二重の手袋，アイシールドを使用し吐物を広げないように処理を行うよう説明する 汗腺から排泄される薬剤の場合は肌に直接触れた洗濯物は分けて洗う，患者の後に入浴する場合はふろ水を交換するなどの対策を説明する 薬剤により危険度分類が異なり，対応時期も異なるが，家庭でも適切に対策をとることで曝露予防が可能であることを説明する

　治療時に予防行動や対処行動ができていたか確認を行う．アドヒアランスに影響を与える要因があれば，患者個々の状況に合わせたセルフケア支援を行っていく．患者が適切に対処できている場合，患者のセルフケアが適切であることを保証し肯定的にフィードバックを行う．患者が経口抗がん薬内服に関連する副作用症状

表2　看護師の役割のポイント
- 患者が主体的に治療に参加するための介入を行う
- 患者の認識や理解の程度，価値観を把握する
- 治療により身体症状の緩和が期待される場合，患者が理解できるよう伝える
- 患者が安全に服薬管理を行うことが可能かアセスメントする
- 患者をサポートする環境を調整する
- 外来で安全に治療を行うために必要な支援について医療チームで共有し各職種の役割を認識する

に適切に対処でき，症状が重篤化せずにコントロールできることは，治療の継続や完遂のために重要である．看護師は治療導入時だけでなく，治療継続中にも副作用症状の程度や患者の対処方法を確認し，医療チームと情報共有しながら症状マネジメントに関するセルフケア支援を行うことが望ましい．

　患者を支えてくれる家族や友人，パートナーがいる場合は，身のまわりの世話や通院のつき添いなど協力を得ることが可能か確認をしておく．患者のセルフケア能力が低下した場合は，家族などが対処行動を行い，医療機関へ連絡するタイミングを判断する場合も考えられる．そのため家族などが治療の目的やスケジュール，副作用出現時期や予防方法，対処方法を理解しておくことが重要である．看護師は家族などが患者の病気や治療をどのように受け止めているか，具体的な対処方法，病院の連絡先を理解しているか確認し，できるだけ医師からの説明時に家族などが同席できるよう調整を行う．患者が常に一人で受診し，家族などが医師からの説明を受ける機会がない場合，共有しておくことが望ましい副作用への対処方法などについては，書面などで持ち帰ってもらい家族などと共有するよう患者へ伝える．患者が独居の場合，高齢である場合，支援する周囲も高齢である場合など，患者の同意を得て看護師が直接家族などへ服薬管理について情報提供を行うことも検討する．また，必要に応じて訪問看護や訪問介護，地域の社会資源の活用も検討していく．

　経口抗がん薬は外来診療域で開始となる場合も多く，外来看護師がすべての患者に毎回十分に時間をかけた介入を行うことが困難な状況も予測される．患者が安全に外来通院しながら経口抗がん薬を継続できるために，必要最低限の医療者からの支援は何か，医療チーム内で目標を共有し，各職種が担う役割を認識できていることが望ましい．また，患者からの情報を的確に短時間で共有するためのツールを使用すること，患者が主体的に治療に参加できるための工夫も必要である．看護師はアドヒアランスに影響を与える要因について，看護の視点から得た情報を言語化し医療チームと共有すること，患者が医療チームと対話し協調できるよう調整を行う．そのためには，日ごろから医療チーム内で問題や有益な情報について共有する関係を構築しておくこと，気になることを相談できる円滑なコミュニケーション，共通認識できる言語や評価方法で情報を共有することが重要である．

文献

1) 見藤隆子，小玉香津子，菱沼典子（編）．看護学辞典，第2版，日本看護協会出版会，2011: p.14
2) European Group for Blood and Marrow Transplantation (EBMT) Swiss Nurses Working Group. Adherence to Oral Anti-tumour Therapies Japanese（岡本真一郎訳：経口抗腫瘍療法におけるアドヒアランス　アドヒアランスをモデルとした癌治療のチーム医療，2012: p.7-69） http://www.ebmt-swiss-ng.org/files/content/docs/downloads/Adherence-Japanese.pdf［最終アクセス2017年11月14日］
3) 京盛千里，朴　成和．チームで取り組む経口抗がん薬．がん看護 2015; **20**: 403
4) 坪井健之介ほか．服薬アドヒアランスに影響を及ぼす患者の意識調査．医療薬学 2012; **38**: 522-533
5) MOATT©　MASCC Teaching Tool for Patients Receiving Oral Agents for Cancer http://www.mascc.org/［最終アクセス2017年11月14日］
6) 池島あゆみほか．ナースのための経口抗がん薬　服薬指導時の"これだけ"チェックリスト．プロフェッショナルがんナーシング 2014; **4**: 444-469
7) 三浦早織．経口抗がん薬における曝露予防対策．チームで取り組む経口抗がん薬．がん看護 2015; **20**: 452-455

索 引

数字
5-fluorouracil（5-FU）　19
6R　58

欧文

A
absorption　16
active targeting　4
adherence　211
ADME　16
administrative controls including work practice controls　65
adverse event（AE）　12, 30
antidiuretic hormone（ADH）　96
ASTM 規格　68
AYA（adolescent and young adult）世代　210

B
bleomycin（BLM）　19

C
Calvert の式　11
cancer cachexia　157
cancer-related fatigue（CRF）　147
capecitabine（CAP）　19
carboplatin（CBDCA）　18
chemoreceptor trigger zone（CTZ）　115
cisplatin（CDDP）　18
closed system drug transfer device（CSTD）　48, 65
compliance　211
concordance　211
constipation　158
CTCAE（Common Terminology Criteria for Adverse Events）　11, 30, 132
CTLA-4　5
cyclophosphamide（CPA）　17
CYP3A4　22
cytotonic chemotherapy　8
cytotoxic drug　3

D
daunorubicin（DNR）　18

diarrhea　162
dihydrofolate reductase（DHFR）　20
disseminated intravascular coagulation（DIC）　92
distribution　16
docetaxel（DTX）　23
dose limiting toxicity（DLT）　52
doxorubicin（DXR）　19
drug delivery system（DDS）　4
Drug Related Problems　239

E
EGFR 阻害薬　138
elimination of the hazard　65
engineering controls　65
etoposide（VP-16）　21
excretion　16
extravasation（EV）　107

F
febrile neutropenia（FN）　85, 122
fibrin/fibrinogen degradation products（FDP）　93

G
Gell & Coombs 分類　71
gemcitabine（GEM）　20
granulocyte-colony stimulating factor（G-CSF）　122

H
hazardous drugs（HD）　62
human anti mouse antibody（HAMA）　77

I
IASM（The Integrated Approach to Symptom Management）　213
ifosfamide（IFO）　17
IFO 脳症　17
irinotecan（CPT-11）　21, 162
irritant drug　52, 107

K
Kussmaul 呼吸　100

L
LH-RH アゴニスト　3

索引

M
MASCC Score　87
maximum toleranted dose（MTD）　52
metabolism　16
methotrexate（MTX）　20
molecular targeted drug　3

N
nab-パクリタキセル　4
nearest match　31
non-target lesion　14
non-vesicant drug　52, 107
NURSE　188

O
off-target 効果　12
Ommaya リザーバー　58
oubjective global assessment（ODA）　157
oxaliplatin（L-OHP）　18

P
paclitaxel（PTX）　23
passive targeting　4
PD-1　4
PD-L1　4
pemetrexed（PEM）　20
performance status（PS）　35
personal protective equipement（PPE）　66
pharmaceutical care　238
plasminogen activator inhibitor-1（PAI-1）　92

R
RECIST（Response Evaluation Criteria in Solid Tumours）　13, 27
recombinant thrombomodulin（rTM）　94

S
S-1　20
SN-38　21, 162
Streptmyces peucetius　18
subjective global assessment（SGA）　157
syndrome of inappropriate secretion of antidiuretic hormone（SIADH）　96

T
target base drug　3
target lesion　14
temozolomide（TMZ）　18
thrombomodulin（TM）　92
tumor lysis syndrome（TLS）　81

U
UGT1A1 遺伝子多型　21, 163

V
vesicant drug　52, 107
vincristine（VCR）　22
vinorelbine（VNR）　22

和文

あ
亜鉛欠乏　169
アセスメント　43
アドヒアランス　211, 238, 244
アナフィラキシー　59, 71
アナフィラキシーショック　74
アピアランス　129
アルキル化薬　3, 17
アルブミン　37
アロマターゼ阻害薬　3
アントラサイクリン系抗がん薬　19, 37

い
イエローレター　55
異好性抗体　77
意思決定　183
意思決定支援　190
居宅介護支援事業所　217
1 型糖尿病　99
遺伝子組み換えトロンボモジュリン製剤　94
イホスファミド　17
イマチニブ　3
イリノテカン　21, 162
インターフェロン　4
インターロイキン-2　4
インフォームド・コンセント　7, 61
インフュージョン・リアクション　59, 77

う
ウィッグ　127
うつ病　222

索引

え
栄養サポート　157
栄養状態　6
エトポシド　21
エリスロポエチン　124
エンジニアリングコントロール　65
炎症性薬剤　52
エンドライン　51

お
嘔吐　114
オキサリプラチン　18
悪心　114
オタワ意思決定支援ガイド　185
オテラシル　20
オリエンテーション　39

か
外来化学療法加算　227
化学受容器引金帯　115
かかりつけ医　217
家族支援　195
家族システム　46
家族のアセスメント　45
過敏症　59, 71
カペシタビン　19
顆粒球コロニー刺激因子製剤　122
カルボプラチン　18
がん悪液質　157
がんサバイバーシップ　203
間質性肺炎　103
患者・家族へのサポート　183
患者教室　192
患者誤認予防　61
乾性咳嗽　104
含嗽　153
がん対策基本法　227
がんに伴う倦怠感　147
カンファレンスの活用　200
がん薬物療法における曝露対策合同ガイドライン　64

き
起壊死性抗がん薬　107
起壊死性薬剤　52
起炎症性抗がん薬　107
危険物質の除去　65
希少がん　225

き (続)
喫煙歴　104
ギメラシル　20
客観的包括的栄養評価　157
吸収　16
急性悪心・嘔吐　59
凝固活性化　92

け
ケアマネジャー　217
経済的支援　217
経済的負担　44
劇症1型糖尿病　99
下剤　160
血管アクセスデバイス　112
血管外漏出　59, 107
血小板減少　121
血中MTX濃度　20
ゲムシタビン　20
ケモブレイン　181
下痢　162
健康信念モデル　39
倦怠感　147

こ
抗エストロゲン薬　3
高額医療・高額介護合算療養費制度　218
高額療養費制度　218
効果判定　28
抗がん剤調整マニュアル　64
抗がん性抗生物質　3, 18
高血糖　99
合成蛋白分解酵素阻害薬　94
抗体医薬品　24
好中球減少　120
口内炎　151
抗利尿ホルモン不適合症候群　96
高齢化　10
高齢者　7, 42
呼吸困難　104
個人防護具　66
骨髄抑制　119
個別化治療　8
コリン作動性下剤　21
コンコーダンス　211
コンパニオン診断薬　23
コンプライアンス　211

さ
最大耐用量　52
催吐作用　18
催吐性リスク分類　116
細胞周期　17
細胞傷害性抗がん薬　1, 3, 8, 16
痤瘡様皮疹　138
サポーティブケアセンター　230
サポートグループ　192

し
シクロホスファミド　17
自己免疫異常　99
シスプラチン　18, 48
社会資源　216
社会的サポート　216
社会背景　43
集学的治療　51
就労支援　219
主観的包括的栄養評価　157
出血性膀胱炎　17
腫瘍崩壊症候群　81
小児慢性特定疾病医療費助成制度　218
神経細胞体障害　131
神経軸索障害　131
神経毒性　130
心毒性　19
腎毒性　18
心理的サポート　221

す
髄鞘障害　131
水分負荷　83
睡眠障害　222
スキンケア　144

せ
性機能障害　174
成長発達障害　177
セツキシマブ　49
全身管理　10
せん妄　223
線溶抑制状態　92

そ
爪囲炎　138
臓器機能障害　10

臓器機能評価　6
早発性下痢　162

た
退院支援　216
代謝　16
代謝拮抗薬　3, 19
ダウノルビシン　18
唾液減少　168
タキサン　22
脱毛　125

ち
チーム医療　197
遅発性下痢　162
中枢神経毒性　130
チューブリン　23
聴器毒性　18

て
手足症候群　138
低分子医薬品　23
テガフール　20
テモゾロミド　18

と
糖尿病性ケトアシドーシス　101
投与経路　57
投与量設定　10
ドキソルビシン　19
ドセタキセル　23
トポイソメラーゼ阻害薬　3, 21
ドライバー遺伝子　1, 8
トラスツズマブ-DM1（T-DM1）　4
ドラッグデリバリーシステム　4
ドラッグラグ　3
トロンボモジュリン　92

に
二次がん　179
ニボルマブ　8, 38
尿細管障害　17
認知症　223

ね
年齢　35

は

- バイオマーカー　8
- 排泄　16
- バイタルサイン　36
- ハイドレーション　83
- 排便習慣　160
- パクリタキセル　23
- 曝露対策　59, 62
- 播種性血管内凝固症候群　92
- バソプレッシン　96
- 白金製剤　3, 18
- バックプライミング　68
- 発熱時のトリアージ　235
- 発熱性好中球減少症　85, 122
- 歯磨き　153
- 晩期障害　174
- 判定規準　28

ひ

- 非壊死性薬剤　52
- ヒエラルキーコントロール　64
- 非起壊死性抗がん薬　107
- 微小血管作用薬　3, 22
- ビタミンB_{12}　20
- ビノレルビン　22
- 非標的病変　14
- 皮膚障害　138
- 標的病変　14
- ピリミジン系代謝拮抗薬　19, 20
- ビンカアルカロイド　22
- ビンクリスチン　22
- 貧血　121

ふ

- ファーストライン　51
- 不安　222
- フィブリン/フィブリノゲン分解産物　93
- 服薬支援　211
- プラスミノーゲンアクチベーターインヒビター-1　92
- ブラッシング　153
- ブルーレター　55
- フルオロウラシル　19
- ブレオマイシン　19
- 分子標的治療薬　1, 3, 16, 23
- 分布　16

へ

- 閉鎖式薬物移送システム　48, 65
- ペメトレキセド　20
- 便秘　158

ほ

- 放線菌　18
- 訪問看護　216
- 訪問診療　217
- ポートトラブル　112
- ホットライン　233
- ホルモン製剤　3
- ホルモン療法　23

ま

- 末梢神経障害　22
- 末梢神経毒性　130
- マルチキナーゼ阻害薬　138

み

- 味覚障害　168

め

- メトトレキサート　20
- 免疫チェックポイント阻害薬　1, 8, 26, 38

も

- 毛周期　125
- モノクローナル抗体　25

や

- 薬剤開発費用　10
- 薬剤情報　55

ゆ

- 有害事象　30
- 有害事象判定規準　30

よ

- 葉酸　20
- 葉酸代謝拮抗薬　20
- 腰椎穿刺　58
- 用量規制毒性　52
- 抑うつ　222

ら

- ラスブリカーゼ　84

索引

り
リツキシマブ　47
リハビリテーション　237
リポソーマル・ドキソルビシン　4
臨床試験　190
臨床倫理4分割法　186

る
累積投与量　37

れ
レジメン　47

ろ
ロイコボリン　20

国立がん研究センターに学ぶ がん薬物療法看護スキルアップ

2018年2月15日 発行	編集者 国立がん研究センター看護部
	発行者 小立鉦彦
	発行所 株式会社 南江堂
	〒113-8410 東京都文京区本郷三丁目42番6号
	☎(出版)03-3811-7236 (営業)03-3811-7239
	ホームページ http://www.nankodo.co.jp/
	印刷・製本 日経印刷
	装丁 星子卓也

Skill Up on Cancer Chemotherapy and Biotherapy Nursing:
Learning from National Cancer Center Japan
© Nankodo Co., Ltd., 2018

定価は表紙に表示してあります.　　　　　　　　　　　　　　Printed and Bound in Japan
落丁・乱丁の場合はお取り替えいたします.　　　　　　　　ISBN978-4-524-25138-4
ご意見・お問い合わせはホームページまでお寄せください.

本書の無断複写を禁じます.

JCOPY 〈(社)出版者著作権管理機構 委託出版物〉

本書の無断複写は，著作権法上での例外を除き禁じられています．複写される場合は，そのつど事前に，(社)出版者著作権管理機構(電話 03-3513-6969, FAX 03-3513-6979, e-mail: info@jcopy.or.jp)の許諾を得てください.

本書をスキャン，デジタルデータ化するなどの複製を無許諾で行う行為は，著作権法上での限られた例外(「私的使用のための複製」など)を除き禁じられています．大学，病院，企業などにおいて，内部的に業務上使用する目的で上記の行為を行うことは私的使用には該当せず違法です．また私的使用のためであっても，代行業者等の第三者に依頼して上記の行為を行うことは違法です．